全国高职高专院校创新教材

供护理、助产专业用

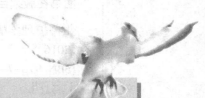

儿科护理学

主　编　臧伟红　王敬华

副主编　李春花　刘　靖　余　凡　饶永梅

编　者（按姓氏笔画排序）

丁　赣（益阳医学高等专科学校）

王　莉（云南省西双版纳职业技术学院）

王凤霞（平顶山学院医学院）

王敬华（唐山职业技术学院）

方淑蓉（重庆三峡医药高等专科学校）

朱士菊（聊城职业技术学院护理学院）（兼秘书）

刘　靖（郑州铁路职业技术学院）

李春花（延边大学护理学院）

何晓秋（惠州卫生职业技术学院）

余　凡（仙桃职业学院医学院）

张玉玲（周口职业技术学院）

陆青梅（右江民族医学院护理学院）

饶永梅（信阳职业技术学院）

秦爱华（商丘医学高等专科学校）

高秋珍（许昌学院医学院）

臧伟红（聊城职业技术学院）

U0349813

图书在版编目（CIP）数据

儿科护理学/臧伟红,王敬华主编. —北京: 人民卫生出版社,2016
ISBN 978-7-117-21978-5

Ⅰ.①儿…　Ⅱ.①臧…②王…　Ⅲ.①儿科学–护理学–高等职业教育–教材　Ⅳ.①R473.72

中国版本图书馆CIP数据核字（2016）第026616号

人卫社官网　www.pmph.com	出版物查询，在线购书
人卫医学网　www.ipmph.com	医学考试辅导，医学数据库服务，医学教育资源，大众健康资讯

儿科护理学

主　　编：臧伟红　王敬华
出版发行：人民卫生出版社（中继线 010-59780011）
地　　址：北京市朝阳区潘家园南里 19 号
邮　　编：100021
E - m a i l：pmph@pmph.com
购书热线：010-59787592　010-59787584　010-65264830
印　　刷：三河市博文印刷有限公司
经　　销：新华书店
开　　本：787 × 1092　1/16　　印张：18
字　　数：449 千字
版　　次：2016 年 3 月第 1 版　2021 年 1 月第 1 版第 12 次印刷
标准书号：ISBN 978-7-117-21978-5/R·21979
定　　价：40.00 元
打击盗版举报电话：010-59787491　E-mail：WQ@pmph.com
（凡属印装质量问题请与本社市场营销中心联系退换）

出版说明

为了认真贯彻十八届三中、四中、五中全会精神，进一步推进"加快发展现代职业教育"的战略决策，积极落实"创新、协调、绿色、开放、共享"的新时期发展理念，按照教育部《高等职业教育创新发展行动计划（2015—2018年）》文件精神，人民卫生出版社经过前期充分的调研论证，启动了临床医学、护理、助产专业全国高等卫生职业教育创新教材编写工作。

随着我国医药卫生事业和卫生职业教育事业的不断发展，高等卫生职业教育步入了"十三五"规划的谋划布局之年，"十三五"规划的发展理念成为了高等卫生职业教育改革发展的新指针。在本系列教材的调研、论证、组织、编写中，人民卫生出版社规划教材建设"三基五性三特定"的原则得到了坚持，教材质量控制体系是教材编写质量的基石，"创新"与"共享"成为了一以贯之的基本共识，增强学生的创新精神和实践能力是教材编写工作的重点，汇聚各省专家智慧与院校力量，在教材体系设计、内容构建与形式上做了一些尝试，成果有待检验。

本系列教材共55种，其中25种供高等卫生职业教育临床医学专业学生使用，30种供高等卫生职业教育护理、助产学专业学生使用，将于2016年6月前陆续出版。

全国高职高专创新教材目录

序号	教材名称	主编	适用专业
1	内科学	黄振远、邓雪松	临床医学
2	全科医学导论	周卫凤、李济平	临床医学
3	外科学	龙明、张松峰	临床医学
4	药理学	屈刚、梁建梅	临床医学
5	诊断学	覃雪、刘惠莲	临床医学
6	病理学与病理生理学	陈命家、易慧智	临床医学
7	临床医学实践技能	周建军、刘士生	临床医学
8	病原生物与免疫学	田维珍	临床医学
9	急诊医学	郭毅	临床医学
10	皮肤性病学	彭宏伟	临床医学
11	生物化学	杨友谊、孙厚良	临床医学
12	细胞生物学与遗传学	周灿、周长文	临床医学
13	医学伦理学	刘美萍	临床医学
14	生理学	杨宏静	临床医学
15	预防医学	静香芝、朱新义	临床医学
16	妇产科学	黄会霞、冯玲	临床医学
17	中医学	唐荣伟、章涵	临床医学
18	医学文献检索	刘方方	临床医学
19	医学心理学	孙萍、张茗	临床医学
20	儿科学	孟陆亮、刘奉	临床医学
21	医用化学	曹兆华、张玉军	临床医学
22	人体解剖学与组织胚胎学	陈地龙、胡小和	临床医学
23	眼耳鼻喉口腔科学	戴馨、郭丹	临床医学
24	康复医学	张建忠	临床医学
25	传染病学	韩永霞	临床医学

续表

序号	教材名称	主编	适用专业
26	妇产科护理学	周立蓉、陈路	护理
27	病理学与病理生理学	付莉、江桃桃	护理/助产
28	病原生物学与免疫学	王锦	护理/助产
29	传染病护理学	李钦	护理/助产
30	儿科护理学	臧伟红、王敬华	护理/助产
31	护理管理学基础	赵美玉、黄芳艳	护理/助产
32	护理礼仪与人际沟通	李毅	护理/助产
33	护理伦理与法律法规	崔香淑、苏碧芳	护理/助产
34	护理心理学基础	谷道宗、苑秋兰	护理/助产
35	护理学导论	马国平、何求	护理/助产
36	护士人文修养	王虹、曹伏明	护理/助产
37	护用药理学	王志亮、张彩霞	护理/助产
38	基础护理学	周更苏、王芳	护理/助产
39	急危重症护理学	邓辉、王新祥	护理/助产
40	健康评估	刘柏炎、乔俊乾	护理/助产
41	精神科护理学	贾慧	护理/助产
42	康复护理学	王左生、谭工	护理/助产
43	老年护理学	李彩福、杨术兰	护理/助产
44	内科护理学	郭梦安、潘长玲	护理/助产
45	人体解剖学与组织胚胎学	曹庆景、刘伏祥	护理/助产
46	社区护理学	郑延芳、张爱琴	护理/助产
47	生理学	任传忠、朱崇先	护理/助产
48	生物化学	郭劲霞	护理/助产
49	外科护理学	余晓齐、赖健新	护理/助产
50	眼耳鼻咽喉口腔科护理学	范珍明、毛静	护理/助产
51	营养与膳食	战则凤、宾映初	护理/助产
52	中医护理学	张文信、余利忠	护理/助产
53	妇科护理学	何俐、赵远芳	助产
54	助产学	王守军、祝青	助产
55	助产综合实训	卜豫宁、李耀军	助产

前　言

为加强高职高专教材建设，人民卫生出版社出版高职高专护理类专业创新教材，《儿科护理学》为其中之一。

根据高职高专教育培养目标和技能要求，本教材坚持"三基五性"的原则，依据学科发展趋势，汲取国内外经典教材最新版本内容，结合我国护理实践现状，对教材的内容进行了认真编写。其核心是以整体护理的理念，体现小儿护理的连续性、整体性、系统性，全面将家庭的作用贯穿于教材中，同时强调社区在小儿保健和护理中的作用。

在编写体例上，为了体现护理专业教材特色，在各系统疾病护理中，按照概念、病因、临床表现、治疗原则、护理评估、常见护理诊断/问题、预期目标、护理措施（含健康教育）、护理评价的完整护理程序进行论述。通过学习使学生能够树立"以小儿健康为中心"的护理理念，理解整体护理的科学内涵，掌握小儿生长发育的规律及评估方法，熟悉小儿解剖生理特点、心理发育特点、小儿预防保健措施；同时熟悉小儿常见病、多发病的病因、临床表现、治疗原则，并能运用护理程序对患儿实施整体护理；对个体、家庭及社区开展健康教育，掌握小儿常用技能操作和危重患儿的监护；并将人文素质培养贯穿其中，为学生今后从事儿科临床护理及小儿保健工作奠定基础。

在特点上，突出"以小儿及其家庭为中心，以典型案例为引导，以护理程序为框架"的模式，疾病护理采用问题启发的方式，将护理程序有机地贯穿其中，引导学生建立整体护理思维，提高学生临床观察、分析、判断、解决问题的能力，以适应日益发展的儿科护理需要；每个典型疾病加入以工作情景为切入点的课堂讨论，实现"做学教"职业教育理念；本教材适用对象为全日制高职高专院校护理、助产专业学生，也可作为成人学历教育相关专业的教学用书。

在本书编写过程中，得到各位编委所在院校领导和同道的大力支持与帮助，在此一并表示感谢。

本教材虽经过多次修改及审校，但限于编者水平，书中难免有缺憾和不当之处，恳请广大师生批评、指正。

本教材中所列出的药物及剂量仅供参考。

臧伟红　王敬华
2016 年 1 月

目　录

第一章

绪　论

 学习目标

1. 掌握小儿年龄分期及各期的特点。
2. 熟悉儿科护士的角色与素质。
3. 了解小儿护理的任务与特点。
4. 具有关爱、保护小儿的愿望和能力,有为儿科工作服务一生的信心。

　　小儿护理是研究小儿生长发育规律及其影响因素,运用现代护理理论和技术对小儿进行整体护理,以促进小儿健康发育的专科护理。其研究内容包括小儿生长发育、促进身心健康的保健措施及患病小儿的护理。

第一节　儿科护理的任务与特点

一、儿科护理的任务

　　小儿是社会中最脆弱且处于劣势地位的群体,因此,他们应得到特殊的关注。小儿护理是从体格、智能、行为和社会等各方面来研究和保护小儿,为小儿提供综合性、广泛性的护理,以增强小儿体质,降低小儿发病率和死亡率,保障和促进小儿健康,提高中华民族的整体素质。

　　一切涉及小儿时期健康和卫生的问题都属于小儿护理的范围,包括健康小儿身心方面的保健、小儿疾病的防治与护理,并与小儿心理学、社会学、教育学等多门学科有着广泛的联系。

二、儿科护理的特点

　　由于小儿处于不断的生长发育之中,无论在躯体(解剖、生理、免疫等)、心理社会方面,还是在疾病的发生、发展、转轨和预防等方面,都有与成人护理不同的特征和特殊需要,因此,小儿护理具有自身的特点。

　　(一)护理评估难度较大

　　1. 健康史采集困难　婴幼儿不能描述自身的健康史,多由家长或其他照顾者代述,其可靠性与代述者的既往经验及和患儿接触的密切程度有关;学龄前期的小儿虽然能够简单的陈述健康史,但他们的时间和空间知觉尚未发育完善,陈述健康史的可靠性低;有些年长儿因害怕吃药、打针而隐瞒病情,还有些小儿为逃避上学而假报或夸大病情,使健康史的可靠性受到干扰。

2. 检查困难 体格检查时患儿不能配合,影响护理体检的进行,可致体检不全面、结果不满意。辅助检查时患儿也多不能配合。

3. 标本采集困难 如留取婴幼儿尿液、粪便、血液等标本,均较成人困难。

(二)病情观察任务较重

由于小儿不能及时、准确地表达自己的痛苦,健康出现问题时大多靠护士认真、细致的观察。而且小儿患病时病情变化快,如不及时处理易恶化甚至死亡,及时处理、措施得当,病情可迅速好转。因此,儿科护士不仅要有高度责任心和敬业精神,更要有敏锐的观察力和丰富的护理实践经验及医学知识。

(三)护理项目繁杂琐碎

由于小儿生活自理能力不成熟,在实施护理过程中,除基础护理、疾病护理外,护士还要承担大量的生活护理和教养工作,如饮食、睡眠、保暖、个人卫生、排便等。同时,小儿好奇、好动、缺乏经验,容易发生各种意外。因此,在小儿护理过程中,还要加强安全管理,防止发生意外伤害。

(四)操作技术要求较高

由于小儿发育尚未成熟,认知水平有限,对他们实施护理操作时小儿多数不能配合,增加了操作难度,对护士的操作技术提出了更高的要求,如常用的头皮静脉穿刺,由于小儿血管细小,而且不配合,故穿刺的难度比成人大;在口服给药时,患儿不愿吃药,常需要护士喂服,喂服方法不当时易引起呛咳、呕吐、甚至误吸而引起窒息等。

(五)心理护理责任重大

小儿时期是处于不断的生长发育阶段,也是人格形成的重要时期,小儿在此期具有很大的可塑性,生活中的任何经历包括生病、住院等,对小儿的心理发展都会造成影响。由于患儿年龄及所患疾病不同,住院时可有不同的身心反应,护士要掌握这些特点和规律,采用适合其年龄特点的护理措施,尽可能减少对患儿心理的负面影响,并且注意评估不同患儿特有的个性心理反应,给予相应的护理,促进患儿心理健康发展。

第二节 小儿年龄分期及各期的特点

小儿处于不断生长发育的动态变化过程中,随着身体形态与功能的逐渐完善,其心理和社会行为亦同步发展。根据不同阶段的小儿身心发育特点,为更好地做好小儿保健工作,人为地将小儿阶段划分以下七个时期。

一、胎 儿 期

从受精卵结合至胎儿出生前统称为胎儿期(fetal period),共 40 周。妊娠前 8 周为胚胎期,是受精卵细胞不断分裂、机体各组织器官迅速分化形成的关键时期;第 9 周到出生为胎儿期,此期以身体各组织及器官迅速生长与功能渐趋于成熟为特点。胎儿期的特点是:胎儿完全依赖母体生存,孕母的健康、营养、情绪等都直接影响着胎儿发育,此期(尤其是前 8 周)

若受到有害因素的影响如感染、营养缺乏、接触放射线、某些药物等可使胎儿生长发育受到影响,引起各种畸形或早产,甚至导致流产和死胎。故此期应加强孕期保健,包括孕妇咨询、孕母营养、孕母感染性疾病的防治(如弓形体、风疹病毒、疱疹病毒以及梅毒感染等)、高危妊娠的监测及早期处理、胎儿生长的监测及一些遗传性疾病的筛查等。

二、新 生 儿 期

从胎儿娩出、脐带结扎后至生后满 28 天称为新生儿期(neonatal period)。此期小儿脱离母体开始独立生活,体内、外环境发生了巨大变化,由于其生理调节和适应能力还不够成熟,抵抗能力差,因此发病率和死亡率较高。故新生儿期应加强保健工作,如保暖、合理喂养、预防感染和进行日常护理等。

三、婴 儿 期

自出生后至满 1 周岁之前为婴儿期(infancy)。此期是小儿体格生长、动作和认知能力发育最迅速的阶段,是小儿期的第一个生长高峰。快速的生长发育需要热量和营养素相对多,尤其是蛋白质。而消化功能尚未完善,易患消化功能紊乱、营养不良等。由于从母体获得的抗体逐渐消失,自身免疫功能尚未成熟,故易发生感染性疾病。此期护理要点是提倡母乳喂养、及时合理添加辅食,有计划地预防接种,并重视习惯的培养。

课堂讨论:

责任护士小张,今天夜班发现 2 床患儿哭闹,易惊,出汗多。患儿男,5 个月,4 天前因为支气管肺炎入院。

请讨论:

1. 小儿年龄分几期? 该患儿处于哪一年龄期?
2. 对该家长保健指导的内容是什么?

四、幼 儿 期

1 周岁以后至满 3 周岁之前为幼儿期(toddler's age)。此期体格生长速度较前减慢,但随着行走能力的增强,活动范围增大,接触周围事物增多,智能发育较快,语言、思维和交往能力增强;同时,小儿对各种危险的识别能力和自我保护意识尚不足,易发生意外伤害和传染病;此期小儿乳牙逐渐出齐,消化能力逐渐增强,同时又面临食物转换问题。此期应注意加强早期教育,培养良好的习惯和心理素质,注意预防意外,防止各种感染,合理喂养,防止营养缺乏和消化功能紊乱。

五、学 龄 前 期

3 周岁以后至入小学前(6 ~ 7 岁)为学龄前期(preschool period)。此期小儿的体格发育速度减慢,智能发育快,求知欲强,好奇、好问,喜欢模仿,语言和思维能力进一步发展;防病能力有所增强,感染性疾病减少,同时自身免疫性疾病(如急性肾炎、风湿热)开始出现。由于此期小儿具有较大的可塑性,因此要加强学前教育,培养良好的品德及生活和学习习惯,注意防止意外伤害,预防自身免疫性疾病。

六、学　龄　期

从入小学(6～7岁)起到进入青春期(11～12岁)开始之前称为学龄期(school period)。此期体格生长相对缓慢,除生殖系统外,器官已发育并接近成人水平;智能发育进一步成熟,求知欲强,理解、分析、综合能力逐步完善,是增长知识、接受科学文化教育的重要时期。此期感染性疾病的发生率显著降低,因学习负担较重,易出现视力、姿势及精神行为等问题。此期的护理重点应加强教育,促进其德、智、体、美、劳全面发展。应注意预防近视眼和龋齿,端正坐、立、行姿势,安排有规律的生活、学习和锻炼,保证充足的营养和休息,防止发生精神、情绪和行为等方面的问题。

七、青　春　期

从第二性征出现至生殖功能基本发育成熟、身高停止增长的时期称青春期(adolescence)。女孩从11～12周岁开始到17～18周岁,男孩从13～14周岁开始到18～20周岁。此期由于性激素的作用使生长发育速度明显加快,性别差异显著,在心理和行为发展方面,由于"独立感"不断增强和社会环境的影响,常引起心理、行为等方面的不稳定;同时,由于神经内分泌调节不够稳定,可出现良性甲状腺肿、痤疮、月经失调等;此期是学习科学文化知识的最好时期。故应加强青春期教育和引导,使之树立正确人生观和培养良好的道德品质,并供给足够的营养以满足生长发育的需要,注意休息,加强体格锻炼,以保障和增进青少年的身心健康。

第三节　儿科护士的角色和素质要求

一、儿科护士的角色要求

儿科护士接触的是正在长身体、长知识的小儿。小儿身心发展有一定的过程,他们是通过和他人交往,经过系统的、有目的的学习,逐渐掌握知识、技能和积累社会经验。所以,儿科护士不仅肩负着保护和促进小儿健康的重任,还肩负着教育小儿的使命。因而,儿科护士的角色是多元化的。

(一)护理活动的执行者

小儿处于生长发育阶段,各系统功能尚未成熟,生活自理能力不足,儿科护士最重要的角色就是帮助小儿保持或恢复健康的过程,提供各种护理照顾,如合理喂养、游戏教育、预防感染、心理支持等,以促进小儿身心发育。

(二)护理计划者

为促进小儿身心健康发展,护士必须运用护理专业的知识和技能,收集小儿的生理、心理、社会等方面资料,全面评估小儿的健康状况,找出其影响健康问题,并制订全面的、切实可行的护理计划,以有效地护理措施尽快减轻患儿的痛苦。

(三)健康教育者

儿科护士接触的都是处于生长发育阶段的小儿,是长知识的阶段,因此,在对他们进行健康护理的同时,要根据各年龄阶段小儿的智力发展水平,用他们能接受的方式,向他们传授有关的健康知识,帮助他们建立自我保健意识,培养良好的生活、卫生习惯,纠正不良行为。同时对家长进行健康教育,宣传科学的育儿知识,以共同预防疾病,促进健康。

(四)健康协调者

为促进健康,儿科护士需与有关人员和机构进行相互联系和协调,维持一个有效的沟通网,使小儿保健工作与有关的诊断、治疗、救助等能协调、配合,保证小儿得到最适宜的整体性医护照顾。

(五)健康咨询者

当患儿及其家长对疾病及与健康有关的问题出现疑惑时,护士需认真倾听他们的询问,解答他们的问题,提供有关的医疗信息,并给予健康指导,以澄清小儿及家长对有关健康问题的模糊认识,解除疑惑,使他们能找到满足生理、心理及社会需要的最适宜解决办法,以积极有效地方式应对压力。

(六)患儿代言人

儿科护士是小儿权益的维护者,在小儿不会表达或表达不清自己的要求和意愿时,护士有责任解释并维护小儿的权益不受侵犯。护士还需评估有碍小儿健康的问题和事件,向有关行政部门提出改进的意见和建议。

(七)护理研究者

儿科护士在护理工作中,应积极进行护理研究工作,探讨隐藏在小儿症状及表面行为下的真正问题,以便更实际、更深入地帮助他们。同时,通过研究来验证、扩展护理理论和知识,发展护理新技术,指导、改进护理工作,提高小儿护理质量,促进专业发展。

二、儿科护士的素质与能力

(一)良好职业道德

1. 有强烈责任感 儿科护士工作具有一定的复杂性,如小儿身体娇嫩,又处于无知或知识贫乏、自理能力差等状态中,护理他们不仅要照顾周到,而且还要帮他们思考,替他们表达,不仅要求护士要有强烈责任感,工作要细心、耐心,而且态度要和蔼,护理操作要轻柔,患者观察要认真、仔细。

2. 充满爱心 小儿的健康成长不仅需要物质营养,也需要精神"哺育",其中"爱"是重要的精神营养素。儿科护士要发自内心地爱小儿,尊重他们,爱护他们,使他们产生安全感、信任感、满足感,从而更好地与医护人员合作,增进身心健康。

3. 正面影响 小儿善于模仿成人的言谈举止、行为作风都对小儿有着潜移默化的影响。故儿科护士要以身作则,性格开朗,工作情绪饱满,善于营造适合小儿特点的环境与氛围,使小儿受到良好熏陶,从而形成良好的人格。

(二)良好专科知识基础与技能

由于在小儿护理中始终贯穿着小儿教养的内容,护理与教育两者不能截然分开,这就要求护士不但要掌握护理学科的理论和技能,而且要掌握其他学科的知识,如营养学、预防保健等知识,同时还要掌握小儿心理学、小儿教育学以及一些基本的自然科学、文学、艺术等方面知识,并不断提高自己的文化修养,以满足小儿对知识的好奇和渴求,寓教育于护理之中。

(三)良好沟通能力

婴幼儿不能或不完全能用言语与成人交流,他们的痛苦和需要大多通过表情、哭声、手势及动作等表示,说明从小儿的非口头语言获得信息是小儿沟通的一大特点。因此,儿科护士必须善于观察,并了解小儿不同需求的反应,掌握与小儿有效沟通和交流技巧,与他们建立平等友好的关系,成为他们的知心朋友,满足他们的需要,帮他们解除痛苦。

(四) 善于与家长沟通

由于小儿表达能力有限,要想全面了解患儿的社会、心理和健康状况,护士必须与家长沟通,经常交谈,交流信息,针对每个患儿的具体情况,制订适合患儿身心状况的护理计划,不仅向家长解释病情及检查、治疗的意义,还应指导家长正确地与医护人员配合,以利患儿尽快康复。

(臧伟红)

思 与 练

一、选择题

1. 儿科护理学范围应**除外**

　　A. 健康、亚健康和患病小儿的护理　　　　　B. 小儿保健

　　C. 疾病预防　　　　　　　　　　　　　　D. 社会学、心理学、教育学等学科

　　E. 精神病学

2. 根据解剖生理特点,将小儿时期分为

　　A. 8 个时期　　　　　　B. 7 个时期　　　　　　　　C. 6 个时期

　　D. 5 个时期　　　　　　E. 4 个时期

3. 宝宝 25 天,母乳喂养,已经注射乙肝疫苗和卡介苗。医护人员告诉妈妈新生儿期护理很重要,那么新生儿期指

　　A. 从受孕到生后脐带结扎　　　　　　　　B. 从出生脐带结扎开始到满 28 天

　　C. 从出生脐带结扎开始到满 29 天　　　　D. 从出生脐带结扎开始到满 1 个月

　　E. 从出生脐带结扎开始到满 1 周岁

4. 宝宝 8 个月,母乳与牛奶混合喂养,未添加辅食,医生告诉妈妈一定要让孩子在婴儿期就学会吃饭,那么婴儿期是指

　　A. 从出生至 28 天后　　　　　　　　　　B. 从出生至 1 周岁

　　C. 从生后 1 个月到满 6 个月　　　　　　D. 从生后 1 个月到满 1 周岁

　　E. 从生后 1 周岁到 3 周岁

5. 宝宝生后体重增加 6kg,妈妈担心孩子发生肥胖。医生告诉妈妈她的孩子正处于生长发育最快的时期,其最快的时期是

　　A. 新生儿期　　　　　　B. 婴儿期　　　　　　　　　C. 幼儿期

　　D. 学龄前期　　　　　　E. 学龄期

6. 准妈妈了解到小儿在生长发育时期应注意预防意外发生。请你告诉准妈妈小儿最易发生意外事故的时期是

　　A. 新生儿期　　　　　　B. 婴儿期　　　　　　　　　C. 幼儿期

　　D. 学龄期　　　　　　　E. 青春期

7. 某护士对宝宝妈妈进行健康教育,讲到婴儿期特点时,她描述**错误**的是

　　A. 生长发育最迅速　　　　　　　　　　　B. 易发生消化与营养紊乱

　　C. 饮食以乳汁为主　　　　　　　　　　　D. 需要有计划接受预防接种

　　E. 抗病能力较强,患传染病机会少

(8 ～ 10 题共用题干)

妈妈的宝宝长大了,已经到青春期,独立性强,不爱说话,经常与老师产生冲突。妈妈很焦急,向医生咨询是否孩子出现了问题,医生告诉她这是青春期特点。

8. 请问青春期生长发育最大特点是
   A. 体格生长　　　　　　　　　　　　　　B. 神经发育成熟
   C. 内分泌调节稳定　　　　　　　　　　　D. 生殖系统迅速发育,并渐趋成熟
   E. 易患痛经、痤疮、肥胖症、贫血等

9. 人的生殖系统发育成熟的时期是
   A. 婴儿期　　　　　　　　B. 幼儿期　　　　　　　　C. 学龄前期
   D. 学龄期　　　　　　　　E. 青春期

10. 青春期保健特点**错误**的是
    A. 应加强青春期教育和引导,培养良好的道德品质
    B. 供给足够的营养以满足生长发育的需要
    C. 注意休息,减少活动
    D. 注意学习成绩的变化
    E. 进行性知识教育

(11 ～ 13 题共用题干)

宝宝出生已 15 天,一家人非常高兴,但是不知怎样护理孩子才是最科学的。在为家长普及小儿护理知识时,请你告诉家长

11. 幼儿期喂养很关键,幼儿期是指
    A. 从出生 28 天至生后 10 个月　　　　　B. 从出生 28 天至满 1 周岁
    C. 从出生到满 1 周岁　　　　　　　　　D. 从出生到满 2 周岁
    E. 1 周岁到满 3 周岁

12. 宝宝是男孩,孩子可能从几岁开始进入青春期
    A. 10 ～ 11 岁　　　　　　B. 11 ～ 12 岁　　　　　　C. 12 ～ 13 岁
    D. 13 ～ 14 岁　　　　　　E. 14 ～ 15 岁

13. 小儿机体发育最早的系统是
    A. 消化系统　　　　　　　B. 循环系统　　　　　　　C. 呼吸系统
    D. 神经系统　　　　　　　E. 生殖系统

二、思考题

1. 患儿,男,1 岁,患先天性心脏病(法洛四联症)合并脑血栓住院,患儿意识不清,口唇青紫。家长十分焦急,几次询问患儿的病情。

请问:

(1)应该怎样与家长进行沟通?

(2)护理该患儿时应注意哪些问题?

2. 小宝是个活泼可爱的孩子,已经 8 个月。近期妈妈发现奶量减少,不知怎么办才好,经过了解小宝还没有添加辅食。

请问:

(1)根据该期小儿胃肠道的特点,应该怎样指导家长进行喂养?

(2)护理小宝时应注意哪些问题?

第二章

儿 科 基 础

 学习目标

1. 掌握小儿体格发育指标、小儿能量与营养需要、各年龄喂养方法及计划免疫。
2. 熟悉小儿生长发育一般规律与影响因素、神经-心理发育及评价。
3. 了解小儿发育中出现异常的常见原因。
4. 学会对小儿生长发育进行评估、婴儿喂养方法及计划免疫。
5. 具有爱心、诚心,能对心理行为异常的小儿给予尊重、保护。

 案例导入与分析

案 例

　　小军,男,6个月。近期妈妈发现孩子吃奶量少,睡眠较少,易惊。妈妈很担心孩子有什么问题,故就诊。体格检查:一般情况尚好,面色红晕,身高65cm,体重7kg,头围44cm,乳牙2颗,呼吸32次/分,心率100次/分,心音有力,心律整齐,无心脏杂音。双肺呼吸音清,无干湿性啰音。腹部平软,肝脾均未触及,四肢活动自如。

第一节　生长发育

 案例思考 2-1

请结合本节学习,思考回答:

1. 判断该小儿体格发育情况是否正常?
2. 如何为家长提供健康指导?

一、生长发育一般规律与影响因素

（一）小儿生长发育一般规律

1. 连续性和阶段性　生长发育是一个连续不断的过程,贯穿于整个小儿时期,但不同年龄时期生长发育速度不同,呈阶段性,如体重和身长在生后第一年增长很快,为出生后的第一个生长高峰;第二年以后逐渐减慢,至青春期再次加快,出现第二个生长高峰。

2. 顺序性　生长发育遵循由上到下、由近到远、由粗到细、由简单到复杂、由低级到高级的规律。例如先抬头,后抬胸,再会坐、立、行;先会伸臂,再双手握物;先会用手掌抓握物体,后能用手指捏取;先会画直线,后会画圆、图形;先会看、听等感觉事物,再发展到记忆、思维、分析和判断等。

3. 不平衡性　人体各器官系统的发育在不同年龄阶段各有先后,如神经系统发育较早,大脑在生后 2 年内发育较快;生殖系统发育较晚,青春期才开始发育;淋巴系统在小儿期发育迅速,于青春期前达高峰,以后逐渐衰退降至成人水平;皮下脂肪在幼年时较发达;肌肉组织到学龄期发育才加速;其他如心、肝、肾等的增长基本与体格生长平行。

4. 个体差异　小儿生长发育遵循一定规律,但由于受机体内、外因素(遗传、营养、教育及环境等)的影响,存在较大的个体差异,各有其自己的生长模式。因此,生长发育的正常值不是绝对的,要充分考虑各种因素对个体发育的影响,做出较正确的评价。

（二）影响生长发育的因素

1. 遗传因素

(1)小儿生长发育受父母双方遗传因素的影响,种族和家族间的差异影响着个体特征,同时也决定了小儿性格、气质和学习方式等方面的特点。

(2)性别影响小儿生长发育。女孩的青春期比男孩早约 2 年,但男孩青春期持续的时间长,所以在青春期末男孩的身高、体重高于同龄女孩。因此在评价小儿生长发育时应按性别不同进行评价。

(3)一些遗传性的疾病也会对生长发育造成影响。无论是染色体畸变或缺陷对生长发育均有显著影响。

2. 环境因素

(1)营养:充分和合理的营养是小儿生长发育的物质基础,是保证小儿健康成长极为重要的因素。生后营养不良,特别是第 1～2 年的严重营养不良,会影响生长发育,并造成身体免疫、内分泌、神经调节等功能的低下。

(2)孕母状况:胎儿宫内发育受孕母各方面的影响,因而影响其生后的生长发育。如孕母吸烟超过 6 个月,则极有可能产下低出生体重儿。由于胎儿的营养供给全部来自母体,所以宫内营养不良不仅使胎儿体格生长发育落后,而且严重时会影响脑的发育,也会使其成人期高血压、糖尿病、肥胖症的发生率高于出生时正常的成人。

(3)家庭经济、社会背景与文化状况:家庭社会经济水平对小儿的生长起着显著作用。良好居住环境、好的生活习惯以及完善的医疗护理服务等都是促进小儿生长发育达到最佳的有利条件。和谐的家庭气氛、父母的爱抚以及良好的学校和社会环境对小儿身心各方面生长发育也有着深远影响。

(4)疾病:任何疾病若持续很长一段时期,尤其是在小儿发展的关键时期,都对生长发育造成不可逆的负面影响,如长期使用类固醇激素治疗小儿会出现生长迟缓现象。同时长期患病小儿不断处于疾病所造成的不平衡状态中,承受持续的内在压力,还会影响其独立及自主能力的发展。

二、小儿体格发育

(一) 体格发育常用指标

1. 体重(weight) 是身体器官、系统、体液的总重量。体重是代表体格生长,尤其是营养状况的重要指标,也是决定临床补液量和给药量的重要依据。

小儿体重的增长不是匀速的,年龄越小增长速度越快。正常新生儿出生时的平均体重为3kg,出生后第一个月可增加 1 ~ 1.5kg,生后 3 月龄的婴儿体重约为出生时的 2 倍(6kg),12 月龄婴儿体重约为出生时的 3 倍(9kg)。2 岁时体重约为出生时的 4 倍(12kg)。2 ~ 12 岁体重平均每年增长约 2kg。为便于计算小儿用药量和补液量,可按以下公式粗略估计小儿体重:

1 ~ 6 个月:体重(kg)= 出生时体重 + 月龄 ×0.7

7 ~ 12 个月:体重(kg)=6+ 月龄 ×0.25

2 ~ 12 岁:体重(kg)= 年龄 ×2+8

小儿进入青春期后,由于性激素和生长激素的协同作用,体格发育又加快,体重增长迅速,故不能再按以上公式推算。

2. 身高(height) 是指从头顶到足底的全身长度,是头部、脊柱与下肢长度的总和。身高是反映骨骼发育的重要指标。3 岁以下婴幼儿采用仰卧位测量,称为身长;3 岁以后立位测量,称为身高。

身高增长规律与体重相似,年龄越小增长越快。正常新生儿出生时平均身长为 50cm,生后前半年增长比后半年快,其中前 3 个月增长约 11 ~ 12cm,与后 9 个月的增长量相当,1周岁时约 75cm,第 2 年增长速度减慢,到 2 岁时身高约 85cm。2 岁以后稳步增长,平均每年增长 5 ~ 7 岁cm。2 ~ 12 岁小儿身高可按下列公式估计:

$$身高(cm)= 年龄 ×7+70$$

小儿进入青春期后,其增长速度加快,故不能用此公式估计。

由于头部、脊柱、下肢三部分的发育速度并不一致,生后第一年头部生长最快,脊柱次之;学龄期下肢生长加快。故各年龄期小儿头、躯干和下肢所占身高比例在生长进程中发生变化,头占身高的比例从婴幼儿的 1/4 减为成人的 1/8(图 2-1)。

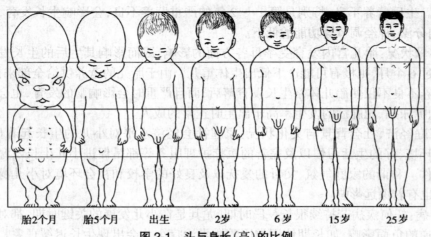

胎2个月　　胎5个月　　出生　　2岁　　6岁　　15岁　　25岁

图 2-1　头与身长(高)的比例

3. 坐高　由头顶至坐骨结节的长度称坐高(sitting height)。婴幼儿仰卧测量称顶臀长。坐高代表头颅与脊柱的发育。出生时坐高为身高的 66%,4 岁时坐高为身高的 60%,6 ～ 7 岁时小于 60%。

4. 头围　经眉弓上方、枕后结节绕一周的长度为头围(head circumference)。头围的增长与脑和颅骨发育有关。出生时婴儿头围平均为 32 ～ 34cm,6 个月 44cm,1 岁 46cm,2 岁 48cm,5 岁 50cm,15 岁 54 ～ 58cm。头围过小常提示脑发育不良,头围增长过快往往提示脑积水。在 2 岁内连续监测头围最有价值。

5. 胸围　乳头下缘水平绕胸一周的长度为胸围(chest circumference)。胸围反映胸廓、胸背肌肉、皮下脂肪及肺的发育程度。出生时平均为 32cm,较头围小 1 ～ 2cm,1 岁时胸围与头围大致相等,1 岁以后胸围超过头围,其差数(cm)约等于其岁数减 1。

(二) 骨骼和牙齿的生长发育

1. 骨骼发育

(1) 颅骨:颅骨的发育可根据头围大小、骨缝及前、后囟闭合迟早来衡量(图 2-2)。颅骨缝(两块颅骨之间的缝隙)出生时尚未闭合,约于 3 ～ 4 月龄时闭合;前囟(anterior fontanelle)(两额骨与两顶骨交界处形成的菱形间隙)出生时约 1 ～ 2cm(对边中点连线的距离),以后随颅骨生长而增大,6 个月左右随颅骨逐渐骨化而变小,约在 1 ～ 1 岁半时闭合;后囟(两顶骨与枕骨交界处形成的三角形间隙)出生时部分婴儿已闭合或很小,一般于生后 6 ～ 8 周闭合。

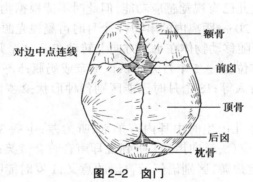

额骨
对边中点连线
前囟
顶骨
后囟
枕骨

图 2-2　囟门

(2) 脊柱:脊柱的增长反映椎骨的发育程度。出生后第一年脊柱增长快于四肢,1 岁以后四肢增长快于脊柱。出生时脊柱无弯曲,仅轻微后凸,3 个月左右抬头动作的出现使颈椎前凸;6 个月后会坐时出现胸椎后凸;1 岁左右开始行走时出现腰椎前凸。至 6 ～ 7 岁时 3 个生理弯曲逐渐被韧带固定。

2. 牙齿　牙齿的发育与骨骼发育有一定的关系,但因胚胎来源不完全相同,故牙齿与骨骼的生长不完全平行。人一生有 2 副牙齿,即乳牙(共 20 个)和恒牙(共 32 个)。婴儿出生时无牙,一般于生后 6 个月左右(4 ～ 10 个月)乳牙开始萌出,12 个月尚未出牙者可视为异常。乳牙于 2 ～ 2.5 岁出齐。2 岁以内小儿的牙齿数目约等于月龄减去 4 ～ 6。乳牙萌出顺序一般为:下中切牙—上中切牙—上下侧切牙—第一乳磨牙—尖牙—第二乳磨牙。6 岁左右开始萌出第一颗恒牙即第一恒磨牙,于第二乳磨牙后方萌出,然后,乳牙开始按萌出顺序逐个脱落代之以同位恒牙,其中第一、二双尖牙代替第一、二乳磨牙,12 岁左右出第二恒磨牙,18 岁以后出第三恒磨牙(智齿),但也有人终生不出第三磨牙。一般恒牙在 20 ～ 30 岁出齐。

三、神经 - 心理发育及评价

(一) 神经系统发育

1. 脑的发育　在胚胎时期神经系统首先形成,脑的发育最为迅速。出生时脑重约370g,占体重的 1/9 ～ 1/8,6 个月时 600 ～ 700g,2 岁时达 900 ～ 1000g,7 岁时已接近成人脑重,约 1500g。大脑皮质的神经细胞于胎儿第 5 个月开始增殖分化,出生时神经细胞数目已与成人相同。但树突与轴突少而短。3 岁时神经细胞基本分化完成,8 岁时接近成人。神经纤维到 4 岁时才完成髓鞘化。故婴儿时期,神经冲动传入大脑,不易形成明显的兴奋灶,小儿易疲劳而进入睡眠状态。

2. 脊髓的发育　脊髓在出生时发育已比较成熟,脊髓的成长和运动功能的发育相平行。胎儿时脊髓下端达第二腰椎下缘,4 岁时下端上移至第一腰椎。作腰椎穿刺时应注意此发育特点。

(二) 感、知觉发育

感觉是人脑对直接作用于感官的刺激物个别属性的反映。小儿出生后便有感觉,感觉是婴儿探索世界、认识自我过程的第一步,是以后各种心理活动产生和发展的基础。知觉是大脑将直接作用于感觉器官的刺激转化为整体经验的过程。小儿知觉是在其感觉经验不断丰富的基础上的形成、发育和完善起来的。感、知觉的发育不仅对整个认识活动有重要作用,而且对小儿控制自己的行为也有一定意义。

1. 视感知发育　新生儿已有视觉感应功能,但此时不能根据物体远近及时调节晶状体的厚度,故只能看清 15 ～ 20cm 距离内的事物;1 个月时可凝视光源;2 个月起可协调注视物体,初步有头眼协调,头可随移动物体在水平方向上转动;3 ～ 4 个月头眼协调较好,可追寻活动的物体或人所在的方位;4 ～ 5 个月开始认识母亲或奶瓶;5 ～ 6 个月可以注视远距离的物体,如街上的汽车、行人等;18 个月时已能区别各种形状;2 岁能区别垂线与横线;5 岁时能区别各种颜色。

2. 听感觉发育　新生儿出生时中耳内有羊水,听力差;生后 3 ～ 7 日听觉已相当好;3 ～ 4 个月时可有定向反应(头转向声源),听到悦耳声音时会微笑;6 个月时能区别父母的声音;7 ～ 9 个月时能确定声源,区别语气及言语的意义;1 岁时能听懂自己的名字;2 岁时可精确区别不同声音;4 岁时听觉发育完善。

3. 味觉发育　新生儿味觉相当灵敏,能辨别不同的味道,如酸、甜、苦、咸等,不同刺激可出现不同的面部表情,其中最明显的是对甜食的"偏爱"。4 ～ 5 个月的婴儿对食物的微小改变已很敏感,是味觉发育的关键期,此时应适时添加各类辅食,以适应多种不同味道的食物。

4. 嗅觉发育　出生时嗅觉已发育完善,新生儿对愉快和不愉快气味刺激会出现不同的表情,能够由嗅觉建立食物性条件反射,如闻到乳品味道就会寻找乳头。

5. 皮肤感觉发育　皮肤感觉包括触觉、痛觉、温度觉等。新生儿触觉很敏感,其敏感部位是口唇、口周、手掌及足底等,可引出先天的反射动作;6 个月皮肤有定位能力。新生儿已有痛觉,但反应迟钝,2 个月后才逐渐完善。新生儿温度觉很灵敏,环境温度骤降时即啼哭,保暖后即安静。

6. 知觉发育　知觉主要有物体知觉、空间知觉、时间知觉和运动知觉等。物体知觉往往是多种感觉统合的结果,如果不能用感官接触到、看到、听到或嗅到某个物体,则很难了解和认识这个物体。小儿在 6 个月以前,主要是通过感觉认识事物,6 个月后,随着运动能力的发育及手眼动作的协调,通过看、咬、摸、闻、敲击等活动,逐步了解物体各方面的属性,对物体的形状、大小、质地及颜色等产生初步的综合性知觉。1 岁以后,随着言语的发展,小儿的物体知觉开始在言语的调节下发育。空间知觉在婴儿期已初步发育,如上高处、藏身后等,一般小儿 3 岁能辨别上、下,4 岁能辨别前、后,5 岁能辨别左、右。小儿时间知觉发育较晚,一般先知觉和理解"小时"和"天"这些较大的时间单元,然后才慢慢知觉和理解较小的时间单元(分、秒)和更大的时间单元(周、月、年)。一般 4～5 岁时有早上、晚上、白天、明天、昨天的时间概念;5～6 岁时能区别前天、后天、大后天;6～8 岁时对与学习、生活密切相关的时间概念能较好地掌握;一般 10 岁时能掌握秒、分、时、月、年等概念。

(三) 运动功能的发育

小儿运动功能的发育规律可概括为:①从整体动作到分化动作;②从上部动作到下部动作;③从大肌肉动作到小肌肉动作;④从中央部分的动作到边缘部分的动作;⑤从无意动作到有意动作。运动的发育可分为大运动和精细运动两大类。

1. 大运动发育

(1)抬头:新生儿俯卧时能抬头 1～2 秒,3 个月时抬头较稳,4 个月时抬头很稳并能自由转动。

(2)坐:婴儿 6 个月时能双手向前撑住独坐,8 个月时能坐稳并能左、右转身。

(3)爬:婴儿 7～8 个月时已能用手支撑胸腹,使上身离开床面或桌面,有时能在原地转动身体;8～9 个月时可用上肢向前爬,但上、下肢的协调性不够好;12 个月左右爬行时可手、膝并用;18 个月时可爬上台阶。

(4)站、走、跳:婴儿 5～6 个月扶立时双下肢可负重,并上、下跳动;9 个月时可自己扶物站立;11 个月时可独自站立片刻;15 个月可独立走稳;18 个月时已能跑动及倒退行走;2 岁时能双足跳;2 岁半能单足跳 1～2 下。

大运动发育过程可归纳为"二抬四翻六会坐,七滚八爬周会走"(数字代表月龄)。

2. 精细运动发育　婴儿 3～4 个月时可自行玩手指,开始有意识地用双手取物;6～7 个月时能用单手抓物,并独自摇摆或玩弄小物体,出现换手及捏、敲等探索性行动;9～10 个月时可用拇指、示指取物;12～15 个月时学会用勺子,乱涂画;18 个月时能叠起 2～3 块方积木;2 岁时可叠 6～7 块方积木、会翻书;3 岁时会脱衣服,在成人的帮助下会穿衣服,能画圆圈及直线;4 岁时能独自穿、脱简单的衣服。

(四) 言语的发育

言语(speech)是指个体根据所掌握的语言知识表达思想进行交流的过程,它既包括听、阅读等感觉和理解的过程,也包括说、写等表达的过程。小儿言语的发育除受语言中枢控制外,还需要正常的听觉和发音器官,同时,周围人群经常与小儿的言语交流是促进言语发育的重要条件。一般言语发育的重要时期是在出生后 9 个月至 4 岁,此时应有目的地对小儿进行言语训练,提供适于言语发育的环境。

言语发育经过言语准备、言语理解和言语表达三个阶段:①言语准备阶段:是指从婴儿出生到理解第一个有真正意义的词之前这一时期,也称前言语阶段。在这一阶段里,婴儿出现了"咿呀学语"和非言语性的声音及动作姿态交流等,如 1～2 个月婴儿能发喉音,2 个月发"a"、"i"、"u"等元音,6 个月出现辅音,7～8 个月能发"baba"、"mama"等语言,但没有词语的真正意义。②言语理解阶段:是从 9 个月开始,此时婴儿能够按照成人的言语吩咐去做相应的动作,如"再见"、"欢迎"、"谢谢"等,在此之前虽然也有此类动作,但多数是模仿性,12个月左右时对词语的理解和表达开始相互联系起来,并促进了言语的发育。③言语表达阶段:是指能说出第一个有特定意义的词语开始,一般从9～10个月开始,如10个月左右能有意识地喊"爸爸"、"妈妈"、"走"、"不"等;1岁开始会说单词,2岁时能说出自己身体各部分,如手、脚等,能讲2～3个字的词组;3～4岁时能说短小的歌谣,会唱歌,以后不断发展、完善。

(五)小儿心理发育

小儿心理发育有两个必要条件,即神经系统和环境。脑发育的水平及其功能是小儿心理发育的物质基础,生活环境和教养则是对心理发育起决定性作用的外界因素。

1. 注意发育   注意是人的心理活动集中于一定的人或物,是认识过程的开始。婴儿早期虽然不能用言语表达其感、知觉,但却能通过各种注意行为表现出来。3个月开始能短暂地集中注意人脸和声音。随着年龄的增长、活动范围的扩大、生活内容的丰富、动作语言的发育,小儿逐渐出现有意注意。到5～6岁后小儿能较好地控制自己的注意力。

2. 记忆发育   记忆是将获得的信息"贮存"和"读出"的神经活动过程,可分为感觉、短暂记忆和长久记忆3个阶段。长久记忆又分为再认和重现两种。1岁内婴儿只有再认而无重现,随着年龄增长,重现能力也增强。婴幼儿时期的记忆特点是时间短、内容少,易记忆带有欢乐、愤怒、恐惧等情绪的事情。随着年龄增长和思维、理解、分析能力的发展,小儿有意识地逻辑记忆逐渐发展,记忆内容也越来越广泛、复杂,记忆的时间也越来越长。

3. 思维发育   思维是人应用理解、记忆和综合分析能力来认识事物的本质和掌握其发展规律的一种精神活动,是心理活动的高级活动形式。1岁以后小儿开始产生思维。婴幼儿的思维为直觉活动思维,即思维与客观物体及行动分不开,不能脱离人物和行动来主动思考。学龄前期小儿则以具体形象思维为主,即具体形象引起的联想来进行思维,尚不能考虑事物间的逻辑关系和进行演绎推理。随着年龄增大,小儿逐渐学会综合、分析、分类、比较等抽象思维方法,使思维具有目的性、灵活性和判断性,在此基础上进一步发展独立思考的能力。

4. 想象发育   想象是指感知过的事物进行思维加工、改组、创造出现实中从未有过的事物形象的思维活动,常常通过讲述、画图等表达出来。1～2岁小儿由于生活经验少,语言尚未充分发育,仅有想象的萌芽局限于模拟成人生活中的某些个别的动作。3岁后小儿随着经验和言语的发展,想象内容较多,已有初步的有意想象。学龄期小儿有意想象和创造性想象迅速发展。

5. 情绪、情感发育   情绪是人们对事物情景或观念所产生的主观体验和表达。新生儿主要有两种情绪反应,即愉快和不愉快,两者都与生理需要是否得到满足直接相关;3～4个月开始出现愤怒、悲伤;5～7个月时出现惧怕;18个月以后伴随自我意识和认知的发展,逐步产生羞愧、自豪、骄傲、内疚、同情、嫉妒等。情感是在情绪的基础上产生对人、对物的关系的体验,属于较高级且复杂的情绪。幼儿已初步发展情感,可区分好与不好、喜欢与不喜欢,随着年龄的增长和与周围人交往的增加,小儿对客观事物的认识逐步深化,情感日益增加、分化和完善,从而产生信任感、安全感、同情感、友谊感和荣誉感等。

6. 意志发育   意志是自觉的、有目的地调节自己的行为,克服困难以达到预期目的或完成任务的心理过程。新生儿没有意志,随着言语、思维的发育,社会交往增多,在成人教育的影响下,意志逐步形成和发展。婴幼儿开始有意行动或抑制自己某些行动时即为意志的萌芽,如能克制自己"不要别人东西",但因内抑制较差,克服时间不长,以后自制力逐渐增强。

7. 性格发育 性格是在人的内动力与外环境产生矛盾和解决矛盾的过程中发展起来的，是重要的个性心理特征，具有阶段性。婴儿期由于一切生理需要均依赖成人，逐渐建立对亲人的依赖和信赖感；幼儿时期已能独立行走，并能说出自己的需要，故有一定的自主感，但又未脱离对亲人的依赖，常出现违拗言行与依赖行为相交替现象；学龄期开始了正规学习生活，重视自己勤奋学习的成就，如不能发现自己的学习潜力将产生自卑；青春期体格生长和性发育开始成熟，社交增多，心理适应能力加强但容易波动，在感情、伙伴、职业选择、道德评价和人生观等问题上处理不当易发生性格变化。

8. 社会行为发育 小儿的社会行为是各年龄阶段相应心理功能发展的综合表现。可以从小儿情绪的社会化及社会性交往两个侧面来认识小儿社会行为的发展。小儿情绪的社会化是在人际交往中逐渐实现的，如新生儿对成人的声音、触摸等可产生愉快反应。6～7个月时形成母婴依赖，同时可产生"分离性焦虑"，并出现害怕陌生人，表现为避开目光、皱眉、紧紧依偎母亲等。8～18个月时能分辨他人的情绪表情，并做出相应的情绪、行为反应，特别是母亲的情绪表情对婴儿有很重要的影响，婴儿的情绪及行为反应与母亲的情绪表情有很大的一致性。小儿的社会性交往对其心理和社会性发育有着重大影响，与母亲的交往影响着小儿认知、言语、情感、个性品质、社会性行为等方面的健康发展。与同伴交往在学习社交技能、情绪情感及认知能力的发展、婴儿个性和自我概念的形成及发展等方面有着重要意义。2岁左右时，社会性游戏绝对超过单独游戏，与母亲的交往明显呈下降趋势；3岁后人际交往更广泛，与他人同玩游戏，能遵守游戏规则，以后随接触面不断扩大，对周围人和环境的反应能力更趋完善。

四、小儿发育中常见的心理行为问题

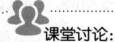

课堂讨论：

　　乐乐今年5岁，男孩，自幼听话。今天早晨因为穿衣服和妈妈产生分歧，在妈妈没有满足他的意愿时，突然头部猛烈撞击床头、哭闹、大叫，妈妈惊慌失策，不知所措。今天到门诊咨询。在和妈妈交谈中发现乐乐平时喜欢自己玩耍，无意间经常弹弄手指，记忆力不如同龄小朋友。

　　请讨论：

　　1. 乐乐出现了什么心理问题？

　　2. 如何为乐乐妈妈提供健康指导？

（一）自闭症

自闭症又称孤独症（autism），是一种广泛性发育障碍，男孩多见，原因至今尚未明了，有人提出与遗传因素或脑器质性损伤有关。流行病学调查证明，其发生率与家庭经济条件及父母的教育程度无关。其表现以社交障碍、语言和沟通缺陷、兴趣和行为局限或刻板为特征。

自闭症的表现差异很大，轻者常认为是性格问题，重者常有以下五种表现：

1. 社交障碍 与人缺乏深交回应，婴儿期即缺乏情感联系，即使对父母也不依恋，对家人的亲情淡漠，很难有满足的表现，不会对亲人笑；到幼儿期对言语及非言语表达的理解能力仍有障碍，不能领会别人的感情，不会表达自己的情感，即使自己遭到打击也不会寻求别人的同情;学龄前期对集体游戏缺乏兴趣,常自娱自乐,在与人交往过程中,不看对方的脸,回避目光的接触,喜欢独处,缺乏同情心,不帮助别人也不让别人帮助,随年龄增长,自闭小儿几乎没有社交行为,对他人的感受没有反应,对机械性事物的兴趣远大于对人的兴趣。

2. 语言沟通障碍　自闭小儿语言发育落后,或正常发育后又出现倒退现象,对言语表达的理解能力低下,缄默不语或较少使用语言,常有模仿言语,如问患儿"你喝水吗?",患儿会回答"你喝水吗?";代名词用错误,如你问患儿"你叫什么名字?"他会回答"你叫宝宝";或以某一词汇表达只有患儿自己能懂的意义,发音不正,怪腔怪调,有言语能力者不会与人交谈,语调平板,语速节奏不当,如说话像个机器人。在语音、语法、语义三个方面中语义的发育更差,因此患儿很难理解稍微复杂一点的句子,出现沟通困难。对非语言性交流理解表达有障碍,患儿常用手势、姿态及表情表达感受和需求,如当想要自己够不着的玩具时,只是拉着母亲到玩具旁边,既无言语表达,也无表达性手势。

3. 不寻常的行为模式　自闭小儿兴趣范围局限、狭窄,游戏方面,常出现刻板的重复性活动,如反复给玩具排队、反复转动汽车轮子等,缺乏想象力和社会性模拟的游戏如做饭、开火车等;日常生活模式化,如吃饭时坐的位置及碗筷的位置、平时走的路线等都不能改变,若模式被打乱会引起情绪变化,如发怒或恐慌;患儿常有自我刺激行为,如摇摆、旋转、拍手、注视亮光、在眼前弹弄手指、摩擦皮肤、旋转桌上物体等,有些可有自伤行为,如咬手、撞头等;有时有非正常依赖,对某一物品产生强烈的依恋,每时每刻都带着它,如果被拿走就会大发脾气。

4. 感觉 - 知觉障碍　自闭小儿多表现为对某一刺激反应过弱或过强,如听觉方面有时表现得像个聋子,有时对某些声音感觉过敏,表现为眼耳闭缩,有时以大声尖叫来回应;也有对别人的抚摸感觉为疼痛而出现不愉快;有时会出现刺激高度选择性的感觉 - 知觉缺陷,对环境中有限部分选择性关注,而忽略其他重要部分,使他们的视觉或听觉范围狭窄,在认识世界方面出现困难。

5. 智力异常　多数智力落后,但有些自闭小儿在某些方面智力超常,如音乐、绘画、算术、日期计算等方面具有较强的能力,尤其是机械记忆较好。自闭症患儿可有其他表现如注意力分散、活动过度、用脚尖走路、情绪不稳、攻击等。本症的预后与智力水平有关,智力正常者年长后能适应社会生活,智力障碍严重者大多数预后不良,不能独立生活。因而,对自闭症患儿应早期给予干预,采取教育和行为治疗,加强对患儿的个性化培训,可取的明显效果。

课堂讨论:

小毛今年5岁,男,他长着大大的眼睛,长长的睫毛,一张可爱的笑脸,是一个人见人爱的孩子。但他与同龄孩子不同的是:喜欢跑跳,一刻不停,当你对他发出指令时,他是漠视的,好像根本没有听到,但经常自言自语。与小军交谈时发现他弄不清你、我、他之间的复杂关系,但对吃东西非常敏感,能听懂与吃有关的任何谈话。他人小脾气大,经常会对别人不理不睬。据妈妈讲小军学习能力较差,上课时情绪低落。

请讨论:

1. 小毛出现什么心理问题?

2. 如果对小毛不进行早期干预,后果怎样?

（二）多动症

多动症（hyperactivity disorder）又称注意缺陷多动障碍，可由生物因素、环境因素、社会心理因素等多种因素引起，是小儿时期常见的一种行为障碍。主要表现为持续的与年龄不符的注意障碍及多动或冲动的一组综合征。多出现于7岁以前，可发生在各种场合，男童多于女童，常伴有学习困难、品行障碍及情绪障碍等心理问题。

多动症主要有以下三方面的表现：

1. 注意障碍　主要是注意力集中困难及注意持续时间短暂，其特点是主动注意明显减弱而被动注意亢进。患儿在主动注意的选择和维持上有缺陷，往往对无关的刺激给予过多的注意，具体表现为学习时容易分心，周围有一点动静都要探望，常东张西望或发呆"走神"，即使从事其喜欢的活动时专注时间也短；做作业时常马马虎虎、差错百出；做事常有始无终，不能很好地完成父母及老师分配的任务。

2. 活动过度　无论在什么场合都处于不停活动状态中，越是在需要保持安静和遵守纪律的环境中，多动越突出，具体表现为喜欢在户外活动，到处乱跑、跳跃，过马路时不怕危险，快速奔跑；在家里不能安静地坐下来，爬上爬下，跳来跳去，翻箱倒柜，常弄坏物品；在幼儿园或学校上课时不安静，做小动作、玩弄文具、书本，撩拨邻座的同学，弄出噪声，下课时总是在教室里追追打打，高声喊叫；小动作明显增多，坐着时扭来扭去，做作业时双手不停地把书页的边卷来卷去，手中没有东西就咬手指和指甲，咬铅笔，或摸摸这儿，动动那儿，常离开座位，一会儿喝水，一会儿上厕所；言语过多，好争吵，爱插嘴，上课爱说话，好出风头。

3. 冲动控制力差　主要是耐心差，不能等待，对挫折的耐受力低，常常是对别人的话没听完就插嘴，在集体游戏或比赛中不能遵照游戏规则，轮流活动时迫不及待，经常与同伴发生冲突，不受欢迎，行事凭一时冲动，不考虑后果，尤其在情绪激动时出现不良行为，如说谎、偷窃、斗殴等，难于接受社会性规范的约束，经常违反校规校纪，而且这些错误经常重复发生，难以纠正。由于多动症小儿出现上述表现，常造成学习困难，成绩较差，生活中常受到挫折和失败，遭到周围人的反感和歧视，因而变得缺乏自信和自尊，自我意识水平降低，自暴自弃，经常打架、逃学、外出不归、纵火、违抗、虐待动物及破坏性行为等，同时由于他们的行为不能符合大人的要求，而外界环境又给他们过高的压力与批评指责，从而产生情绪问题，出现烦躁不安、发脾气等，甚至出现对抗、攻击他人的行为。由于多动症严重影响小儿的健康成长，故应尽早给予干预，对待患儿要避免家庭、学校或社会的歧视、惩罚和责骂，应实施教育引导、心理治疗、行为治疗及药物治疗。

（三）感觉统合失调

感觉统合是指人大脑的各种感觉刺激信息（如视觉、听觉、触觉、本体感觉、平衡觉等），在中枢神经形成有效组合的过程，即大脑对身体内外的感、知觉进行组合分析，综合处理，最后形成有意识地协调行动。大脑的不同部位必须经过统一协调的工作才能完成人类高级而复杂的认知活动，包括注意力、组织能力、自我控制、学习能力、概括和理解能力等，统合正确，身体的不同部位就能一起和谐有效的运作，使人得以顺利地完成学习和活动，如手、眼配合完成写字、绘画，耳、眼配合完成看书听讲等，当大脑对感觉信息的统合发生问题时，就会使机体不能有效运作，称为"感觉统合失调"。一般感觉统合失调表现为：①对自己身体的知觉能力差，对自己身体各部分的位置和动作把握不准，对自己及物品间的关系判断错误，如虽看到了却仍常常碰撞桌椅、旁人，或手脚笨拙，容易跌倒等。②身体双侧协调能力差，一只手配合另一只手做附属动作时不协调，如吃饭、敲鼓、画画时双手协调不良。③精细运动协调能力差,手的准确性差,如扣扣子、系鞋带等动作笨拙。④构音、言语器官协调差,言语不清,发音不佳,上学后常出现阅读掉字、抄写漏字、漏行、写字笔画颠倒等。⑤视觉-空间知觉障碍,不能由视觉正确判断距离和高低,手眼协调能力差,常将水注入杯子以外,将文字写于格子外等。⑥前庭平衡功能障碍,手脚笨拙,平衡反应过强或迟钝,反应过强者对任何高度都害怕,旋转、摇晃易头晕;反应迟钝者,强烈旋转或摇晃也不头晕、不害怕,喜欢爬高。⑦触觉防御障碍,即触觉神经和外界环境协调不足,触觉敏感者,讨厌或者害怕别人接触,喜欢熟悉的事物和感觉,排斥新信息;触觉迟钝者动作不灵活,小肌肉运动笨拙,自我意识差,缺乏自信,学习能力很难发展。感觉统合失调的小儿智力一般在平均水平以下,但由于上述现象的存在,他们的智力水平没有得到充分的发展,出现"智商高,低成就"的现象。明显异常的小儿,不仅影响学习,而且易出现一系列心理问题乃至社会问题,甚至影响到一辈子的生活。故应加强感觉统合训练,由于小儿大脑正在发育,可塑性强,通过训练可获较好效果。

第二节 小儿营养与喂养

案例思考 2-2

请结合本节学习,思考回答:

1. 小军吃奶量少,睡眠较少,易惊的原因是什么?

2. 怎样对家长进行营养与喂养指导?

营养(nutrition)是指人体获得和利用食物维持生命活动的整个过程。食物中经过消化、吸收和代谢能够维持生命活动的物质称为营养素(nutrients)。营养素分为:能量、宏量营养素(蛋白质、脂类、糖类)、微量营养素(矿物质及维生素)和膳食成分(膳食纤维、水)。由于小儿消化功能尚未成熟,因此,在喂养过程中,应根据小儿生理特点,提供合适饮食,保证其获得合理的营养。

一、能量的需要

1. **基础代谢** 婴幼儿基础代谢较成人高,所需能量约占总能量的50%～60%,随年龄增长逐渐减少。如婴儿约需230kJ(55kcal)/(kg·d),7岁时约需184kJ(44kcal)/(kg·d),12岁时约需126kJ(30kcal)/(kg·d),成人约需105～126kJ(25～30kcal)/(kg·d)。

2. **食物的热力作用** 食物消化、吸收过程中所需的能量。此作用与食物成分有关,蛋白质的热力作用最高,其次为糖类、脂肪。婴儿食物含蛋白质较高,此项能量需要约占总能量的7%～8%,而年长儿约占5%。

3. **生长所需** 为小儿时期所特有的能量需要,与小儿的生长速度成正比。婴儿此项能量需要约占总能量25%～30%,以后逐渐减少,至青春期又增高。

4. **活动消耗** 活动所需能量与身体状况、活动强度及持续时间、活动类型有关,个体差异较大。当能量摄入不足时,小儿可表现为活动减少。

5. **排泄丢失** 正常情况下未经消化吸收的食物排出体外所丢失的能量。一般不超过总能量10%,腹泻时增加。

以上 5 方面能量的总和即为小儿能量的需要量。常用估算方法为,1 岁以内婴儿约需能量为 460kJ(110kcal)/(kg·d),以后每增加 3 岁能量需要量约减少 42kJ(10kcal)/(kg·d),至 15 岁时为 250kJ(60kcal)/(kg·d)。长期能量摄入不足可引起营养不良,长期能量摄入过多则引起肥胖。

二、小儿营养素的需要

1. 糖类 为能量的主要来源。婴儿糖类需 10～12g/(kg·d),所产能量占总能量 50%～60%,2 岁以上小儿膳食中,糖类提供的能量应占总能量 55%～65%。糖类主要来源于乳类、粮谷类、薯类等,如糖类产能>80% 或<40% 都不利于健康。

2. 脂类 包括脂肪和类脂,为机体的第二供能营养素。婴幼儿需脂肪 4～6g/(kg·d),所产能量占总能量 35%～50%。脂肪主要来源于乳类、肉类、植物油或由体内糖类和蛋白质转化而来。

3. 蛋白质 是维持生长发育最重要的营养素,也是保证各种生理功能的物质基础。婴儿约需蛋白质 1.5～3.0g/(kg·d),优质蛋白质应占 50% 以上,蛋白质所产能量占总能量 8%～15%。蛋白质主要来源于动物和大豆蛋白质。

4. 维生素 是维持人体正常生理功能所必需的营养素,但不能供给能量。一般体内不能合成或合成量不足,必须由食物供给。其中脂溶性维生素(A、D、E、K)可储存于体内,过量易引起中毒,缺乏时症状缓慢出现;而水溶性维生素(B 族和 C)溶于水,不易储存,必须每日供给,过量一般不易发生中毒,但缺乏时症状迅速出现。

5. 矿物质 为非供能物质,但参与机体的构成,具有维持体液渗透压,调节酸碱平衡等作用,可分为常量元素及微量元素。常量元素为每日膳食需要量在 100mg 以上者,有钙、磷、镁、钠、钾、氯等;微量元素有碘、锌、铜、硒、铁等,其中铁、锌为最容易缺乏的必需微量营养素。

6. 膳食纤维 包括纤维素、半纤维素、果胶等,为不能被小肠酶消化的非淀粉多糖。功能为吸收水分,软化大便,增加大便体积,促进肠蠕动,降解胆固醇,改善肝代谢等。膳食纤维主要来自植物的细胞壁。

7. 水 水的需要量与能量摄入、食物种类、肾功能成熟度、年龄等因素有关。婴儿新陈代谢旺盛,所需水为 150ml/(kg·d),以后每增加 3 岁减少 25ml/(kg·d),成人则每日需水 45～50ml/(kg·d)。水主要来源于饮水和食物。

三、婴儿喂养

婴儿喂养方式有母乳喂养、部分母乳喂养及人工喂养。

(一)母乳喂养

母乳能够满足 4～6 个月内婴儿的营养需要,是婴儿最理想的天然食物。

1. 母乳成分 按产后不同时期乳汁成分的变化分为:①初乳:分娩后 4～5 天内分泌的乳汁。量少,质稠色黄,含蛋白质较多(主要为免疫球蛋白)而脂肪少,有丰富的矿物质、牛磺酸及维生素 A,并含有初乳小球(充满脂肪颗粒的巨噬细胞及其他免疫活性细胞),有利于婴儿的生长及抗感染。②过渡乳:6～14 天的乳汁。量逐渐增多,含脂肪高,而蛋白质及矿物质逐渐减少。③成熟乳:15 天～9 个月的乳汁。量最多,但蛋白质含量更低。④晚乳:10 个月以后的乳汁。其量和成分都不能满足婴儿的需要。

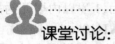

课堂讨论：

　　吴护士是张小丫的责任护士，今天巡视病房发现小丫的妈妈心情不好，追问了解到小丫妈妈因为孩子的喂养与婆婆发生争执，小丫妈妈认为配方奶粉比母乳好，而奶奶坚持要给小丫母乳喂养。张小丫女，2天。

请讨论：

　　1. 通过你对婴儿喂养知识的了解，你认为谁说的正确？

　　2. 请你列举一下母乳喂养的优点？

　　3. 如果由于特殊原因不能进行母乳喂养，如何指导小丫妈妈进行其他喂养方式？

　　2. 母乳喂养的优点

　　(1) 营养丰富，最适合婴儿的需要：母乳营养生物效价高，蛋白质、脂类和糖类比例适宜，易被婴儿利用。母乳中乳清蛋白和酪蛋白的比例为4：1，乳清蛋白在胃内形成乳凝块较小，易被消化吸收。脂肪颗粒小，含较多不饱和脂肪酸和脂肪酶，利于消化吸收。母乳中乳糖含量丰富，主要为乙型乳糖，可以促进双歧杆菌、乳酸杆菌生长。母乳中钙、磷比例(2：1)适宜，铁含量虽与牛乳相似，但吸收率高；含有低分子的锌结合因子 - 配体，易吸收，锌利用率高。

　　(2) 增进婴儿抗感染力：母乳中含有免疫球蛋白尤其是SIgA，能有效抵抗病原微生物侵袭机体。母乳中双歧因子、低聚糖可促进双歧杆菌、乳酸杆菌的生长，抑制大肠埃希菌的生长，减少腹泻发生。母乳中的催乳素可促进新生儿免疫功能的成熟。母乳中乳铁蛋白对铁有强大的螯合能力，能夺走大肠埃希菌、大多数需氧菌和白色念珠菌赖以生长的铁，从而抑制它们的生长。母乳还含有巨噬细胞、溶菌酶、补体等，有抗感染作用。

　　(3) 喂养简便：母乳经济方便，温度适宜，不易污染，且乳量随婴儿生长而增加。

　　(4) 促进良好的心理 - 社会反应：母乳喂养时，母亲与婴儿的直接接触，增进了母婴感情，有利于婴儿心理的发育及建立良好的亲子关系。

　　(5) 利于母亲康复：哺乳能促进母亲子宫收缩、复原，促进康复，抑制排卵，减少乳腺癌和卵巢癌的发病率。

　　3. 母乳喂养护理

　　(1) 产前准备：宣传母乳喂养优点，树立母乳喂养的信心，保证合理营养，使孕期体重适当增加(12 ～ 14kg)，贮存足够脂肪，供哺乳能量消耗，做好乳房、乳头的护理，从妊娠后期每日用清水擦洗乳头，并按摩乳房。

　　(2) 指导哺乳技巧：①尽早开始喂奶，按需哺乳：产后15分钟～2小时内哺乳，早接触、早吸吮，促使乳汁早分泌、多分泌。1 ～ 2个月内的婴儿"按需哺乳"，以促进乳汁的分泌，以后则根据婴儿的饮食、睡眠等规律"按时哺乳"，一般约2 ～ 3小时喂一次，每次哺乳15 ～ 20分钟。②掌握正确的喂哺方法：喂哺前，先给婴儿更换尿布，然后母亲清洁双手及乳头，喂哺时，母亲取舒适体位，一般采用坐位，将婴儿抱在胸前，将乳头和大部分乳晕送入婴儿口中，注意观察婴儿吸吮和吞咽情况；哺乳后，将婴儿竖起，头伏于母亲肩上，轻拍其背，使胃内空气排出，然后将其右侧卧位数分钟，以防溢乳。哺乳时应两侧乳房轮流排空，即每次哺乳时让婴儿吸空一侧再吸另一侧乳房，下次哺乳时则先吸未排空的一侧。③保证合理营养，保持心情愉快:母亲营养充足,可使乳量充分;母亲保证心情舒畅、睡眠充足、劳逸结合,可促进乳汁分泌。④不宜哺乳的情况:母亲患有急、慢性传染病及活动性肺结核等消耗性疾病,或重症心、肾疾病均不宜或暂停母乳喂哺,患乳腺炎者暂停患侧哺乳。

(3)指导断奶:婴儿生后 4 ～ 6 个月开始辅助食品的添加,并逐渐减少哺乳次数,一般在 10 ～ 12 个月时完全断奶,最晚不超过一岁半。

(二)混合喂养

母乳与牛乳或其他代乳品同时喂养者称混合喂养,有两种情况。

1. 补授法　即每次喂哺母乳后再适当补充牛乳或其他代乳品。常用于母乳不足者,此法有利于婴儿的生长及刺激母乳分泌。

2. 代授法　即每日有几次完全以牛乳或其他代乳品代替母乳喂哺。常用于为断奶做准备。

(三)人工喂养

4 ～ 6 个月以内的婴儿由于各种原因不能进行母乳喂养,完全用牛乳等代乳品喂养者称人工喂养。常用的有牛乳、羊乳、马乳等。

1. 鲜牛乳

(1)鲜牛乳的特点:①鲜牛乳蛋白质含量较人乳高,但以酪蛋白为主,在胃内易形成较大的凝块。②脂肪以饱和脂肪酸为主,脂肪颗粒较大,且缺乏脂肪酶。③乳糖含量低,以甲型乳糖为主,有利于大肠埃希菌的生长。④含矿物质较多,增加肾脏的溶质负荷,钙磷比例不当,磷含量高,影响钙的吸收。⑤含有 β 乳白蛋白,可以使某些婴儿过敏、腹泻。⑥缺乏各种免疫因子,且易污染。

(2)鲜牛乳的矫正方法:①稀释:降低蛋白质及矿物质的浓度,减轻婴儿消化道、肾脏的负荷。出生 1 ～ 2 周的新生儿可用 2 ∶ 1 乳(牛奶 2 份,水 1 份),以后逐渐增至 3 ∶ 1 或 4 ∶ 1 乳,满月后可用全乳汁。②加糖:使三大供能物质比例适宜,易于吸收,一般每 100ml 牛乳中加蔗糖 5 ～ 8g。③煮沸:灭菌,并使蛋白质变性,减小乳凝块。

2. 牛乳制品

(1)全脂奶粉:经鲜牛乳经浓缩、干燥而制成。按重量 1 ∶ 8(1g 奶粉加水 8g)或按容积 1 ∶ 4(1 勺奶粉加 4 勺水)配成的牛乳,其成分与鲜牛乳相似。

(2)婴儿配方奶粉:是以牛乳为主要原料经过加工而成的乳制品,除去了大量饱和脂肪酸及矿物质,加入乳糖、不饱和脂肪酸及微量营养素,调整了清蛋白与酪蛋白的比例,使成分更接近母乳,适合于婴儿的消化能力。不同月龄的婴儿应使用不同的婴儿配方奶粉。

3. 其他乳类和代乳品　如羊乳(叶酸和维生素 B_{12} 缺乏,易患巨幼细胞贫血)、豆浆、豆浆粉等。

4. 全牛乳量摄入的估计　100ml 牛奶可产生热量 280kJ(67kcal),8% 糖牛乳 100ml 供能 418kJ(100kcal),婴儿的能量需要为 460kJ(110kcal)/(kg·d),故婴儿需 8% 糖牛乳 110ml(kg·d)。全牛乳喂养时,因蛋白质与矿物质浓度较高,应在两次喂哺之间加水,使奶汁与水总液量为 150ml/(kg·d)。

5. 人工喂养的注意事项　①选择适宜的奶瓶和奶头,保持奶具清洁,定期消毒。②乳液最好现配现用,定时、定量喂养。③喂奶时,婴儿斜卧于母亲怀中,乳头充满乳汁。喂奶完成后竖抱婴儿,拍背排气。④根据婴儿的食欲、体重增减以及粪便性质而随时增减奶量。

(四)婴儿食物转换

1. 目的 补充乳类营养素的不足;改变食物的性质,为断奶做准备;逐步培养良好的饮食习惯。

2. 食物转换的原则 由少到多,由稀到稠,由细到粗,由一种到多种。天气炎热或患病期间,应减少辅食量或暂停辅食。辅食应单独制作。

3. 换乳期食物 除母乳或配方乳外,为过渡到成人固体食物所添加的富含能量和各种营养素添加顺序(表 2-1)。

表 2-1 辅食添加顺序

月龄(月)	食物性状	食物种类	餐数		进食技能
			主餐	辅餐	
1～3	流汁食物	果汁、菜汁、鱼肝油	8 次奶	1 次	用勺喂
4～6	泥状食物	含铁配方米粉、菜泥、水果泥、蛋黄、鱼泥	6 次奶	逐渐加至 1 次	用勺喂
7～9	末状食物	稀饭、烂面、菜末、豆腐、蛋鱼、肝末	4 次奶	1 餐饭 1 次水果	学用杯子
10～12	软碎食物	软饭、粥、面条、豆制品、带馅食品、碎肉	3 次奶 1 次水果	2 餐饭	断奶瓶、手抓食或自用勺

四、幼儿膳食安排

幼儿的主食由乳类变成谷类,需要增加优质蛋白的供给。食物以固体为主,制作宜细、软、易消化,并逐渐增加食物品种及花色。注意培养孩子良好的饮食习惯,定时进餐、不挑食、不吃零食等。饮食一日 3 餐加 2～3 次点心或乳品,食物组成以蛋白质、脂肪和糖类产能之比是(10%～15%):(25%～30%):(50%～60%)为宜。

第三节 计划免疫

案例思考 2-3

请结合本节学习,思考回答:

1. 小军按照程序应该接种哪几种疫苗?

2. 请你为小军制订一个计划免疫表?

计划免疫(planned immunizations)是根据小儿免疫特点和传染病发生的情况制定免疫程序,有针对性地将生物制品接种到婴幼儿体中,使之产生免疫力的过程,以达到控制和消灭传染病的目的。计划免疫工作是一项群众性的工作,预防接种(preventive vaccination)是计划免疫的核心,必须利用一切机会大力宣传预防接种的重要意义,以取得各方的支持和合作,确保计划免疫按时完成。

一、免疫方式及常用制剂

(一) 主动免疫

主动免疫指给易感者接种特异性抗原,以刺激机体产生特异性抗体,从而产生主动免疫力,是预防接种的主要内容。主动免疫制剂在接种后经过一定期限才能产生抗体,持续时间较久,一般为 1 ~ 5 年。故在完成基础免疫后,还要适时地安排加强免疫,巩固免疫效果。

常用制剂有菌苗、疫苗、类毒素等。多采用一种以上的预防接种制剂联合应用,同时对几种传染病产生抵抗力,即联合免疫接种。如百白破三联(百日咳菌苗、白喉类毒素、破伤风类毒素)效果好,可减少接种次数,增加协同作用。这是目前各国都采用的一种方法。

(二) 被动免疫

未接受主动免疫的易感儿在接触传染病后,可给予相应的抗体,使机体立即获得免疫力,称为被动免疫。这种免疫抗体在体内存留时间短暂,一般 3 周左右,只能作为暂时性的预防和治疗。例如,给未注射麻疹疫苗的麻疹易感儿注射丙种球蛋白以预防麻疹;受伤时注射破伤风抗毒素以预防破伤风。

被动免疫制剂是用于人工被动免疫的生物制品,包括特异性免疫血清、丙种球蛋白及胎盘球蛋白等,其中特异性免疫血清又包括抗毒素、抗菌血清和抗病毒血清,此类制剂来自于动物血清,对人体是一种异性蛋白,注射后容易引起过敏反应或血清病,尤其是重复使用时,更应慎重。

二、计划免疫程序

课堂讨论:

张女士怀抱婴儿来到门诊,告诉护士:"女儿笑笑生后 3 天已接种过卡介苗、乙肝疫苗,2 个月口服过脊髓灰质炎减毒活疫苗糖丸,现已 4 个月,迫切想知道有关孩子接种疫苗的相关问题。

请讨论:

1. 笑笑现在应该接种的疫苗有哪些?

2. 接种前后需注意的事项有哪些?

3. 如果出现异常反应该如何处理?

计划免疫包括基础免疫和加强免疫,人体初次接受某种疫苗的全程足量预防接种称为基础免疫;基础免疫后,机体产生的相应抗体会随着时间的推移逐渐降低乃至消失,必须进行同类疫苗的复种,称为加强免疫。

根据我国卫生部规定,小儿在 1 岁内必须完成乙肝疫苗、卡介苗、脊髓灰质炎减毒活疫苗、白百破混合制剂、麻疹疫苗的接种,并将甲肝疫苗、流脑疫苗、乙脑疫苗、麻腮风疫苗纳入国家免疫规划,对适龄小儿进行常规接种;在重点地区对重点人群进行出血热疫苗接种;发生炭疽、钩端螺旋体病疫情或发生洪涝灾害可能导致钩端螺旋体病暴发流行时,对重点人群进行炭疽疫苗和钩体疫苗应急接种。具体免疫程序见表2-2。

表 2-2　小儿计划免疫程序

疫苗	预防疾病	接种对象	次数	接种部位及途径	每次剂量	备注
乙肝疫苗	乙型肝炎	0、1、6月龄	3	上臂三角肌肌内注射	5μg/0.5ml	第1剂在生后24小时内注射，第2、3剂分别在1个月和6个月时注射
卡介苗	结核病	出生时	1	上臂三角肌中部略下处皮下注射	0.1ml	初种年龄为出生24小时后；2个月以上接种前应做结核菌素试验，阴性反应者可接种
脊髓灰质炎疫苗糖丸	脊髓灰质炎	2、3、4月龄 4周岁	4	口服	1粒	第1、2剂和第2、3剂间隔≥28天，冷开水送服，并在吞服后1小时内禁饮热开水
百白破疫苗	百日咳、白喉、破伤风	3、4、5月龄 18～24月龄	4	上臂三角肌肌内注射	0.5ml	第1、2剂和第2、3剂间隔≥28天
麻疹疫苗	麻疹	8月龄	1	上臂三角肌下缘附着处皮下注射	0.5ml	因婴儿体内尚有母体抗体残留，故婴儿初种时疫苗不可过早
麻腮风减毒活疫苗	麻疹、腮腺炎、风疹	18～24月龄	1	上臂三角肌下缘附着处皮下注射	0.5ml	
乙脑减毒活疫苗	乙型脑炎	8月龄 2周岁	2	上臂三角肌下缘附着处皮下注射	0.5ml	
A群流脑疫苗	流行性脑脊髓膜炎	6～18月龄	2	上臂三角肌下缘附着处皮下注射	30μg	第1、2剂次间隔3个月
A+C流脑疫苗	流行性脑脊髓膜炎	3周岁 6周岁	2	上臂三角肌下缘附着处皮下注射	100μg	2剂间隔≥3年；第1剂与A群流脑疫苗第2剂间隔≥12个月
甲肝减毒活疫苗	甲型肝炎	18月龄	1	上臂三角肌下缘附着处皮下注射	1ml	

三、预防接种的禁忌证

1. 患免疫缺陷病、恶性肿瘤；在接受免疫抑制治疗(如放射治疗、糖皮质激素、抗代谢药物和细胞毒性药物)期间。

2. 患有活动性结核病、急性传染病(包括有接触史而未过检疫期者)、严重心、肝、肾疾病或慢性疾病急性发作者。

3. 有明确过敏史者禁止种白喉类毒素、破伤风类毒素、麻疹疫苗(尤其是鸡蛋过敏)、脊髓灰质炎糖丸疫苗(牛乳或乳制品过敏)、乙肝疫苗(酵母过敏或疫苗中任何成分过敏)。

4. 发热患儿、1周内每日腹泻达到4次的小儿禁服脊髓灰质炎疫苗糖丸；因百日咳菌苗可产生神经系统严重并发症，故小儿及家庭成员患癫痫、神经系统疾病，有抽搐史者禁用百日咳菌苗。

5. 患严重湿疹及其他皮肤病者不予接种卡介苗；近 1 个月内注射过丙种球蛋白者，不能接种活疫苗。

四、预防接种的反应及处理

1. 局部反应　接种后数小时至 24 小时左右，接种局部会出现红、肿、热、痛等炎症表现，有时伴有淋巴结肿大。红肿直径<2.5cm 为弱反应；2.6～5cm 为中等反应；>5cm 为强反应。反应持续 2～3 天不等。接种活菌（疫）苗后局部反应出现晚、持续时间长。个别小儿接种麻疹疫苗后 5～7 日出现皮疹等反应。局部反应时，可用干净毛巾热敷。

2. 全身反应　于接种后 5～6 小时至 24 小时内体温升高，持续 1～2 日，但接种活疫苗需经过一定潜伏期才有体温上升。体温 37.5℃左右为弱反应，37.5～38.5℃为中等反应，38.6℃以上为强反应。此外，还伴有头晕、恶心、呕吐、腹痛、腹泻及全身不适等反应。有全身反应时可对症处理，给予休息，多饮水。如局部红肿继续扩大，高热持续不退，应到医院诊治。

3. 异常反应

(1)过敏性休克：注射后数分钟或半小时至 2 小时内出现烦躁不安、面色苍白、口周青紫、四肢湿冷、呼吸困难、脉搏细速、恶心呕吐、惊厥、大小便失禁，甚至昏迷，若不及时抢救，可在短期内有生命危险。一旦出现，立刻让患儿平卧，头稍低，注意保暖，并立刻皮下或静脉注射 1：1000 肾上腺素 0.5～1ml，必要时可重复注射，同时给予吸氧，待病情稍稳定后，立刻转至医院抢救。

(2)晕针：小儿常由于空腹、疲劳、室内闷热、紧张或恐惧等原因，刺激引起反射性周围血管扩张导致一过性脑缺血，故在接种时或接种后几分钟内出现头晕、心慌、面色苍白、出冷汗、手足冰凉、心跳加快等症状，重者知觉丧失、呼吸减慢。一旦出现，立即使患儿平卧，头稍低，饮少量热开水或糖水，短时间内即可恢复正常。数分钟后不恢复正常者，可针刺人中穴，也可皮下注射 1：1000 肾上腺素，每次 0.01～0.03ml/kg。

(3)过敏性皮疹：以荨麻疹最为多见，一般于接种后几小时至几天内出现，经服用抗组胺药物后即可痊愈。

(4)全身感染：有严重原发性免疫系统缺陷或继发性免疫防御功能减低(如放射病)者，接种活菌(疫)苗后可扩散为全身感染，应积极抗感染处理。应注意避免。

五、预防接种的准备及注意事项

(一)预防接种的准备

1. 接种环境　接种场所必须光线明亮、空气流通、室温适宜；接种用品、抢救设备及药品处于备用状况。

2. 心理准备　做好宣传解释工作，消除紧张、恐惧心理，争取家长和小儿的合作。最好在小儿饭后进行，以免晕针。

3. 生物制品　检查制品标签，包括名称、型号、有效期、生产单位，并做好登记；检查安瓿有无裂缝，药液有无发霉、异物、凝块、变色或冻结等；按规定稀释、溶解、摇匀后使用。

4. 严格查对　仔细核对小儿姓名和年龄；严格按照规定的剂量接种；注意预防接种的次数，按使用说明完成全程免疫和加强免疫；按各种制品要求的间隔时间接种，一般接种活疫苗后需间隔 4 周，接种死疫苗后需间隔 2 周，再接种其他活疫苗或死疫苗。

5. 局部消毒 用 2% 碘酊及 75% 乙醇或 0.5% 碘酊消毒皮肤,待干后再注射,否则会降低疫苗活性;接种活疫苗、活菌苗时只用 75% 乙醇消毒,以免活疫苗、活菌苗易被碘酊杀死,影响接种效果。

6. 无菌操作 一人一副无菌注射器一个无菌针头,预防疫苗交叉感染。抽吸后如有剩余药液,需用无菌干纱布覆盖,空气中放置不能超过 2 小时;接种后剩余药液应废弃,活疫苗应烧毁。

(二) 预防接种的注意事项

1. 做好记录及预约时间,保证接种及时、全程及足量,避免重复接种及遗漏,未接种者须注明原因,必要时进行补种。

2. 各种制品的特殊禁忌证应严格按照使用说明执行。2 个月以上婴儿接种卡介苗前应做 PPD 试验,阴性才能接种;脊髓灰质炎疫苗冷开水送服,服后 1 小时内禁止热饮;接种麻疹疫苗前 1 个月及接种后 2 周避免使用胎盘球蛋白、丙种球蛋白制剂。

(臧伟红 朱士菊)

思 与 练

一、选择题

1. 小儿生长发育最快时期是
   A. 婴儿期　　　　　　　　B. 幼儿期　　　　　　　　C. 学龄前期
   D. 学龄期　　　　　　　　E. 新生儿期

2. 下列**不是**小儿生长发育一般规律的是
   A. 由上到下　　　　　　　B. 由远到近　　　　　　　C. 由粗到细
   D. 由低级到高级　　　　　E. 由简单到复杂

3. 小儿发病率和死亡率最高的时期为
   A. 新生儿期　　　　　　　B. 婴儿期　　　　　　　　C. 幼儿期
   D. 学龄前期　　　　　　　E. 青春期

4. 前囟门闭合的时间是
   A. 6 个月　　　　　　　　B. 8 个月　　　　　　　　C. 10 个月
   D. 12～18 个月　　　　　E. 14 个月

5. 宝宝出生后生长发育正常,此时头围与胸围大致相同。那么他的年龄是
   A. 8 个月　　　　　　　　B. 10 个月　　　　　　　　C. 1 岁
   D. 2 岁　　　　　　　　　E. 3 岁

6. 宝宝的妈妈知道孩子正常发育的重要性,非常关注体重的变化。请你告诉她,计算公式:平均体重 = 年龄 ×2 + 8(kg) 所适合的年龄段为
   A. 14 岁以下　　　　　　　B. 12 岁以下　　　　　　　C. 2～10 岁
   D. 1～12 岁　　　　　　　E. 2～12 岁

7. 宝宝出生时身高 47cm,在整个幼儿期身高始终比一般孩子矮,请你告诉妈妈身高异常的范围是
   A. 低于年龄 ×5 + 75(cm)　　　　　　　B. 低于正常 10% 以下
   C. 低于正常 20% 以下　　　　　　　　　D. 低于正常 30% 以下
   E. 低于正常 40% 以下

8. 宝宝妈妈妊娠 40 天,今天来门诊例行检查。请你告诉她,母亲的不利因素最容易造成胎儿的先天畸形,

主要的时期是

    A. 妊娠早期   B. 妊娠中期   C. 妊娠晚期

    D. 分娩时   E. 妊娠中晚期

9. 宝宝 15 岁,面部出现痤疮,声音也发生改变。妈妈到门诊咨询,请你告诉她,青春期生长发育最大特点是

    A. 体格生长   B. 神经发育成熟   C. 内分泌调节稳定

    D. 生殖系统迅速发育,并渐成熟 E. 以上都不是

10. 宝宝 1 周岁,出牙 4 颗,妈妈不知道孩子的乳牙什么时间出齐。请你告诉她,乳牙出齐时间为

    A. 1 岁   B. 1 ~ 1.5 岁   C. 1.5 岁

    D. 1.5 岁 ~ 2 岁   E. 2 ~ 2.5 岁

11. 小儿机体所需的总能量中为小儿所特有的是

    A. 基础代谢所需的能量   B. 生长发育所需的能量   C. 食物热力作用所需的能量

    D. 活动所需的能量   E. 排泄损失能量

12. 婴儿饮食中三大营养素(蛋白质、脂肪、碳水化合物)所供热量的百分比,以下正确的是

    A. 15,35,50   B. 15,50,35   C. 25,40,35

    D. 25,35,40   E. 25,25,50

13. 以下母乳喂养的优点中,**错误**的是

    A. 蛋白质、脂肪、糖比例合适   B. 母乳含免疫物质

    C. 有助于母亲产后子宫复原   D. 母乳中酪蛋白多

    E. 糖类以乙型乳糖为主

14. 母乳中与抗感染有关的是

    A. 含乳白蛋白   B. 钙磷比例适宜   C. 含脂酶

    D. 不饱和脂肪酸多   E. 含 SIg A

15. 将 6 勺全脂奶粉配成全乳,应加水

    A. 10 勺   B. 14 勺   C. 18 勺

    D. 24 勺   E. 48 勺

16. 宝宝 4 个月,人工喂养,家属来小儿保健门诊咨询喂养方法,应指导添加的辅食为

    A. 肉末   B. 饼干   C. 蛋黄

    D. 米饭   E. 馒头

17. 宝宝 10 个月,母乳喂养,6 个月开始添加辅食,小儿生长发育良好,家长询问小儿断奶的最佳月龄,正确的是

    A. 4 ~ 5 个月   B. 6 ~ 7 个月   C. 8 ~ 9 个月

    D. 10 ~ 12 个月   E. 14 ~ 16 个月

18. 宝宝生后 10 天,家长询问婴儿每日应喂哺的次数,护士正确的回答是

    A. 4 ~ 5 次   B. 5 ~ 6 次   C. 6 ~ 7 次

    D. 7 ~ 8 次   E. 按需喂哺

19. 宝宝 6 个月,母乳喂养,每日 6 ~ 7 次,为保证小儿的营养摄取,护士对家长进行食物转换的健康指导,正确的是

    A. 由粗到细   B. 由稠到稀   C. 由少到多

    D. 由多到少   E. 由多种到一种

20. 宝宝 3 个月,母乳量少,以羊乳喂养,要注意预防

    A. 低钙   B. 肥胖症   C. 佝偻病

    D. 肠道疾病   E. 巨幼细胞贫血

21. 卡介苗初种的月龄应是
    A. 出生～2个月　　　　　B. 3～4个月　　　　　　C. 5～6个月
    D. 7～8个月　　　　　　E. 9～10个月

22. 世界卫生组织推荐的预防接种的4种疫苗是
    A. 卡介苗、麻疹疫苗、百白破混合疫苗、脊髓灰质炎疫苗
    B. 卡介苗、流感疫苗、百白破疫苗、脊髓灰质炎疫苗
    C. 卡介苗、麻疹疫苗、伤寒疫苗、霍乱疫苗
    D. 麻疹疫苗、流感疫苗、脊髓灰质炎疫苗、天花疫苗
    E. 卡介苗、麻疹疫苗、风疹疫苗、脊髓灰质炎疫苗

23. 宝宝6个月,来院完成最后一次乙肝疫苗接种时,询问麻疹疫苗初种的年龄,正确的回答是
    A. 8个月　　　　　　　　B. 10个月　　　　　　　C. 1岁
    D. 1岁半　　　　　　　　E. 2岁

24. 宝宝2个月,已按时完成第一次白喉、百日咳、破伤风混合疫苗初种。护士告诉家长,白喉、百日咳、破伤风混合疫苗初种时需
    A. 注射1次　　　　　　　B. 每月1次,注射3次　　C. 每周1次,注射3次
    D. 每周1次,注射2次　　　E. 每月1次,注射2次

25. 宝宝生后3天,已按时完成疫苗接种,体格检查正常,准备出院。家长询问第二次乙肝疫苗接种的时间,护士正确的回答是
    A. 1个月　　　　　　　　B. 2个月　　　　　　　　C. 3个月
    D. 4个月　　　　　　　　E. 5个月

26. 早产儿3月,出生后因身体原因,未能接种卡介苗,家长带其补种卡介苗,正确的护理措施是
    A. 立即接种　　　　　　　B. 6月后再接种　　　　　C. 与百日咳同时接种
    D. 结核菌素实验阴性再接种　E. 给予免疫球蛋白后再接种

27. 宝宝10岁,为预防流行性感冒,自愿接种流感疫苗。接种过程中出现头晕、心悸、面色苍白、出冷汗。查体:体温36.8℃,脉搏130次/分,呼吸25次/分,诊断为晕针。此时,护士应为患儿采取正确的卧位是
    A. 头低足高位　　　　　　B. 头高足底位　　　　　　C. 侧卧位
    D. 俯卧位　　　　　　　　E. 平卧位

28. 宝宝3个月,接种百白破三联疫苗后,当天下午体温38.5℃,并伴有烦躁哭闹等表现。此时,护士应采取的措施是
    A. 用湿毛巾冷敷　　　　　B. 给予氧气吸入　　　　　C. 让婴儿休息,多饮水
    D. 立即注射肾上腺素　　　E. 服用抗组胺药物

(29～31题共用题干)
宝宝生后10天,3.5kg,足月顺产。

29. 如果该宝宝只能人工喂养,乳制品最好选用
    A. 鲜牛乳　　　　　　　　B. 鲜羊乳　　　　　　　　C. 蒸发乳
    D. 配方乳　　　　　　　　E. 全脂奶粉

30. 如果宝宝的母亲检查仅有乙肝表面抗原阳性,则应给予
    A. 羊乳喂养　　　　　　　B. 母乳喂养　　　　　　　C. 米糊喂养
    D. 酸牛乳喂养　　　　　　E. 配方牛乳喂养

31. 如果宝宝是母乳喂养,**错误**的是
    A. 喂哺后换尿布　　　　　　　　　　　　B. 不要强行取出乳头
    C. 喂哺后应竖直抱起,轻拍后背　　　　　D. 两侧乳房交替进行哺乳

E. 喂哺前用清水擦洗乳头

(32 ～ 35 题共用题干)

刚出生的宝宝,体重 3.4kg ,身高 53cm,面色红润,哭声响亮,吞咽良好。母亲无传染性疾病,可以母乳喂养。

32. 新生儿母乳喂养的时间为
    A. 生后即可喂养   B. 1 个小时以内   C. 2 个小时以内
    D. 6 个小时以内   E. 12 个小时以内

33. 母乳喂养时母亲宜取
    A. 平卧位   B. 半卧位   C. 坐位
    D. 右侧卧位   E. 左侧卧位

34. 哺乳结束后,母亲应将婴儿抱起,轻拍背部,其目的是
    A. 促进消化和吸收   B. 防止溢乳   C. 促进断奶
    D. 促进舒适   E. 避免哭闹

35. 小儿喂养后,应取
    A. 平卧位   B. 半卧位   C. 坐位
    D. 右侧卧位   E. 左侧卧位

二、思考题

1. 患儿,男,6 个月。母乳喂养,未添加辅食。体重 7kg,身高 65cm,头围 44cm,能双手向前撑住独坐,会单手抓物,并独自摇摆或玩弄小物体,出现换手、捏物体等行动,听到妈妈的声音特别高兴。

请问:

(1)如何对患儿的发育进行评估?

(2)患儿存在的主要护理问题是什么?

(3)患儿妈妈在以后的护理中应注意什么?

2. 患儿,男,11 岁。2 岁之前发育和正常小儿无明显区别,2 岁后母亲发现其智力发育迟缓,且伴有行为异常。平素与人无眼神交流,喜独自玩耍,四处跑跳,不能安静独处,爱模仿各种鸟叫声音,见到陌生人喜欢凑上去闻气味,进食没有节制,体重已达 80kg。

请问:

(1)患儿存在的主要问题是什么?

(2)患儿的健康教育内容应包括哪些?

第三章

儿科护理技术

 学习目标

1. 掌握体重、身高(长)、头围的测量方法,更换尿布、约束保护、婴儿抚触的方法,温箱和光疗箱的使用方法。
2. 熟悉小儿药物剂量的计算方法、婴幼儿口服给药方法。
3. 学会儿科护理常见的技能操作。
4. 在进行小儿护理技能操作过程中,态度要和蔼、亲切、耐心,动作要轻柔、熟练、准确。

第一节 体 格 测 量

一、体重测量方法

通过测量体重,可以了解小儿体格生长情况,判断小儿营养状况,为补充液体、计算用药剂量提供依据。

【学习目的及内容】

1. 掌握体重测量方法、小儿生长发育的评估方法,指导家长进行生长发育的干预。
2. 熟悉体重测量方法的目的、注意事项、操作前准备。
3. 在实践中要耐心、细心,动作轻柔、熟练,防止小儿着凉;礼貌待人,取得家长的合作。

【实训地点】

儿科病房或护理实训室。

【实训前准备】

1. 小儿准备

(1)评估小儿年龄,病情严重程度。

(2)了解小儿进食、排泄情况,宜在空腹、排泄后进行。

2. 护士准备

(1)举止端庄、着装整洁。

(2)向家长解释测量体重的目的,了解家长的配合程度。

(3)操作前洗手。

3. 用物准备　婴儿磅秤、小儿或成人磅秤,尿布、衣服及毛毯。

4. 环境准备　室内保持安静,室温 25 ～ 30℃。

【操作步骤】

婴儿体重测量法:

1. 洗手。

2. 核对婴儿床号、姓名、手腕带信息,向家长解释目的、方法,以取得家长的配合。

3. 把清洁尿布铺在婴儿磅秤的秤盘上,调节指针到"0"点。

4. 先称出干净的衣服、尿布、毛毯的重量,并记录。

5. 婴儿更换已称过的干净衣服、尿布和毛毯,把婴儿横放于婴儿磅秤的秤盘上再称重量(图 3-1),后者重量减去前者重量,即为婴儿体重。

小儿体重测量法:

1. 洗手。

2. 核对小儿床号、姓名、手腕带信息,向家长解释目的、方法,以取得家长的配合。

3. 脱去小儿过多的衣服、鞋子和袜子,仅穿内衣裤。

4. 年龄较大的小儿可坐于小儿磅秤(图 3-2),或站立在成人磅秤踏板中央,两手下垂(图 3-3)。测量者可先用脚尖固定秤盘,待小儿站稳后,再松开脚尖,测量体重并记录。

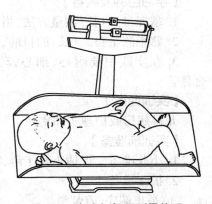

图 3-1　盘式杠杆秤测量体重

5. 不配合的小儿可穿已知重量的衣服或包上已知重量的毛毯,由测量者(或家属)抱起小儿一起称重,称后减去衣服、毛毯重量及成人体重即得小儿体重。

6. 穿好衣服、鞋子和袜子。

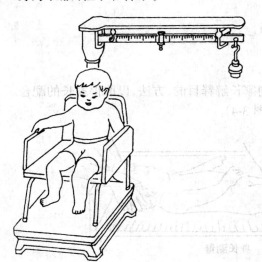

图 3-2　坐式杠杆称测量体重

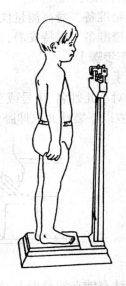

图 3-3　站式杠杆秤测量体重

7. 洗手,记录测量结果。

【注意事项】

1. 每次测体重前须先校正磅秤指针到"0"点后方可使用。

2. 如需每日测量体重者,应在每天同一时间、用同一磅秤进行,并定期校对。在空腹、排尿后时进行。被测者应脱去外衣、帽子和鞋袜。

3. 测量时小儿不可接触其他物体或摇动。

4. 若测得数值与前次差异较大时,要重新测量核对。

5. 注意安全和保暖。

6. 体重以千克为单位。

二、身高(长)测量方法

通过测量身高(长),可以了解小儿体格生长及营养状况。

【学习目的及内容】

1. 掌握身高(长)测量方法,指导家长进行体格发育的干预。

2. 熟悉测量身高(长)的目的、注意事项,操作前准备。

3. 在实践中要耐心、细心,动作轻柔、熟练,防止小儿着凉。礼貌待人,取得家长的合作。

【实训地点】

儿科病房或护理实训室。

【实训前准备】

1. 小儿准备　评估小儿年龄、精神状态。

2. 护士准备

(1)举止端庄、着装整洁。

(2)向家长解释测量身高(长)的目的,了解家长的配合程度。

(3)操作前洗手。

3. 用物准备　身高测量仪或量板、皮尺。

4. 环境准备　保持安静,室温 25～30℃。

【操作步骤】

1. 洗手。

2. 核对小儿姓名、床号或手腕带信息,向家长解释目的、方法,以取得家长的配合。

3. 3岁以下婴幼儿取仰卧位测量身长(图3-4)。

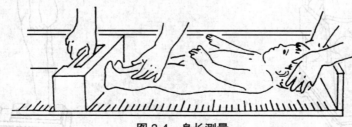

图3-4　身长测量

4. 清洁布铺在测量板上,脱去帽、鞋、袜子、外衣,抱婴幼儿仰卧于量板中线上。

5. 助手扶正并固定小儿头部,使其头顶接触头板,保持两耳在同一水平上,两耳上缘与眼眶下缘连线与底板垂直。测量者站在小儿右侧,一手按直小儿膝部,使其下肢伸直;一手移动足板使其紧贴小儿两侧足底与底板相互垂直,当量板两侧数字相等时读数。

6. 3 岁以上小儿取立位测量身高(图 3-5),可用身高测量仪或将皮尺钉在平直的墙上测量。

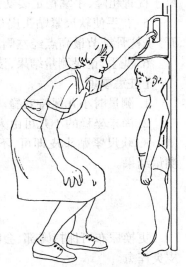

7. 小儿脱去鞋、帽,直立,背靠身高测量仪的立柱或墙壁,两眼平视前方,挺胸抬头,腹微收,两臂自然下垂,手指并拢,脚跟靠拢,两脚尖分开约 60°,两足后跟、臀部、肩胛间和枕部同时接触立柱或墙壁。

8. 测量者移动身高测量仪头顶板与小儿头顶接触,头顶板呈水平位时读数。

9. 穿好衣服、鞋、帽、袜子。

10. 洗手,记录测量结果,读数至小数点后一位数。

【注意事项】

1. 根据小儿发育情况选择适宜的身高(长)测量方法。

2. 仰卧位测量时,测量前应检查头板、足板与底板是否垂直。

图 3-5 身高测量

3. 头部固定要稳妥,头顶接触头板,保持两耳上缘与眼眶下缘连线与底板垂直。

三、头围测量方法

了解头围大小,判断颅骨及大脑发育情况。

【学习目的及内容】

1. 掌握头围测量方法,指导家长进行生长发育的干预。

2. 熟悉测量头围的目的、注意事项,操作前准备。

3. 在实践中要耐心、细心,动作轻柔、熟练,防止小儿着凉,保证小儿安全。礼貌待人,取得家长的合作。

【实训地点】

儿科病房或护理实训室。

【实训前准备】

1. 小儿准备 评估小儿年龄和发育状况。

2. 护士准备

(1)举止端庄、着装整洁。

(2)向家长解释测量头围的目的,了解家长的配合程度。

(3)操作前洗手。

3. 用物准备 软尺。

4. 环境准备 室内保持安静,室温 25 ~ 30℃。

【操作步骤】

1. 洗手。

2. 核对小儿姓名、床号或手腕带信息,向家长解释目的、方法,以取得家长的配合。

3. 小儿取立位或坐位。

4. 测量者用左手拇指将软尺"0"点固定于婴幼儿头部右侧眉弓上缘,左手中指固定软尺于枕骨粗隆,手掌稳定婴幼儿头部(图3-6)。

5. 右手使软尺紧贴头皮(头发过多或有小辫者应将其拨开)绕枕骨结节最高点经左侧眉弓上缘回至"0"点读数。

6. 洗手,记录测量结果,读数至小数点后一位数。

【注意事项】

1. 测量时小儿保持安静。

2. 尚未坐稳的小儿可由大人抱起呈坐位或立位。

3. 软尺紧贴头皮即可,不能勒得太紧或太松,以免影响测量结果。

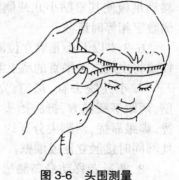

图3-6　头围测量

第二节　更换尿布法

更换尿布可保持臀部、会阴部清洁、干燥、舒适,预防尿布皮炎的发生或促使原有的尿布皮炎痊愈。

【学习目的及内容】

1. 掌握更换尿布法。

2. 熟悉更换尿布法的目的、注意事项、操作前准备。

3. 在更换尿布过程中认真、耐心、细心,关爱婴儿,动作轻柔、熟练,保证小儿安全。

【实训地点】

儿科病房或护理实训室。

【实训前准备】

1. 婴儿准备　观察婴儿精神、臀部皮肤状况。

2. 护士准备

(1)举止端庄、着装整洁。

(2)向家长解释更换尿布的目的,了解家长的配合程度。

(3)操作前剪短指甲,洗手。

3. 用物准备　尿布、尿布桶、护臀霜或鞣酸软膏、平整的操作台,根据需要准备小毛巾、温水或湿纸巾。

4. 环境准备　关闭门窗,调节室温至 26 ~ 28℃。

【操作步骤】

1. 洗手。

2. 核对婴儿姓名、床号或手腕带信息,向家长解释目的、方法,以取得家长的配合。

3. 将婴儿抱至操作台或床上,解开包被,将婴儿的上衣往上拉,以免被排泄物污湿。

4. 解开尿布,一只手抓住婴儿双侧踝关节处,另一只手将较洁净的前半部分尿片由前向后擦拭婴儿的会阴部和臀部,然后将此部分遮盖尿片的污湿部分,并垫于婴儿臀下。

5. 用湿纸巾或蘸温水的小毛巾由前向后擦净会阴部及臀部皮肤,注意擦净皮肤的褶皱部分,如果臀部皮肤发红,用小毛巾和温水清洁。

6. 涂抹护臀霜或鞣酸软膏于臀部,尤其容易接触排泄物或皮肤发红的部位。

7. 提起婴儿双腿,抽出脏尿布。

8. 将清洁的尿布垫于腰下，放下婴儿双腿，系好尿布，大小松紧适宜。新生儿脐带未脱落时，可将尿布前部的上端向下折，以暴露脐带残端。

9. 拉平衣服，包好包被。

10. 观察排泄物的性状、颜色，必要时称量尿量。

11. 清理物品，洗手，记录观察内容。

【注意事项】

1. 用物携带齐全，避免操作中离开婴儿。

2. 严禁将婴儿单独留在操作台上，始终确保一只手与婴儿接触，防止婴儿翻滚坠落。

3. 尿布应透气性好、吸水性强，根据需要可选择一次性尿布或棉制尿布，并应做到勤更换。

4. 注意保暖，室内温度适宜，操作中减少暴露，以防着凉。

5. 男婴要确保阴茎指向下方，避免尿液从尿布上方流出。

6. 注意检查尿布是否包扎合适，不可过紧或过松，大腿和腰部不能留有明显的缝隙，以免排泄物外溢。

第三节 约束保护法

约束保护法可以限制患儿活动，便于诊疗，避免躁动不安的患儿发生意外，防止碰伤、抓伤和坠床等。

【学习目的及内容】

1. 掌握约束保护方法。

2. 熟悉约束保护法的目的、注意事项、操作前准备。

3. 在实施约束保护法过程中，真诚对待患儿，耐心、细心，动作轻柔、熟练，确保患儿安全。

【实训地点】

儿科病房或护理实训室。

【实训前准备】

1. 患儿准备 评估患儿病情、约束的目的，全身状况及局部皮肤完整性。

2. 护士准备

(1)向家长解释约束目的、方法，可能出现的问题。

(2)了解家长配合程度。

(3)操作前洗手。

3. 用物准备

(1)全身约束：方便包裹患儿的物品皆可，如毯子、大毛巾、包被等，根据需要可准备绷带。

(2)手足约束：棉垫、绷带或手足约束带。

4. 环境准备 室内保持安静。

【操作步骤】

1. 全身约束法

(1)将毯子折叠，宽度相当于患儿肩至踝，长度可以稍长，能包裹患儿两圈半左右。

(2)将患儿平卧于毯子上，用一侧的大毛巾从肩部绕过前胸紧紧包裹患儿身体，至于对侧

腋窝处掖于身下;再用另一侧毯子绕过前胸包裹身体,将毯子剩余部分塞于身下(图3-7)

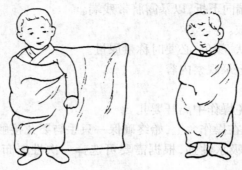

图3-7　全身约束法

(3)如患儿躁动明显,可用绷带系于毯子外。

2. 手足约束法

(1)绷带及棉垫法:用棉垫包裹手足,将绷带打成双套结(图3-8),套在棉垫外拉紧,松紧以能伸入一手指即可,使肢体不能脱出,但不影响血液循环,将绷带系于床沿。

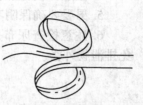

图3-8　双套结

(2)手足约束带法:将手足置于约束带甲端(图3-9),位于乙端和丙端之间,然后将乙、丙两端绕手腕或踝部系好,使肢体不能脱出,但不影响血液循环,将丁端系于床沿。

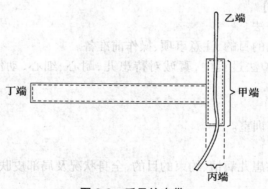

图3-9　手足约束带

3. 整理床单位,洗手,记录约束部位、时间。

【注意事项】

1. 使用约束应具有必要性,并注意向患儿和家长解释。

2. 松紧应适宜,定时观察患儿情况,手足约束注意观察肢端循环和局部皮肤情况。

第四节　婴儿抚触

抚触能增进婴儿与父母的情感交流,促进体格和神经系统的发育,提高免疫力,促进食物的消化和吸收,减少新生儿黄疸的发生,减少婴儿哭闹,增加睡眠。

【学习目的及内容】

1. 掌握并指导家长婴儿抚触方法。

2.熟悉婴儿抚触方法的目的、注意事项、操作前准备。

3.在抚触过程中,关心和爱护婴儿,动作要轻柔、熟练、准确。

【实训地点】

新生儿病房或护理实训室。

【实训前准备】

1.患儿准备 评估婴儿精神状态和皮肤完整性。

2.护士准备

(1)向家长解释抚触的目的、方法。

(2)操作前剪指甲、洗手。

(3)了解家长的配合程度。

3.用物准备 平整的操作台、温度计、润肤油、婴儿尿布及衣服、包被。

4.环境准备 关闭门窗,调节室温至28℃。

【操作步骤】

1.剪指甲、洗手。

2.关闭门窗,调节室温到28℃。

3.解开婴儿包被和衣服。

4.将润滑油倒在手上,揉搓双手温暖后进行抚触。

5.抚触力度由轻到重,逐渐增加,每个动作重复3～6次。

(1)头部抚触:①两拇指指腹从眉间滑向两侧至发际;②两拇指从下颌部中央向两侧向上滑动成微笑状;③一手轻托婴儿头部,另一只手指腹从婴儿一侧前额发际抚向枕后,避开囟门,中指停在耳后乳突部轻压一下;同法抚触另一侧。

(2)胸部抚触:两手掌分别从胸部的外下方,靠近两侧肋下缘处向对侧外上方滑动至婴儿肩部,避开乳头,两侧交替进行。

(3)腹部抚触:双手指分别按顺时针方向按摩婴儿腹部,避开脐部和膀胱。

(4)四肢抚触:①双手呈半圆形交替握住婴儿的上臂向腕部滑行,在滑行过程中,从近端向远端分段挤捏上肢;②两拇指置于婴儿手掌心,其他手指轻扶手背,两拇指从手掌心按摩到手指;③一手握住婴儿的手,另一手的拇指、示指和中指轻轻提拉每个手指;同法依次抚触婴儿的对侧上肢和双下肢。

(5)背部抚触:使婴儿呈俯卧位,以脊柱为中线,两手掌分别于脊柱两侧由中央向两侧滑行,从背部上端开始逐渐下移到臀部,最后由头顶沿脊柱抚触至臀部。

6.包好尿布、穿衣。

7.清理用物,洗手。

【注意事项】

1.根据婴儿状态决定抚触时间,避免在饥饿和进食后1小时内进行,最好在婴儿沐浴后进行,时间10～15分钟。

2.抚触过程中注意观察婴儿的反应,如果出现哭闹、肌张力增高、兴奋性增加、肤色改变等,应暂停抚触,反应持续1分钟以上应停止抚触。

3.注意用力适当,避免过轻或过重。

4.抚触时保持环境安静,可播放音乐,注意与婴儿进行语言和目光的交流。

第五节　婴儿沐浴法

婴儿沐浴的目的是保持婴儿皮肤的洁净、舒适,以利于汗液的排泄及散热。同时,也有利于观察婴儿的皮肤及全身情况。

【学习目的及内容】

1. 掌握婴儿沐浴的方法。

2. 熟悉沐浴前的用物、环境准备、评估婴儿的皮肤情况、注意事项。

3. 了解沐浴的目的。

4. 在沐浴的过程中,关心和爱护婴儿,动作要轻柔、熟练、迅速。

【实训地点】

新生儿病房或护理实训室。

【实训前准备】

1. 婴儿准备

(1)评估婴儿的全身皮肤情况、脐部、臀部、四肢活动情况等,了解婴儿的身体状况,有无感染、颅内出血等情况。

(2)了解婴儿的饮食情况,宜在进食前后 1 小时进行。

2. 护士准备

(1)向家长解释沐浴的目的,了解家长的合作程度。

(2)操作前剪好指甲、取下手表、洗手、戴口罩。

3. 用物准备

(1)浴盆、温热水(水温 38 ～ 40℃)、水温计;婴儿服、尿布、包被、大小毛巾;婴儿洗发水、沐浴露。

(2)弯盘、棉签、婴儿润肤油、爽身粉、75% 酒精等。

4. 环境准备

(1)关闭门窗,调节室温 26 ～ 28℃。

(2)铺好浴台。

【操作步骤】

1. 洗手、戴口罩。

2. 核对婴儿姓名、床号或手腕带信息。

3. 把婴儿抱至浴台,脱去婴儿衣服,检查全身情况并记录,用大毛巾包裹婴儿全身(保留尿布)。

4. 开始沐浴,沐浴的顺序为　①洗头:抱起婴儿,用左手掌托住婴儿的头颈部,拇指和中指分别将婴儿的双耳反折轻按,防止水进入耳道;左臂及腋下夹住婴儿的臀部及下肢。以右手用清水洗湿婴儿的头发,挤少许洗发露轻轻揉洗婴儿的头部,然后用清水洗净,擦干头发(图 3-10)。②洗脸:用小毛巾由内眦向外眦清洗婴儿眼睛;更换毛巾部位或清洗毛巾擦洗另一只眼睛、清洗鼻部、耳廓和脸部。③将婴儿放入水中:解开大毛巾,取下尿布,以左手掌、指握住婴儿的左肩及腋窝处,使其头颈部靠于操作者的前手臂上;以右手握住婴儿的左大腿,使其臀部位于操作者右手掌上,将婴儿轻放入水中(图 3-11)。④洗前面身体:松开右手,取浴巾洗湿婴儿身体,抹沐浴露,依次清洗颈部、腋下、上肢、手、前胸、腹部、会阴及下肢,边洗边冲净。⑤洗后背:换右手从前面握住婴儿的左肩 腋窝处,使其头颈部俯于操作者的前臂上,以左手抹沐浴露清洗婴儿的后颈、背部、臀部,边洗边冲净(图 3-12)。

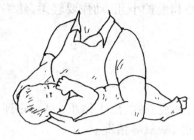

图 3-10 小婴儿洗头法

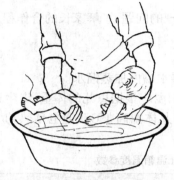

图 3-11 婴儿出入浴盆法

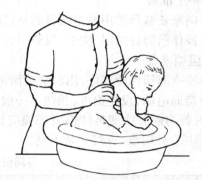

图 3-12 婴儿洗背法

5. 洗完后将婴儿抱起放于干净的大毛巾上,迅速吸干其身体水分。 根据婴儿的情况进行必要的脐部、臀部及皮肤护理。

6. 给婴儿穿好衣服,包好尿布;核对胸卡、腕带;包好包被;安置婴儿。

7. 清理用物,洗手,记录或报告异常情况。

【注意事项】

1. 沐浴的时间应是婴儿进食前后 1 小时。

2. 调节环境的温度 26 ～ 28℃,做好保暖,动作轻快;注意水温,防止烫伤;不可将婴儿单独放于操作台上,防止坠落伤。

3. 评估婴儿的全身皮肤、脐部、臀部、四肢活动情况等,发现异常及时报告和处理。沐浴过程中注意观察婴儿的面色及活动情况,如有异常,中止操作。

4. 若婴儿脐部残端未脱落,可用防水脐贴保护后再沐浴;沐浴后按要求给予脐部护理。

5. 若婴儿头部有皮脂结痂不宜用力去除,可用液状石蜡、植物油等软化后清洗。

第六节 温箱使用法

使用温箱的目的是为新生儿,特别是早产儿提供一个温、湿度适宜的环境,以保持患儿体温的恒定,减少能量及氧量的消耗;也可以用于治疗新生儿硬肿症等疾病。

【学习目的及内容】

1. 掌握温箱的使用方法。

2. 熟悉实训前准备、出箱条件及注意事项。

3. 了解温箱使用的目的和适应证。

4. 在温箱使用操作中,关心和爱护小儿,动作要轻柔、熟练、准确。

【实训地点】

新生儿病房或护理实训室。

【实训前准备】

1. 患儿准备

(1)评估患儿的胎龄、日龄、分娩方式、出生体重、Apgar评分结果与生命体征等,了解患儿的身体状况,有无低体温、硬肿、缺氧等情况。

(2)给患儿换好尿布、穿好单衣后,先用被子包好待入温箱。

2. 护士准备

(1)向家长解释使用温箱的目的及过程,可能出现的问题,了解家长的合作程度。

(2)操作前剪好指甲、洗手、佩戴手表、戴口罩。

3. 温箱准备

(1)检查温箱性能完好,用前清洁消毒,在湿化器水槽内加蒸馏水。

(2)接通电源,设定温度,预热。一般早产儿的箱温应根据患儿的体重、出生日龄而设定(表3-1);若为硬肿症或低体温者箱温应设置为比患儿体温高1℃。通电预热约2小时能升到所需温度,此时红、绿灯交替闪亮。

表3-1　不同出生体重早产儿温箱温度参数

出生体重	温度			
（kg）	35℃	34℃	33℃	32℃
1.0～	初生10天	10天后	3周后	5周后
1.5～	—	初生10天	10天后	4周后
2.0～	—	初生2天	2天后	3周后
＞2.5	—	—	初生2天	2天后

4. 环境准备

(1)调节室温22～26℃,以减少辐射热的损失。

(2)避免将温箱放置在阳光直射、有对流风或取暖设备附近,以免影响箱内温度。

【操作步骤】

1. 洗手、戴口罩。

2. 核对患儿姓名、床号或手腕带信息及医嘱。根据患儿体重、出生日龄及体温情况调节温箱温度。

3. 铺好箱内婴儿床,待预热到适合的温度,去除患儿包被,患儿穿单衣、包尿布入温箱,记录入箱时间(图3-13)。

4. 监测患儿的体温,一般入箱的最初2小时,应30～60分钟测体温1次;待体温稳定后,1～4小时测体温1次;记录箱温和患儿体温。同时密切观察患儿的面色、呼吸、心率及病情变化,并做好记录。

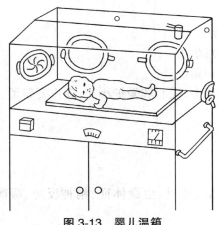

图 3-13 婴儿温箱

5. 出温箱条件：①患儿体重达 2000g 或以上，体温正常。②在不加热的温箱内，室温维持在 24 ～ 26℃时，患儿能保持正常体温。③患儿在温箱内生活了 1 个月以上，体重虽然不到 2000g，但一般情况良好。

6. 告知家长患儿情况已稳定可出箱，将患儿抱回病床。切断电源，整理用物，对温箱进行终末清洁消毒处理，洗手，记录。

【注意事项】

1. 定时测量体温 在患儿体温未升至正常之前应每 30 ～ 60 分钟监测 1 次，升至正常后可每 1 ～ 4 小时测 1 次，保持腋窝温度在 36.5 ～ 37.5℃之间。

2. 箱内护理操作尽量集中 如喂乳、换尿布、清洁皮肤、观察病情及检查等一切护理操作应尽量在箱内集中进行，动作要轻柔、熟练、迅速，尽量少打开箱门，以免箱内温度波动，若保温不好，可加盖被；因需要暂出温箱治疗检查，应注意在保暖措施下进行，避免患儿受凉。

3. 保持箱内温度稳定 根据患儿体温调节箱温，并维持相对湿度。严禁骤然提高温箱温度，以免患儿体温上升造成不良后果。注意记录箱温和患儿体温，并做好温箱使用情况的交接班。

4. 保持温箱的清洁 使用期间每天用消毒液擦拭温箱内外，然后用清水再擦拭一遍；每周更换温箱 1 次，用过的温箱除用消毒液擦拭外，再用紫外线照射；定期细菌培养，以检查清洁消毒的质量。湿化器水箱用水每天更换 1 次；机箱下面的空气净化垫每月清洗 1 次。

5. 观察使用效果 严格执行操作规程，定期检查有无故障，保证绝对安全。使用中随时观察使用效果，如温箱发出报警信号，应及时查找原因，妥善处理。

第七节　光　照　疗　法

光照疗法，简称光疗，是目前治疗新生儿高胆红素血症的常用物理治疗方法。其作用原理是通过一定波长的光线（以 425 ～ 475nm 的蓝光最为有效）使新生儿血液中脂溶性的未结合胆红素转化成水溶性异构体，其易于随胆汁及尿液排出体外，从而达到快速降低胆红素的目的。目前常用的光疗设备有蓝光箱（单面光、双面光）、光疗毯、蓝光发光二极管等。光疗依照射时间可分为连续光疗和间断光疗。一般连续照射时长为 24 小时，12 小时左右为间断照射。光疗常见的副作用有发热、皮疹、腹泻、青铜症、核黄素（维生素 B_2）缺乏等。

【学习目的及内容】

1. 掌握蓝光箱的使用方法。

2. 熟悉实训前准备及注意事项。

3. 了解温箱使用的目的和指征。

4. 在蓝光照射的操作过程中,关心和爱护小儿,动作要轻柔、熟练、准确。

【实训地点】

新生儿病房或护理实训室。

【实训前准备】

1. 患儿准备

(1)评估患儿的病情、日龄、体重、生命体征、精神反应、吸吮能力、皮肤黄染部位和程度等。

(2)清洁患儿皮肤,禁忌在皮肤上涂粉和油类;剪短指甲,防止抓破皮肤。

(3)测量患儿体温,必要时测体重,取血检测血清胆红素水平。

2. 护士准备

(1)向家长解释应用蓝光治疗的目的及过程,可能出现的问题及配合要求,了解家长的合作程度。

(2)操作前洗手、戴墨镜。

3. 用物准备

(1)蓝光箱准备:蓝光箱放置在干净、温湿度变化较小、无阳光直射的场所,检查光疗灯管使用时长及清洁无灰尘。操作前清洁并检查光疗箱,在箱内湿化器水箱内加水至2/3满,接通电源,并使箱温升至患儿适中温度(30 ~ 32℃)。

(2)其他物品准备:患儿用遮光眼罩、干净尿布、工作人员用的墨镜等。

【操作步骤】

1. 洗手、戴口罩和墨镜。

2. 核对患儿姓名、床号或手腕带信息及医嘱。

3. 将患儿全身裸露,用尿布遮盖会阴部,男婴注意保护阴囊;给患儿佩戴遮光眼罩,抱入已预热好的蓝光箱中,记录入开始照射的时间(图3-14)。

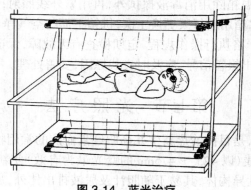

图3-14　蓝光治疗

4. 更换患儿体位,以增加皮肤照射面积。

5. 定时监测患儿体温和箱温,严密观察病情变化及光疗副作用。

6. 出箱前先将患儿衣物预热,关蓝光开关,切断电源,除去患儿遮光眼罩,穿好衣服,抱回病床。

7. 做好各项记录如生命体征情况、黄疸程度的变化、出箱时间等。

8. 光疗结束后整理用物,清洁、消毒蓝光箱。

【注意事项】

1. 监测体温和箱温 光疗时应每 2 ~ 4 小时测体温 1 次,或根据病情、体温情况随时测量,使体温保持在 36 ~ 37℃。根据体温调节箱温,如体温超过 37.8℃或低于 35℃,要暂停光疗,经处理体温恢复正常后再继续治疗。

2. 尽量使患儿皮肤均匀受光、广泛照射 照射时可以仰卧、侧卧、俯卧交替更换。若使用单面光疗箱一般每 2 小时更换体位 1 次,俯卧照射时要有专人巡视,以免口鼻受压而影响呼吸。

3. 注意光疗时的卫生防护 为患儿进行检查、治疗、护理时戴墨镜,及时清除患儿的呕吐物、汗水、大小便,保持蓝光箱玻璃的透明度。

4. 观察光疗副作用 光疗时可出现轻度腹泻、排深绿色多泡沫稀便、深黄色小便、一过性皮疹等副作用,可随病情好转而消失。

5. 严密观察病情 注意观察患儿精神、反应、呼吸、脉搏及黄疸程度的变化;腹胀、呕吐、大小便颜色与性状;有无烦躁、惊厥、嗜睡;发热等;检查皮肤有无发红、干燥、皮疹等。若有异常及时报告医生,并严格执行交接班制度。

6. 监测血清胆红素变化 一般光照 12 ~ 24 小时才能使血清胆红素下降,血清胆红素＜ 171 μmol/L(10mg/dl)时可停止光疗。光疗总时间按医嘱执行。

7. 保证水分及营养供给 按医嘱静脉输液,按需喂乳,在喂乳间喂水,记录出入量。

第八节 小儿给药方法及护理

小儿处于生长发育阶段,其解剖及生理特点随年龄增长而有差异,故对药物的反应亦不同。由于肝肾功能不成熟,解毒、排泄功能差,药物的毒性作用、副作用会给患儿带来更显著的不良影响,甚至可能是某些疾病的致病原因。因此,小儿用药必须慎重、准确、针对性强,在药物选择、用药剂量、给药途径及间隔时间等方面,均应综合考虑。

一、各年龄期小儿用药特点

1. 胎儿期 许多药物可通过胎盘进胎儿入体内,孕母用药对胎儿的影响取决于所用药物的性质、剂量及疗程,并与胎龄有关。用药剂量越大、时间越长,越易透过胎盘的药物,到达胎儿的血药浓度亦越高、越持久,影响就越大。如孕母长期服用苯妥英钠可引起胎儿头颅、面部、肢体及心脏等畸形;雄激素、黄体酮等可致胎儿性发育异常;氨基糖苷类药物可致胎儿耳聋、肾损害等。

2. 新生儿期 新生儿肝肾功能发育不完善,肝酶系统发育不成熟,对药物的代谢及解毒功能较差。如氯霉素使用剂量不当,除引起粒细胞减少等不良反应外,还可引起急性中毒(灰婴综合征)。新生儿肾小球滤过率及肾小管分泌功能差,使药物排泄缓慢,故某些由肾排泄的药物如氨基糖苷类、地高辛等,应注意用量及给药方式。此外,新生儿尚可受到临产孕母及乳母所用药物的影响,如孕母临产时用吗啡、哌替啶等麻醉剂或镇痛剂,可使新生儿呼吸中枢抑制；阿托品、苯巴比妥、水杨酸盐等药物可经母乳影响婴儿；卡那霉素、异烟肼有可能引起乳儿中毒，乳母应禁用这类药物。

3. 婴幼儿期　婴幼儿神经系统发育尚未完善，有些药物易透过血脑屏障到达中枢神经系统。如阿片类药物易致呼吸中枢抑制，应禁用；氨茶碱可引起过度兴奋，应慎用；婴幼儿对镇静药耐受量较大，如应用巴比妥类药物时，用量按体重计算较成人量大。

二、给药方法

1. 口服法　是临床普遍使用的给药方法，对小儿身心影响最小，应优先选择此种给药方法。年长儿可用片剂或丸剂，应鼓励并教会自己服药。婴儿多用溶剂、滴剂，可用滴管法或去掉针头的注射器给药，用药时不要混于奶汁中哺喂；若用药杯或小汤匙喂药，可将药片捣碎，加温水调匀（也可视情况加糖水调匀），抱起婴儿或抬高其头部，面部稍偏向一侧，从婴儿的口角处顺口颊方向慢慢倒入药液，可用拇指和示指轻捏双颊，使之吞咽，待药液咽下后，才将药杯或汤匙拿开，以防患儿将药液吐出。婴儿喂药应在喂奶前或两次喂奶间进行，以免因服药时呕吐而将奶吐出引起误吸。喂药时若出现恶心应暂停，轻拍其背部，以防呛咳。

2. 注射法　多用于急、重症患儿及严重呕吐等不宜口服药物的患儿。其特点是见效快，但对小儿影响大，如臀部肌内注射数次过多可造成肌挛缩。常用的注射方法有：肌内注射、静脉推注及静脉滴注等。肌内注射一般选择臀大肌外上方，婴幼儿常不合作、哭闹挣扎，可采取进针、注药、拔针"三快"的特殊注射技术，以缩短时间、防止发生意外；年长儿宜在注射前作适当解释，并在注射时给予鼓励。静脉推注多用于急救，注射时要注意药物浓度、速度、配伍禁忌等，推注速度要慢，并密切观察，防止药液外渗。静脉滴注不仅用于给药，还可补充水分及营养，供给热量等，在临床应用较为广泛，需根据患儿年龄、病情调控滴速，保持静脉的通畅。

3. 外用药　外用药剂型较多，有膏剂、水剂、混悬剂、粉剂等，其中以软膏为多。根据不同的用药部位，可对患儿手进行适当的约束，以免患儿抓、挠、摸，继而使药物误入眼、口而发生意外。

4. 其他　鼻饲、吸入、含化剂、漱口剂、栓剂、灌肠给药等，雾化吸入较常应用。

三、药物剂量计算

1. 按体重计算　目前临床应用最为广泛，是最基本的药物剂量计算方法。其计算公式为：每日（次）需用量 = 每日（次）每千克体重所需药量 × 患儿体重（kg）。

若为注射药物，须准确、熟练地将医嘱的药量换算为抽取注射用的药液量。如某患儿需肌内注射地西泮（安定）2mg，其针剂规格为每支 10mg/2ml，该小儿注射该药液量应为 2mg/10mg×2ml=0.4ml。若注射药物为瓶装粉剂，应先计算好恰当的液量溶解粉剂，以便于计算抽液量。如头孢拉定（先锋Ⅵ）针剂每瓶 0.5g，可用 5ml 注射用水冲化，使其溶液每 1ml 内含头孢拉定 100mg，若医嘱为某小儿应注射该药 150mg，应抽取注射量为 1.5ml。

2. 按体表面积计算　较其他方法更为准确，但计算过程相对复杂。计算公式为：每日（次）剂量 = 每日（次）每平方米体表面积所需药量 × 患儿体表面积（m²）。小儿体表面积可按下列公式计算，也可按"小儿体表面积图或表"求得。

$\leqslant$30kg 小儿体表面积（m²）= 体重（kg）× 0.035+0.1

$\geqslant$30kg 小儿体表面积（m²）= [体重（kg）-30] × 0.02+1.05

3. 按年龄计算　有些药物剂量幅度大,不需精确计算。如营养类药物或止咳糖浆,可按年龄计算,简便易行。

4. 按成人剂量折算　只限于某些未提供小儿剂量的药物,不作常规使用。此法计算的剂量多偏小,公式为:小儿剂量 = 成人剂量 × 小儿体重(kg)/50。

以上方法在实际应用时,要全面考虑小儿的生理特点、所患疾病及其病情。对于肾功能未成熟的新生儿,一般用药剂量应偏小。同样的药物口服剂量要大于静脉注射剂量,在治疗不同疾病时,同一种药物的剂量可有较大差异,如用青霉素治疗化脓性脑膜炎时,其剂量较一般感染时用的剂量要大几倍。无论采用何种方法,护士都必须认真计算,仔细核对医嘱,严防出差错。

（陆青梅　何晓秋）

思 与 练

一、选择题

1. 测量体重时室内温度应为
   A. 24 ～ 25℃　　　　　　B. 25 ～ 26℃　　　　　　C. 26 ～ 28℃
   D. 27 ～ 30℃　　　　　　E. 25 ～ 30℃

2. 下列有关婴幼儿身长测量方法的描述,正确的是
   A. 2 岁以下婴幼儿应用卧位测量身长
   B. 测量者站在小儿的左侧
   C. 助手固定小儿头部,双耳上缘与眼眶上缘连线与底板垂直
   D. 测量时不应按直婴幼儿的膝部
   E. 3 岁以下婴幼儿应用仰卧位测量身长

3. 下列有关身高测量方法的描述错误的是
   A. 小儿应脱去鞋、帽,直立
   B. 背靠身高测量仪的立柱或墙壁
   C. 两脚并排站直
   D. 两足后跟、臀部、肩胛间和枕部同时接触立柱或墙壁
   E. 两眼平视,两臂自然下垂

4. 有关头围测量方法的叙述错误的是
   A. 婴儿保持安静
   B. 取坐位或立位
   C. 软尺从右侧眉弓上缘经枕骨粗隆处,至左侧眉弓上缘绕头一周
   D. 软尺应拉紧,以防下滑
   E. 尚未能坐的婴儿应由大人抱起呈坐位

5. 下列有关婴儿抚触方法的叙述,错误的是
   A. 操作者抚触前应洗手
   B. 用润滑油倒在手上,揉搓双手温暖后再进行抚触
   C. 抚触头部时应避开囟门
   D. 抚触腹部应按摩整个腹部
   E. 抚触四肢时应从近端向远端分段挤捏

6. 婴儿沐浴时环境的温度最好为

A. 18 ~ 22℃   B. 20 ~ 22℃   C. 22 ~ 24℃

D. 24 ~ 26℃   E. 26 ~ 28℃

7. 光照疗法的原理是

A. 降低血清胆红素   B. 降低血清未结合胆红素   C. 降低血清结合胆红素

D. 减少血红细胞破坏   E. 降低血清尿素氮

8. 小儿最常用的给药方法是

A. 口服   B. 肌内注射   C. 静脉滴注

D. 外用   E. 雾化吸入

9. 患儿,男,6个月,因发热、咳嗽2天入院。护士给其测量体重,下列有关体重测量要点**错误**的是

A. 小儿不配合时可任其哭闹、摇晃   B. 应空腹、排尿后再测量

C. 固定磅秤   D. 每次测量前应先校正磅秤指针为"0"点

E. 脱去过多衣裤鞋袜后进行

10. 患儿,男,5个月,入院诊断为病毒性脑炎。患儿烦躁不安,医生开出医嘱要对该患者进行约束保护,下列有关约束保护的叙述**错误**的是

A. 约束前应向家长解释目的

B. 约束前应评估病情

C. 根据需要选择合适的约束物品

D. 用毯子进行全身约束时,毯子的长度以能包裹患儿一圈半即可

E. 定时观察肢端循环和局部皮肤情况

11. 患儿,孕35周分娩,生后5天,护士为该患儿更换尿布,以下有关更换尿布的叙述**错误**的是

A. 更换尿布前应洗手

B. 将较洁净的前半部尿布遮盖污湿部分,并垫于婴儿臀下

C. 擦洗会阴部时应由前向后擦洗

D. 尿布大小松紧适宜

E. 尿布前部的上端应遮住脐带残端

12. 患儿,女孩,2个月,解水样便2天入院。下列有关臀部护理**不正确**的是

A. 每次大小便后应及时更换尿布   B. 更换尿布前应洗手

C. 准备好用物后再解开尿布   D. 应选用塑料包裹臀部,以防排泄物外溢

E. 更换尿布时注意保暖,以防着凉

13. 婴儿,生后4天,哭声洪亮,吸吮有力。护士向其家长解释抚触的目的并指导抚触,正确的是

A. 抚触可促进生殖系统发育   B. 在婴儿哭闹时抚触,让其安静

C. 抚触时注意与婴儿情感交流   D. 抚触时应耐心,力度应由重到轻

E. 每天抚触3次,每次20分钟

14. 早产儿,女,胎龄35周,生后1天,体重2100g。按医嘱给予温箱保暖,护士应将箱温设置在

A. 30℃   B. 31℃   C. 32℃

D. 33℃   E. 34℃

15. 患儿,女,足月顺产,生后2天出现皮肤黄染,欲对其进行光照疗法。光疗前应做的准备**不包括**

A. 用乙醇对蓝光箱进行消毒   B. 预热蓝光箱

C. 用黑布遮盖患儿双眼   D. 更换尿布

E. 检查蓝光箱的光管

16. 患儿,男,生后12小时。皮肤、巩膜黄染,诊断为新生儿溶血病,患儿进行蓝光疗法时应

A. 裸体   B. 裸体、戴眼罩   C. 穿单衣、包尿布

　　D. 穿单衣、包尿片、戴眼罩　　　　E. 裸体、戴眼罩、包尿布

二、思考题

1. 某婴儿,男,8 个月。家长带该婴儿到医院测量身高(长)。

请问:

(1)护士应选择哪种方式测量身高(长)?

(2)测量时应注意哪些问题?

(3)经测量该婴儿身高(长)为 69cm,请评估其身高(长)是否正常?

2. 早产儿,男,胎龄 33 周,生后 1 小时,体重 1800g。生后 1 分钟,5 分钟,10 分钟 Apgar 评分分别为 3 分,5 分,5 分。现按医嘱给予温箱保暖。

请问:

(1)入箱前需做哪些准备?

(2)温箱使用过程中的注意事项有哪些?

(3)该患儿出箱的条件有哪些?

3. 患儿,女,28 天,足月顺产。因"皮肤出现黄染 7 天"来院就诊。入院体检:患儿全身皮肤黄染,前囟平,心肺未闻及明显异常,肝肋下 2cm。查血清胆红素 280 μmol/L,以"新生儿高胆红素血症"收入院。现按医嘱给予蓝光治疗。

请问:

(1)该患儿进行光照疗法的目的是什么?

(2)入箱前需做哪些准备?

(3)蓝光治疗的注意事项有哪些?

4. 患儿,男性,1 岁,体重 10kg。因高热惊厥注射地西泮,按医嘱给予地西泮 0.1mg/kg,其规格为每支 10mg/2ml。

请问:

(1)按体重计算该患儿注射地西泮的剂量是多少?

(2)应该抽取多少毫升的地西泮?

第四章

新生儿与新生儿疾病患儿的护理

学习目标

1. 掌握新生儿的分类;正常足月儿的特点;早产儿的特点;临床常见新生儿疾病的临床表现、护理评估、护理措施。
2. 熟悉正常足月儿的护理诊断及护理措施;早产儿的护理;临床常见新生儿疾病的治疗原则、护理诊断、预期目标、护理评价。
3. 了解临床常见新生儿疾病的病因。
4. 学会对新生儿及新生儿疾病患儿进行整体护理。
5. 新生儿护理工作中应具有高度的责任心和耐心,能体谅家长心情。

案例导入与分析

案　例

患儿,女,日龄1天,生后出现呻吟、口吐白沫10分钟。

患儿系第1胎,第1产,胎龄33周,因胎儿宫内窘迫、脐绕颈于10分钟前以剖宫产娩出,生后哭声低弱,全身苍白,1分钟Apgar评分5分。今门诊收入住院。

体格检查:体温35℃,心率90次/分,呼吸26次/分,出生体重2400克,身长45cm,头围30cm,患儿发育不成熟,精神差,反应欠佳,面色灰白,口唇及口周发绀,四肢肌张力下降,握持反射、拥抱发射低下。

辅助检查:PaO_2 5.5kPa,$PaCO_2$ 9kPa,pH 7.15,心电图:P-R间期延长,QRS波增宽,波幅降低,T波升高,ST段下降

第一节　新生儿分类

新生儿（neonates，newborn）是指从出生后脐带结扎到生后满 28 天的婴儿。新生儿是胎儿的延续，也是人类发育的基础阶段。围生期（perinatal period）是指产前、产时和产后的一个特定时期，在我国围生期一般是指从妊娠 28 周至生后 1 周。期间的胎儿和新生儿称为围生儿，由于经历了妊娠后期宫内迅速生长、发育以及从宫内到宫外环境的转换阶段，其死亡率和发病率较高，国际上常以新生儿期和围生期死亡率作为衡量一个国家卫生保健水平的标准。因此，加强胎儿、新生儿的保健与护理是儿科工作者的重要任务。

新生儿一般有以下几种分类方法：

（一）根据胎龄分类

1. 足月儿（full term infant）　指胎龄满 37 周至未满 42 周的新生儿。

2. 早产儿（pre term infant）　指胎龄未满 37 周的新生儿。

3. 过期产儿（post term infant）　指胎龄 ≥ 42 周的新生儿。

（二）根据出生体重分类

出生体重（birth weight，BW）指出生 1 小时内的体重。

1. 正常出生体重儿（normal birth weight neonate，NBW）　指出生体重为 2500～4000g 的新生儿。

2. 低出生体重儿（low birth weight neonate，LBW）　指出生体重 < 2500g 的新生儿。其中体重 < 1500g 者又称极低出生体重儿（very low birth weight neonate VLBW），体重 < 1000g 者又称超低出生体重儿（extremely low birth weight neonate，ELBW）。

3. 巨大儿（giant neonate）　指出生体重 > 4000g 的新生儿，包括正常和有疾病者。

（三）根据出生体重与胎龄的关系分类（图 4-1）

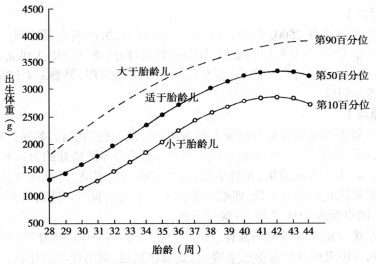

图 4-1　新生儿命名与胎龄及出生体重的关系

1. 适于胎龄儿（appropriate for gestational age，AGA）　指出生体重在同胎龄儿平均出生体重的第 10～90 百分位者。

2. 小于胎龄儿（small for gestational age，SGA）　指出生体重在同胎龄儿平均出生体重的第 10 百分位数以下者。我国将胎龄已足月但体重在 2500g 以下者称为足月小样儿，是小于胎龄儿中最常见的一种。

3. 大于胎龄儿（large for gestational age，LGA）　指出生体重在同胎龄儿平均出生体重的第 90 百分位数以上者。

（四）高危儿

高危儿（high risk neonate）指有可能发生或已经发生危重情况而需要监护的新生儿。常见于以下情况：

1. 母亲异常妊娠史的新生儿　母亲妊娠期糖尿病、高血压疾病、孕期阴道流血史、感染史、慢性心肺疾病、性传播疾病；吸毒、吸烟、酗酒史及母亲为 Rh 阴性血型；孕妇过去有死胎或死产史等。

2. 异常分娩的新生儿　如胎膜早破、羊水胎粪污染、各种难产、手术产、急产、产程延长、分娩时使用过量的镇静剂和止痛药物等。

3. 新生儿出生时异常　新生儿窒息、早产儿、过期产儿、低出生体重儿、小于胎龄儿、大于胎龄儿、巨大儿、脐带绕颈、产伤、双胞胎或多胞胎、各种先天性畸形、遗传代谢性疾病等。

第二节　正常足月儿和早产儿的护理

正常足月新生儿（normal term infant）是指出生时胎龄 ≥ 37 周且 < 42 周，出生体重 ≥ 2500g 并 ≤ 4000g，身长在 47cm 以上（平均 50cm），无任何畸形和疾病的活产婴儿。早产儿又称未成熟儿，是指胎龄 < 37 周，出生体重低于 2500g，身长 < 47cm 的活产婴儿。

一、正常足月儿的特点与护理

【外观特点】

正常新生儿体重在 2500g 以上，身长在 47cm 以上，哭声响亮，肌肉有一定张力，四肢屈曲，皮肤红润，胎毛少，全身有胎脂覆盖，耳壳软骨发育好，指（趾）甲达到或超过指（趾）端，乳晕清楚，乳头突起，乳房可扪及结节，整个足底有较深的纹理，男婴睾丸已降入阴囊，女婴大阴唇完全覆盖小阴唇。

【生理特点】

1. 皮肤　新生儿出生时全身皮肤上覆盖有一层灰白色的胎脂，起保护皮肤和保暖作用，可自行吸收，不必强行洗去，但头皮、耳后、腋下、腹股沟等皱褶处的血迹和胎脂则宜用温开水轻轻揩去。新生儿皮肤薄嫩，血管丰富，易受损伤引起感染，严重者可并发败血症。脐带在出生后经无菌结扎后逐渐干燥，残端一般在 1 ～ 7 天内脱落。脐带有少许渗出物时，可涂以 1% ～ 2% 的甲紫或 75% 乙醇，并保持干燥。

2. 呼吸系统　胎儿肺内充满液体，出生时约 1/3 肺内液体经产道挤压排出，其余在呼吸建立后由肺间质内毛细血管和淋巴管吸收，如吸收延迟，则出现湿肺症状。新生儿胸廓呈桶状，肋间肌薄弱，呼吸主要靠膈肌的升降，呈腹式呼吸。新生儿呼吸中枢发育不成熟，胸腔较小，呼吸浅表，呼吸频率较快，安静时每分钟约 40 ～ 45 次，节律不规则。

3. 循环系统　出生后血液循环路径和动力学发生很大改变，胎盘 - 脐血循环终止，肺循环阻力降低,卵圆孔、动脉导管功能性关闭。足月儿心率快,波动范围大,通常为120～140次/分,有的新生儿生后一两天内心前区可听到杂音,这与动脉导管暂时性未关闭有关,数天后自行消失。新生儿收缩压为6.1～10.7kPa(45～80mmHg),舒张压为收缩压的2/3。

4. 消化系统　出生时吞咽功能已经完善,但食管下端括约肌松弛,胃呈水平位,容量小,幽门括约肌较发达,易发生溢乳和呕吐。新生儿消化道面积相对较大,肠壁薄,通透性高,有利于营养物质的吸收,但也使毒性物质被吸收的机会明显增加。消化道已能分泌大部分消化酶。肝葡萄糖醛酸转移酶的量及活性不足,是新生儿生理性黄疸的原因之一。新生儿一般生后12小时内排出墨绿色黏稠的胎粪,它是由胎儿肠道脱落的上皮细胞、消化液及吞下的羊水组成,约2～3天排完,如果生后24小时仍不见胎粪排出,应检查是否有肛门闭锁及其他消化道畸形。

5. 泌尿系统　出生时肾结构发育已完成,但功能尚不成熟。肾小球滤过率低,浓缩功能差,不能迅速有效地排出过多的水和溶质,易发生水肿或脱水。肾脏排磷功能较差,易致血磷偏高和低钙血症。新生儿一般于生后24小时内排尿,如果生后48小时仍无尿,需检查原因。

6. 血液系统　新生儿出生时红细胞和血红蛋白含量较高,血红蛋白中胎儿血红蛋白(HbF)占70%,以后逐渐被成人血红蛋白(HbA)代替。由于胎儿肝脏维生素K储存量少,凝血因子活性低,生后1周易发生新生儿出血症,故生后应常规注射维生素K_1。

7. 神经系统　新生儿脑相对较大,占体重的10%～20%(成人仅占2%)。但脑沟、脑回较浅,脊髓相对较长,其末端在第3、4腰椎下缘,故腰穿时应在第4、5腰椎间隙进针。大脑皮质兴奋性低,睡眠时间长,每天可达20～22小时。足月新生儿出生时已具有多种原始反射,如觅食反射、吸吮反射、拥抱反射、握持反射和交叉伸腿反射等(表4-1)。它们在生后3～4个月逐渐消退,新生儿期如这些原始反射减弱或消失常提示神经系统疾病、损伤或颅内出血。此外,正常足月儿也可出现佛斯特征(Chvostek征)、克氏征(Kernig征)和巴宾斯基征(Babinski征)等,腹壁反射和提睾反射不稳定,偶可出现阵发性踝阵挛。

表 4-1 新生儿各种原始反射

原始反射	引出方法
觅食反射	用左手托婴儿呈半卧位,右手示指触其一侧面颊,婴儿反射地头转向该侧
吸吮反射	将乳头或奶嘴放入婴儿口内,会出现有力的吸允动作
拥抱反射	新生儿仰卧位,从背部托起婴儿,一手托住婴儿颈及背部,另一手托着枕部,然后托住枕部的手突然下移数厘米,使婴儿头及颈部后倾数厘米,正常可见两上肢外展并伸直,手指张开,然后上肢屈曲回缩
握持反射	将物品或手指置入婴儿手心中,婴儿立即将其握紧
交叉伸腿反射	新生儿仰卧,在其膝关节处用手按住使腿伸直,再刺激同侧足底,则另一侧下肢会出现先屈曲,然后伸直并内收,内收动作强烈时可将此腿放在被刺激侧的腿上

8. 体温调节　新生儿体温调节功能不完善,皮下脂肪薄,体表面积大,容易散热,而产热主要依靠棕色脂肪,故体温不稳定,易随环境温度变化。环境温度过高、体内水分少、散热不足时,可使体温升高,出现"脱水热"。由于生后环境温度较宫内低,如不及时保暖,可发生低体温。新生儿出生后1小时内体温可降2.5℃,如果环境温度适中,体温逐渐回升,并在36～37℃之间波动,因此中性温度(又称适中温度,是指在这种温度下新生儿能维持正常体

温,而能量消耗最少)对新生儿至关重要。

9. 能量和体液代谢　新生儿代谢率较成人相对高,新生儿基础能量消耗为 209. 2kJ (50kcal)/(kg·d),每日总热能约需 418. 4 ~ 502. 1kJ(100 ~ 120kcal)/kg。新生儿体液总量占体重的 70% ~ 80%,生后第 1 天需水量为每日 60 ~ 100ml/kg,以后每日增加 30ml/kg,直至每日 150 ~ 180ml/kg。足月儿每日钠需要量约 1 ~ 2mmol/kg,生后 10 天内血钾水平较高,一般不需补充,以后每日需要量为 1 ~ 2mmol/kg。

10. 免疫系统　新生儿皮肤黏膜薄易损伤;脐残端未完全闭合;呼吸道纤毛运动差,胃酸、胆酸少,杀菌力差;分泌型 IgA 缺乏;虽然 IgG 可通过胎盘,使新生儿对一些传染病(如麻疹)有一定的免疫力;但 IgA 和 IgM 不能通过胎盘,因此新生儿易患呼吸道、消化道感染和大肠埃希菌、金黄色葡萄球菌败血症。新生儿单核 - 吞噬细胞系统和白细胞的吞噬作用较弱,血清补体水平低,溶菌酶和白细胞对真菌杀灭能力也较低,这是新生儿易患感染的另一原因。

11. 常见几种特殊生理状态

(1)生理性体重下降:新生儿出生后数日内,因进食少、水分丢失、胎粪排出等,会出现体重下降,约 5 ~ 6 天降至最低点,但不超过出生体重的 10%(早产儿可达 15% ~ 20%),一般 7 ~ 10 天左右即恢复到出生体重,早产儿体重恢复较足月儿慢。

(2)生理性黄疸:50% ~ 60% 足月儿和 80% 早产儿在生后可出现暂时性的高胆红素血症,称生理性黄疸。足月儿生理性黄疸 5 ~ 7 天消退,最迟不超过 2 周;早产儿 7 ~ 9 天消退,最长可延迟到 4 周。

(3)"马牙"和"螳螂嘴":在新生儿口腔上腭中线和齿龈部位出现的散在黄白色小斑点,系上皮细胞堆积或黏液腺分泌物潴留所致,称"上皮珠",俗称"马牙",数周后可自然消失。新生儿两侧颊部各有一隆起的脂肪垫,俗称"螳螂嘴",对吸吮乳汁有利。以上属正常现象,切忌擦拭或挑破,以免发生感染。

(4)乳腺肿大及假月经:男、女婴在生后 4~7 天均可有乳腺肿大,多在生后 2~3 周消失,不可挤压,以免感染。部分女婴于生后 5 ~ 7 天可见阴道流出少量血性分泌物,类似于月经,可持续数天,称为假月经;或流出大量非脓性分泌物,类似白带,持续 1 ~ 3 天左右,一般不需处理。上述现象均由于来自母体的雌激素的影响突然中断所致。

(5)粟粒疹:新生儿生后可在鼻尖、鼻翼、面颊部形成细小的、白色或黄白色、突出在皮肤表面的皮疹,系皮脂腺堆积所致,称新生儿粟粒疹,数日后多自行消退。

【常见护理诊断 / 问题】

1. 有窒息的危险　与溢乳和呕吐物吸入有关。

2. 有体温改变的危险　与体温调节中枢发育不完善,产热少、散热多等有关。

3. 有感染的危险　与免疫功能低下有关。

【护理措施】

1. 生活护理

(1)喂养:生后半小时即可以开奶,生后尽早开奶可防止新生儿低血糖,有利于维持新生儿正常体温,可刺激母乳的分泌,促进母子感情交流。提倡母乳喂养,鼓励按需哺乳。无法母乳喂养者先试喂 5% ~ 10% 葡萄糖水,如无消化道畸形,吸吮吞咽功能良好者可给予配方乳。人工喂养者,奶具专用并严格消毒,奶汁流速以连续滴入为宜。奶量以喂奶后安静、不吐、无腹胀和理想的体重增长(15 ~ 30g/d,生理性体重下降期除外)为标准。喂奶前宜先测小儿体温,换尿布或进行其他检查,喂奶后应竖抱小儿,轻拍背部,使吞咽的气体排出,然后取右侧卧位,防止溢乳和呕吐引起窒息。

(2)新生儿居室的环境:必须阳光充足,空气新鲜,避免对流风。保持环境的适中温度是维持正常体温的重要条件。正常足月儿在穿衣盖被的情况下,室内的中性温度为22～24℃,相对湿度在55%～65%为宜。新生儿室要定期全面清扫和消毒,宜用湿式法进行,每天室内紫外线照射30～60分钟。

2.密切观察

(1)日常观察:除体温、呼吸、脉搏外,还应注意观察新生儿的精神反应、面色、哭声、反射、哺乳情况、皮肤颜色及有无感染灶和出血点、肢体末梢的温度及大小便、睡眠情况等。

(2)监测体重:定时、定秤测量。每次测量前均要调节磅秤零点,确保测得体重的精确度,为小儿营养状况提供可靠的依据。

3.治疗配合

(1)维持有效呼吸:在新生儿开始呼吸之前必须迅速清除口咽、鼻部的黏液及羊水,保持呼吸道通畅,以免引起吸入性肺炎或窒息。保持新生儿舒适体位,如仰卧时肩下可放置软垫,避免颈部前屈或过度后仰,俯卧时头偏向一侧,专人看护。还应经常检查呼吸道是否通畅,及时清除呼吸道内的分泌物,避免物品阻挡新生儿口鼻腔或按压其胸部。

(2)维持体温稳定:新生儿生后立即擦干身体,用温暖的毛毯包裹,以减少散热。保暖方法因地制宜,如戴帽、母亲怀抱、应用热水袋、婴儿温箱、远红外辐射台等均可,使其处于适中温度。新生儿体温升高时可打开包被散热,并补充水分,也可采用温水浴降温。

(3)预防感染

1)严格执行消毒隔离制度:新生儿室应定期全面清扫、消毒。工作人员着清洁的工作帽、口罩、鞋,无传染病和急性感染。护理新生儿前后应严格进行手消毒,新生儿室的用物应单独使用;各类医疗器械定期消毒,患感染性疾病或带菌者的工作人员应暂时调离新生儿室。

2)皮肤黏膜护理:①出生后可用纱布沾温开水将新生儿头皮、耳后、面、颈、腋下及其他皮肤皱褶处的血渍和胎脂拭去,臀部可涂无菌植物油。②24小时后去除脐带夹,体温稳定后即可沐浴,每日一次,保持皮肤清洁。每次大便后,应以温水冲洗会阴及臀部并吸干,勤换尿布以防尿布疹的发生。③新生儿衣被、尿布必须柔软、吸水性好,以防皮肤擦伤感染。衣服应宽松、舒适,不用纽扣。

3)脐部护理:脐带脱落前保持局部清洁和干燥,每天用75%乙醇或碘酊擦拭脐带残端和脐窝部。脐带脱落后,如有严重渗血,应局部消毒并重新结扎;有脓性分泌物者,可用3%过氧化氢溶液清洗后再涂抹碘酊;有肉芽形成,可用5%～10%硝酸银溶液点灼局部。

4.健康教育

(1)鼓励母乳喂养:促进母婴之间感情的建立,使新生儿有良好的身心教育。

(2)积极宣传育儿知识:指导家长做好新生儿保暖、喂养、皮肤护理、预防接种等护理,并加强新生儿体温的监护。

二、早产儿的特点与护理

【外观特点】

哭声弱,皮肤红、嫩,多毳毛,头发短而软,前囟宽大,耳廓软骨发育不全,指(趾)甲未达指(趾)端,足底纹理少,乳晕不清,男婴睾丸未降入或未全降入阴囊,女婴大阴唇不能遮盖小阴唇。

【生理特点】

1. **体温** 早产儿体温调节功能更不完善,棕色脂肪含量少,体表面积相对较大,皮下脂肪少,故产热少散热多,更易发生低体温。又因汗腺功能差,故在高温环境中易引起发热。早产儿缺乏寒冷发抖反应,故早产儿的体温容易因环境的温度变化而变化。

2. **呼吸** 早产儿呼吸中枢不成熟,表现为呼吸浅快,不规则或呈周期性,常发生呼吸暂停(呼吸停止时间达 15～20 秒,或虽不到 20 秒,但伴有心率减慢＜100 次/分,并出现青紫)。早产儿的肺发育不成熟,肺泡表面活性物质缺乏,易发生肺透明膜病。有宫内窘迫史的早产儿,则易发生吸入性肺炎。

3. **消化** 早产儿吸允力弱,吞咽功能差,贲门括约肌松弛、胃容量小,更易引起溢乳、呛奶而窒息。早产儿各种消化酶不足,胆酸分泌少,消化吸收功能差。因此早产儿更易出现喂养困难和营养缺乏。因肝酶不足且的活性不完善,生理性黄疸持续较久且易发生高胆红素血症(又称核黄疸)。因肝糖原储存少、蛋白质合成功能不足,常易发生低血糖和低蛋白血症。因肝内维生素 K 依赖凝血因子合成少,易发生出血症。

4. **免疫** 早产儿的免疫功能比足月儿更差,感染性疾病发病率高,且病情重,预后较差。

5. **神经** 神经系统功能发育不完善,拥抱、握持、吸吮、觅食反射均不敏感。恶心、呕吐反射差,可因无力呕出呕吐物而发生窒息,由于早产儿脑室管膜下存在发达的胚胎生发层组织,而易导致颅内出血。

【早产儿的护理】

1. **保持体温恒定** 早产儿体温较难维持,大多需要保暖。室温应保持在 24～26℃,晨间护理时提高到 27～28℃,相对湿度 55%～65% 或更高。为防止体温下降,出生后应将早产儿置于事先预热到中性温度的暖箱中(暖箱的护理操作方法参见第三章第六节),并加强体温监测,每日 2～4 次。中性温度与早产儿的胎龄、体重有密切关系(表 4-2)。小的早产儿在暖箱中仍不能保温时,可盖被、戴绒布帽等以降低耗氧量和散热量;必要的操作如腹股沟采血等须解包被时,应在远红外辐射床保暖下进行。出暖箱的条件是早产儿体重达 2000g 或以上,在室温大气压下其体温、颜色、活动和生命体征均无明显改变者。如无暖箱设备,可用其他保暖方法,如母亲怀抱、热水袋(注意防止烫伤)等。

表 4-2 不同体重早产儿暖箱的温度

体重（kg）	暖箱温度			
	35℃	34℃	33℃	32℃
1.0	出生 10 天内	10 天后	3 周后	5 周后
1.5	—	10 天内	10 天后	4 周后
2.0	—	2 天内	2 天后	3 周后
＞2.5	—	—	2 天内	2 天后

2. 供给充足营养 早产儿生长发育快,所需营养物质多,而消化功能差,易呕吐和溢乳,造成喂养困难。因此喂养宜耐心、细心。一般生后 4 小时开始喂哺,以防止低血糖、脱水、高胆红素血症的危险。开始先试喂 5% 葡萄糖水,成功后再用母乳喂养,无母乳者,宜选稀释配方乳,从 1 : 1(牛奶:水)稀释奶渐增至 2 : 1、3 : 1、4 : 1,亦可选用脱脂牛奶等。喂乳量应根据早产儿耐受力定,以不呕吐、无胃潴留为原则,间歇时间可参考(表 4-3)。吞咽极差者可用滴管、胃管或静脉高营养,每天详细记录出入量、准确磅体重,以便分析或调整补充的营养。

表 4-3 早产儿喂奶量和间隔时间

出生体重(kg)	< 1	1.0-	1.5-	2.0-
开始量(ml)	1 ～ 2	3 ～ 4	5 ～ 10	10 ～ 15
每天隔次增加量(ml)	1	2	5 ～ 10	10 ～ 15
喂乳间隔时间(h)	1	2	3	3

早产儿出生后应肌注维生素 K_1 0.5 ～ 1mg/d,共 3 天,以预防维生素 K 依赖凝血因子缺乏性出血症。除此之外,生后 2 周加用浓鱼肝油滴剂,保证维生素 D 1000IU/ 日。还应补充维生素 B、维生素 C、维生素 E 及铁剂,叶酸等物质。

3. 维持有效呼吸 早产儿出生后应及时清除呼吸道分泌物,随时保持呼吸道通畅。有缺氧症状者(青紫、呼吸急促、呼吸暂停)给予氧气吸入,吸入氧浓度及时间根据缺氧程度及用氧方法而定,遵循短时间、小流量面罩给氧,一般不超过 3 天,或在血气监测下指导用氧,避免引发视网膜病导致失明。< 1500g 的早产儿 50% ～ 70% 可出现呼吸暂停,发作时可通过弹足底、拍背来刺激呼吸,必要时可遵医嘱应用药物(如氨茶碱、咖啡因)或人工呼吸机以维持呼吸,条件允许放置水囊床垫,利用水振动减少呼吸暂停发生。因此,早产儿室除备有暖箱、光疗设备外,还应备有输液泵,吸引器,供氧设施等,以备抢救用。

4. 预防感染 早产儿免疫功能比足月儿更差,更易发生感染性疾病。应加强早产儿皮肤、口腔、脐部的护理,一旦发现微小病灶立即隔离治疗。经常更换体位,以防发生坠积性肺炎肺炎。工作人员必须严格执行隔离消毒制度,严禁非专室人员入内,严格控制流动探视人员,室内所用物品定期更换消毒,以防发生交叉感染。

5. 密切观察记录 早产儿异常情况多、变化无常,护理人员加强巡视,密切观察病情变化。有异常情况应及时报告医师,并协助查找原因,迅速处理。

(1)体温、皮肤,是否伴有硬肿。

(2)呼吸频率、节律,是否伴有青紫和进行性呼吸困难。

(3)烦躁或反应低下,是否伴有惊厥。

(4)脐部渗血,是否伴有黑便。

(5)黄疸加深,是否伴有抽搐。

(6)进奶量及大小便排泄情况。

6. 早产儿出院标准 能直接吸吮奶瓶或母乳,体重稳定增长在 10 ～ 30g/d,达 1900 ～ 2000g,在室温下体温稳定,无呼吸暂停或心动过缓。出院后仍需定期随访,定期检查眼底、智力、生长发育、有无后遗症等,并指导母亲护理婴儿的方法。

第三节　新生儿窒息

案例思考 4-1

请结合本节学习,思考回答:

1. 如何对本案例患儿进行病情观察?

2. 本案例患儿存在哪些护理问题?

凡影响母体和胎儿间血液循环和气体交换的任何因素都可引起胎儿或新生儿窒息。新生儿窒息是引起伤残和死亡的主要原因之一。

【病因】

1. 母体原因　妊娠高血压综合征、严重贫血、心脏病、糖尿病、急性传染病、肺结核、子宫过度膨胀或痉挛、胎盘功能不全、前置胎盘、胎盘早剥、手术产、妊母骨盆畸形、孕妇使用镇静剂或麻醉剂等。

2. 胎儿原因　早产儿、巨大儿、畸形儿、胎位不正、脐带扭转、脐带绕颈、脐带打结、脐带脱垂、宫内新生儿感染、呼吸道阻塞(羊水或胎粪吸入)或重度贫血等。

【临床表现】

1. 胎儿缺氧表现　发生宫内窒息时,早期出现胎动增加,胎心率加快,＞160次/分;晚期胎动减弱或消失,胎心率减慢,＜100次/分,心律不规则,胎粪排出致羊水污染。

2. 目前临床上多采用 Apgar 评分法来确定新生儿窒息程度(表4-4)。评分8～10分者为无窒息,4～7分为轻度窒息(青紫窒息),0～3分为重度窒息(苍白窒息)。Apgar 评分须在生后1分钟内就评定,不正常者5分钟必须再评分,如仍低于6分,神经系统损伤较大,预后较差。

3. 窒息患儿采取相应措施后,多数能恢复呼吸,哭声洪亮,肤色转红。少数患儿病情继续进展而致全身各系统不同的衰竭表现。

(1)神经系统:缺血缺氧性脑病和颅内出血等。

(2)呼吸系统:出现吸入性肺炎、肺透明膜病、呼吸暂停等。

(3)心血管系统:出现心源性休克、心肌炎和心力衰竭等。

(4)泌尿系统:出现尿少、血尿、肾衰竭等。

(5)消化系统:便血、严重黄疸等。

表4-4　新生儿 Apgar 评分表

体征	评分标准			出生后评分	
	0	1	2	1分钟	5分钟
皮肤颜色	青紫或苍白	身体红、四肢青紫	全身红		
心率(次/分)	无	＜100	＞100		
弹足底或插胃管反应	无反应	有些动作	哭,喷嚏		
肌张力	松弛	四肢略屈	四肢活动		
呼吸	无	慢、不规则	正常、哭声响		

【治疗原则】

1. 早预测、早诊治母体疾病　妊娠期母体疾病应积极治疗,若仍无法控制新生儿缺氧者,娩出前应做好相应抢救准备,提倡新生儿科和产科医护人员共同参与处理。

2. 及时复苏　按 A、B、C、D、E 步骤进行,A(air way):尽量吸尽呼吸道黏液;B(breathing):建立呼吸,增加通气;C(circulation):维持正常循环,保证足够心搏出量;D(drug):药物治疗;E(evaluation):评价。A、B、C 最重要。

3. 复苏后处理　进一步评价新生儿状况,继续对患儿重要脏器复苏,如治疗脑水肿、保护心脏、纠正酸中毒等。

课堂讨论:

责任护士小王,今天上午发现患儿出现烦躁不安,面色苍白,Apgar 评分 4 分。

请讨论:

1. 作为护士,该如何配合医生抢救该患儿?

2. 应如何与家长进行沟通?

【护理评估】

(一)健康史

详细询问妊娠期孕母身体状况,产前的胎心和胎动以及破膜时间、胎盘脐带情况、胎位、产程长短、羊水情况等。

(二)身体状况

1. 症状评估　主要评估患儿皮肤颜色、呼吸情况、心率、四肢肌张力和对刺激的反应等。

2. 护理体检　对患儿进行全面体检,包括体温、脉搏、呼吸、血压和神志等评估患儿各脏器功能,皮肤、黏膜被污染程度。

3. 心理 - 社会状况　新生儿窒息抢救后大多能恢复,但严重窒息患儿仍可能遗留严重的后遗症。应了解家长对小儿治疗预后的担忧和焦虑,以及对后遗症康复护理知识与方法的了解程度。

(三)辅助检查

1. 血气分析　为最主要实验室检查。取新生儿血液做血气分析,测定动脉血氧分压(PaO_2)、二氧化碳分压($PaCO_2$)和 pH 值。

2. 血清电解质测定　常有血清钾、钠、氯、钙、磷、镁和血糖降低,检测动脉血气、血糖、电解质、血尿素氮和肌酐等生化指标。

3. 头颅 B 超或 CT　发现颅内出血的部位和范围。

4. 其他　X 线、心电图、羊膜腔镜等。

【常见护理诊断/问题】

1. 气体交换受损　与呼吸道梗阻、肺透明膜形成等有关。

2. 潜在并发症:心功能衰竭、呼吸衰竭。

3. 有感染的危险　与免疫功能低下、污染的羊水吸入等有关。

4. 焦虑(家长)　与病情的危重、预后不良有关。

【预期目标】

1. 患儿能维持有效的呼吸,保持呼吸平稳。

2. 减少患儿并发症的发生。

3. 患儿住院期间无感染的发生。

4. 家长能了解疾病的相关知识,消除焦虑心理,并能进行早期康复的干预。

【护理措施】

1. 积极配合医生　立即按 A、B、C、D、E 复苏方案对患儿及时复苏。

(1)通畅呼吸道(A):新生儿出生时立即置于远红外线辐射保暖床上实施抢救,待病情稳定后方可移至保暖箱或有其他保暖设施的床上。抢救时患儿取仰卧位,肩部垫高 2～3cm,使颈部微伸仰至中枕位,清除口腔、鼻、咽及气道内的分泌物和黏液,多采用负压吸痰,但负压应小于或等于 13.3kPa(10mmH$_2$O),吸痰时间每次不超过 10～15 秒。

(2)建立呼吸(B):拍打或弹足底促使患儿出现呼吸,Apgar 评分 4 分以上者可给予面罩吸氧,通气频率为 30～40 次/分,压力大小应根据患儿体重和肺部情况而定,手指压与放的时间比例为 1∶1.5,氧气流量为 5～6 升/分或以上。4 分以下仍无呼吸者应立即气管插管,用呼吸机给氧。

(3)维持有效循环(C):气管插管正压通气 30 秒后,无心跳或心率＜60 次/分或心率在 60～80 次/分不再增加的患儿应进行胸外心脏按压。胸外心脏按压方法是:双拇指并排或重叠于患儿胸骨体下 1/3 处,其余手指围绕胸廓托在后背,按压频率为 120 次/分(每按压 3 次,间断加压给氧 1 次),按压深度以胸廓压下 1～2cm 为宜。

(4)药物治疗(D):经 100% 氧充分正压人工呼吸、同时胸外按压心脏 30 秒后,心率仍＜60 次/分,应立即给予 1∶10 000 肾上腺素 0.1～0.3ml/kg,经脐静脉导管或气管导管内注入。根据患儿病情遵医嘱及时使用扩容剂、纠酸药和呼吸中枢兴奋剂等。

(5)评价(E):在对患儿复苏过程中,每步操作的同时都需对患儿进行评价,然后决定下一步的操作步骤。

2. 复苏后监护　复苏后仍需要监测患儿体重、呼吸、心率、血压、尿量、皮肤颜色及有无全身器官损伤情况。

3. 预防交叉感染　窒息新生儿更容易感染,护理操作过程中严格消毒和隔离。

4. 严密观察病情　窒息后患儿可引起心、肺、脑功能衰竭,故通过各种监护措施观察各脏器受损情况,及时发现并发症。

(1)患儿出现烦躁不安,面色苍白,气喘加重,呼吸＞60 次/分,心率＞160 次/分,肝脏在短时间内增大超过肋缘下 3cm 以上者为心力衰竭的表现,应立即给予吸氧,同时减慢输液速度,并进行强心、利尿和镇静处理。

(2)患儿出现呼吸频率加快、鼻翼扇动及三凹征表现,或出现潮式呼吸、叹气样呼吸、呼吸暂停等考虑为呼吸衰竭,及时用人工呼吸机或做好气管插管和切开的准备。

(3)有无惊厥、震颤、凝视、尖叫及肌张力变化等脑受损的表现。

(4)检测出入水量,尤其是尿量的改变等,是否有肾脏受损。

5. 健康教育　耐心地解答并安慰家长;向家长介绍本病的相关医学知识,减轻家长恐惧心理,尤其应告知家长,该病可能引起缺氧缺血性脑病,发生神经系统严重的后遗症,如智力低下、听力下降、瘫痪等,取得家长理解和配合;对恢复出院的患儿应指导定期复查;对有后遗症的患儿,培训家长早期康复干预的方法,促进患儿早日康复。

【护理评价】
1. 患儿临床表现是否逐渐减轻或消失。
2. 患儿呼吸道是否保持通畅，体温及其他生命体征是否在逐渐的恢复正常。
3. 能否减少患儿并发症的发生。
4. 家长是否了解本病的相关知识。

第四节　新生儿缺氧缺血性脑病

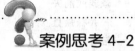

案例思考 4-2

该患儿入院后第 2 天出现嗜睡，面色微绀。体格检查：呼吸 32 次 / 分，心率 95 次 / 分，前囟紧张，心音低钝，四肢肌张力差，拥抱反射消失。

请结合合本节学习，思考回答：
1. 目前该患儿的主要护理问题有哪些？
2. 针对该患儿的主要护理问题列出相应的护理措施。

新生儿缺氧缺血性脑病(hypoxic ischemic encephalopathy,HIE)是由于各种因素引起的缺氧和脑血流减少或暂停而导致胎儿和新生儿的脑损伤，是新生儿窒息后严重并发症之一。多发生在窒息人足月儿，但也可发生在早产儿。病情严重者，可导致永久性神经功能缺陷。

【病因】
引起新生儿缺氧缺血性脑病的因素很多，常见的有新生儿窒息、反复呼吸暂停及呼吸道疾病、严重先天性心脏病、严重颅内疾病、心跳骤停或严重循环系统疾病、颅内出血或脑水肿等。

【临床表现】
出生前可能有胎儿宫内窘迫的病史，分娩时胎心有异常表现，可能增快或减慢，出现第二产程延长，羊水被胎粪污染的病史，出生时有窒息史，复苏后仍有意识、肌张力、呼吸节律等方面的改变，甚至出现惊厥。

本病主要临床表现为意识障碍、肌张力低下和中枢性呼吸衰竭。病情轻重不一，可分为 3 度(表 4-5)。

1. 轻度　24 小时内症状明显，表现以兴奋症状为主。易激惹，肢体可出现颤动，肌张力正常或增高，拥抱反应和吸吮反射稍活跃，一般无惊厥，呼吸规则，瞳孔无改变。患儿一天内症状好转，预后佳。

2. 中度　患儿表现为嗜睡，反应迟钝，肌张力低下，拥抱反射和吸吮反射减弱，约 50% 患儿出现惊厥。呼吸可能不规则，瞳孔可能缩小，症状在 3 天内明显，约 1 周内消失，存活者可能留有后遗症。

3. 重度　表现为以抑制症状为主。患儿神志不清，昏迷，肌张力松软，拥抱反射和吸吮反射消失，反复发生惊厥，呼吸不规则或暂停，两侧瞳孔不对称，对光反应消失，病死率高，多在一周内死亡，存活者症状可持续数周，留有后遗症。

表 4-5   新生儿缺氧缺血性脑病的临床分度

体征	轻度	中度	重度
意识	稍兴奋	嗜睡	昏迷
肌张力	正常	低下	松软
腱反射	亢进	亢进	减弱或消失
肌阵挛	有	有	消失
拥抱反射	正常	减弱	消失
吸吮反射	正常	减弱	消失
头眼反射（娃娃眼）	正常	活跃	减弱或消失
惊厥	无	常见	去大脑强直
中枢性呼吸衰竭	无	无或轻	常有
病程	2～3 日	<14 日（多在 1 周左右）	数日或数周
预后	良好	不定	死亡或后遗症

【治疗原则】

本病预防重于治疗。一旦发现胎儿宫内窘迫，立即给产妇吸氧，并做好新生儿的复苏和供氧准备，出生后应让患儿平卧，头部稍抬高，尽量少扰动患儿。确诊后以控制惊厥和脑水肿，对症和支持疗法为主。控制新生儿惊厥多采用苯巴比妥，负荷量为 10～20mg/kg，肌内注射，维持量每天 5mg/kg，分 1～2 次口服或肌内注射，共 7 天。治疗脑水肿可采用甘露醇，每次 0.25～0.5g/kg，每 4～6 小时一次。

课堂讨论：

2 床患儿因缺氧缺血性脑病入院，护士巡视时发现该患儿出现激惹、抽搐、嗜睡和呕吐，体格检查：前囟门隆起。

请讨论：

1. 该患儿出现了何种并发症？
2. 对患儿应做哪些护理措施？

【护理评估】

（一）健康史

胎儿在母体内的发育情况，有无胎动加快、胎心率增加的病史，这是胎儿宫内早期缺氧的表现。出生时有无产程延长、羊水污染及新生儿 Apgar 评分和复苏经过。出生后新生儿有无心、肺、脑的严重疾病。

（二）身体状况

1. 症状评估   评估患儿意识是兴奋或嗜睡、昏迷，肌张力有无减弱或松弛，患儿原始反射活跃或消失，有无惊厥、呼吸减慢、呼吸暂停、瞳孔对光反射消失等情况。

2. 护理体检   进行全面体检，评估患儿全身各脏器功能情况。

3. 心理 - 社会状况   该病可能导致永久性神经损伤，家长对这些大多非常恐惧和不知所措，应了解家长对该病的了解程度，评估家属对该病后遗症的康复治疗了解程度。

（三）辅助检查

1. 头颅 B 超或 CT 检查　超声检查比 CT 更能清楚显示室管膜下病变和脑室内出血；CT 显示脑软化较明显。

2. 脑电图　可出现异常棘波。

【常见护理诊断/问题】

1. 潜在并发症：颅内高压症。

2. 恐惧（家长）　与病情严重、预后不良有关。

【护理目标】

1. 患儿住院期间减少各种并发症的发生。

2. 家长了解该疾病的相关知识，消除恐惧心理，并能进行早期的康复干预。

【护理措施】

1. 根据新生儿护理常规进行相应的护理。

2. 严密观察病情变化，控制惊厥。

(1) 吸氧：根据患儿病情选择合适的给氧方式，使患儿动脉血氧分压维持在 > 6.65～9.31kPa（50～70mmHg），二氧化碳分压 ≤ 5.32kPa（40mmHg）。

(2) 严密检测患儿生命体征及症状，如呼吸、心率、血压、神志、瞳孔、前囟张力、肌张力等情况。如患儿出现嗜睡、激惹、抽搐、喂养困难和呕吐，检查见患儿前囟门隆起，张力增高，头颅增大，颅缝分离应考虑患儿出现颅内高压的并发症，应及时的降颅压处理。

(3) 遵医嘱使用镇静剂、脱水剂等药物，并观察药物的反应。

3. 健康教育　对早期可能出现功能障碍的患儿，应早期给予康复干预，将其患儿肢体固定于功能位，并进行早期动作训练和感知刺激的训练，以促进患儿脑功能的恢复；向家长介绍本病的发生、临床治疗、护理方法和预后，耐心解答患儿病情，以得到家长的理解和配合；并坚持定期随访；恢复期指导家长掌握康复干预的方法和措施。

【护理评价】

1. 患儿临床表现是否有所减轻或消失。

2. 患儿是否有并发症的出现。

3. 家长是否了解患儿病情，是否掌握有关康复锻炼的相关技术。

第五节　新生儿颅内出血

案例思考 4-3

　　该患儿生后第三天突发惊厥，烦躁不安，脑性尖叫。体格检查：体温 37℃，脉搏 135 次/分，呼吸 40 次/分，患儿神志清楚，反应差，前囟饱满，双眼凝视，肺部体征阴性，四肢肌张力高。

　　请结合本节学习，思考回答：

　　1. 该患儿存在哪些护理问题？

　　2. 应采取哪些护理措施？

新生儿颅内出血(intracranial hemorrhage of the newborn)主要因缺氧或产伤引起,早产儿发病率高,是新生儿早期的重要疾病与死亡原因之一,预后较差。

【病因】

1. 缺氧 缺氧可直接损伤毛细血管内皮细胞,使其通透性增加,血液外渗或破裂出血。

2. 产伤 分娩过程中胎头所受压力过大、局部压力不均或头颅在短时间内变形过速,均可引起颅内血管撕裂而出血。

3. 其他 不适当的输入高渗液体、频繁吸引和气胸均可使血压急剧上升引起脑血流变化而造成颅内出血;新生儿肝功能不成熟,凝血因子不足,也是引起出血的原因;出血性疾病也可引起新生儿颅内出血。

【临床表现】

临床表现与出血部位和出血量关系密切。一般生后1~2天内出现。常见症状:

1. 意识改变 如激惹、过度兴奋或表情淡漠、嗜睡、昏迷等。

2. 眼症状 如凝视、斜视、眼震颤等。

3. 颅内压增高表现 如脑性尖叫、前囟隆起、惊厥等。

4. 呼吸改变 呼吸增快、减慢、不规则或暂停。

5. 肌张力改变 早期肌张力增高,以后减低。

6. 瞳孔 不对称,对光反射差。

7. 其他 黄疸、贫血。

【治疗原则】

1. 止血 可使用维生素 K_1、酚磺乙胺(止血敏)、卡巴克络(安络血)、巴曲酶(立止血)等。

2. 镇静、止惊 选用苯巴比妥、地西泮等。

3. 降低颅内压 可选用呋塞米,如有瞳孔不等大、呼吸节律不整等脑疝形成迹象时,可使用甘露醇。

4. 应用脑代谢激活剂 出血停止后,可给予胞磷胆碱、脑活素;恢复期可给予吡拉西坦(脑复康),恢复脑功能。

5. 外科治疗 足月儿有症状的硬脑膜下出血,可用腰穿针从前囟边缘进针吸出积血;脑积水早期有症状者可行侧脑室穿刺引流,进行性加重者行脑室-腹腔引流。

课堂讨论:

责任护士小张,今天上午发现3床患儿突然惊厥1次,惊厥时口吐泡沫,面色发绀,四肢抽动,持续约1分钟。患儿2天前因为新生儿颅内出血收入住院。

请讨论:

1. 患儿发生惊厥的可能原因是什么?

2. 患儿目前需要观察的内容有哪些?

【护理评估】

(一)健康史

了解母亲孕期健康状况、胎动情况,患儿出生时是否难产、有无窒息等。

（二）身体状况

1. 症状评估　观察患儿精神状态、反应情况,注意有无呕吐、尖叫、凝视、呼吸节律改变及有无发绀。

2. 护理体检　检查前囟饱满程度、瞳孔及肌张力变化等。

3. 心理 - 社会状况　了解家长对本病的认知程度及对预后的思想准备。家长因缺乏对本病的了解,担心留下后遗症而影响患儿日后的健康,严重者还顾虑患儿死亡,甚至会放弃治疗或遗弃婴儿。他们渴望寻求治疗方法,愿意接受健康指导并与医务人员合作。

（三）辅助检查

脑脊液检查、影像学检查、CT 及 B 超检查等有助于诊断和判断预后。

【常见护理诊断 / 问题 】

1. 潜在并发症:颅内压增高。

2. 低效性呼吸型态　与呼吸中枢受损有关。

3. 有窒息的危险　与惊厥、昏迷有关。

4. 体温调节无效　与体温调节中枢受损有关

5. 焦虑　与病情重担心患儿预后及知识缺乏等有关。

6. 知识缺乏:家长缺乏本病的防护和治疗知识。

【护理目标】

1. 颅内压恢复正常。

2. 患儿能得到充足营养,满足机体的需要;体重维持在正常范围。

3. 患儿住院期间得到及时护理,无受伤情况发生。

4. 家长能用正确的态度对待疾病,主动配合各项治疗和护理。

【护理措施】

1. 生活护理

(1)保持安静:患儿应绝对静卧,尽量减少移动和刺激,减少反复穿刺,防止加重颅内出血;一切必要的护理和治疗操作尽可能集中进行,并力求操作轻、稳、准;抬高头肩部15°～30°,便于头部血液回流,减轻脑水肿。

(2)供给能量和水分:根据病情采取适宜的喂养方式,病情重者可适当延迟喂奶时间。禁食期间遵医嘱静脉补充营养和液体,待病情稳定后,让患儿自行吸吮或鼻饲,不应抱起患儿喂奶,以免加重出血。

2. 病情观察　注意生命体征、神志、瞳孔、肌张力及前囟变化,及早发现颅内压增高征象,细心观察惊厥发生的时间、性质。及时记录阳性体征,并与医师取得联系。

3. 治疗配合

(1)用药护理:遵医嘱正确使用药物。

(2)合理用氧:及时清除呼吸道分泌物,保持呼吸道通畅;根据缺氧程度给予适宜的用氧方式和浓度,维持血氧饱和度在 85%～95%,防止氧浓度过高或用氧时间过长导致氧中毒;呼吸衰竭或严重的呼吸暂停时需气管插管、机械通气并做好相应的护理。

(3)维持体温稳定:体温过高时给予物理降温,体温过低时采用远红外床、暖箱或热水袋保暖。

4. 心理护理　给予家长安慰,消除焦虑、恐惧心理。根据家长对疾病的认识程度介绍患儿病情、治疗和护理的方法及目的。使其主动配合,增强战胜疾病的信心。

5. 健康教育　向家长解答病情,解答家长的问题,减轻其焦虑、紧张的心理。告诉家长患儿可能的预后,如有后遗症,鼓励坚持治疗和随访,指导家长做好患儿智力开发和功能训练的技术,增强战胜疾病的信心。

【护理评价】

1. 颅内压是否恢复正常。

2. 患儿所需能量、水分及其他营养素是否得到满足;体重是否维持在正常范围。

3. 惊厥发作时有无外伤、误吸等情况。

4. 家长能用正确的态度对待疾病,焦虑心情是否得到改善,对后遗症的患儿是否掌握康复护理方法。

第六节　新生儿呼吸窘迫综合征

案例思考 4-4

　　该患儿生后 4 小时出现呼吸窘迫呈进行性加重。体格检查:前囟平坦,口唇发绀,口吐泡沫,呼吸急促、呻吟,可见三凹征,双肺呼吸音粗,未闻及干、湿啰音,呼吸 54 次/分,心率 150 次/分,腹软,肠鸣音弱。肌张力低,原始反射弱。

　　辅助检查:血糖:5.6mmol/L;血气分析:pH 7.25;$PaCO_2$ 56.9mmHg;PaO_2 49mmHg;SaO_2 86%。

　　请结合本节学习,思考回答:

　　1. 如何对本案例患儿进行护理评估?

　　2. 本案例患儿目前的主要护理问题有哪些?

新生儿呼吸窘迫综合征(neonatal respiratory distress syndrome,NRDS)又称新生儿肺透明膜病(hyaline membrane disease of the newborn,HMD)。由于缺乏肺泡表面活性物质(pulmonary surfactant,PS)所致。临床表现为出生后不久出现进行性加重的呼吸困难、吸气三凹征、呼气呻吟声、呼吸衰竭,多见于早产儿。肺病理特征为肺泡壁至终末细支气管壁上附有嗜伊红透明膜和肺不张。

【病因】

主要缺乏由肺泡Ⅱ型上皮细胞合成和分泌的 PS,PS 主要成分为磷脂,具有降低肺泡表面张力,保持功能残气量,防止呼气末肺泡萎陷。PS 在孕 18～20 周开始产生,35～36 周迅速增加,故本病在胎龄小于 35 周的早产儿更多见;糖尿病孕母的新生儿由于血中高胰岛素能拮抗肾上腺激素对 PS 合成的促进作用,故 NRDS 的发生率较高;PS 合成还受体液 PH、体温和肺血流量的影响,因此,围生期窒息、低体温及各种原因所致的胎儿血流量减少,均可诱发 NRDS。

【临床表现】

患儿出生时可以正常。生后 6～12 小时内出现呼吸窘迫呈进行性加重是本病的特点。主要表现为呼吸急促(>60 次/分),鼻翼扇动,吸气三凹征,呼气呻吟声,发绀,可出现肌张力低下,呼吸暂停甚至出现呼吸衰竭。听诊两肺呼吸音降低,早期无啰音,以后可听到细小水泡音,心音减弱,胸骨左缘可闻及收缩期杂音。胸廓开始时可隆起,以后因肺不张而逐渐下陷,以腋下较明显。一般第2、3天病情严重,3天后PS合成和分泌增加,故3日后病情明显好转。

【治疗原则】

1. 纠正缺氧   根据患儿情况可给予头罩吸氧、鼻塞持续气道正压吸氧、气管插管、机械呼吸。

2. 表面活性物质替代治疗   一旦确诊,尽早应用。

3. 维持酸碱平衡   呼吸性酸中毒以改善通气功能为主,代谢性酸中毒用5%的碳酸氢钠纠正。

4. 支持治疗   保证液体和营养供给,但补液量不宜过多,以防止动脉导管开放。

课堂讨论:

今天小刘值夜班,发现5床患儿突然呼吸困难加重,口唇发绀,小张立即给患儿吸氧,并通知值班医生。患儿1天前因为新生儿呼吸窘迫综合征收入住院。

请讨论:

1. 该患儿目前的主要护理问题有哪些?

2. 如何制订护理措施?

【护理评估】

(一)健康史

了解患儿是否是早产儿、剖宫产儿或有围生期窒息史;孕母是否有糖尿病、妊娠高血压综合征等。

(二)身体状况

1. 症状评估   应重点了解患儿生后2~6小时内的呼吸频率、节律等改变;听诊呼吸音、心音有无改变;了解血气分析,羊水磷脂(PL)和鞘磷脂(S)比值,胃液震荡实验、血气分析、X线等辅助检查结果。

2. 护理体检   应重点检查呼吸频率、节律、呼吸音、心音等。

3. 心理-社会状况   评估患儿家长对本病的病因、治疗及预后的了解程度,有无焦虑、恐惧心理,家庭经济状况等。

(三)辅助检查

1. 血气分析 PaO_2降低,$PaCO_2$升高,pH降低。

2. 分娩前抽取羊水测磷脂(PL)和鞘磷脂(S)比值,如低于2:1,提示胎儿肺发育不成熟。

3. 胃液震荡试验   胃液1ml加95%乙醇1ml,震荡15秒后静置15分钟,若环绕试管边缘形成稳定的泡沫层为阳性,说明肺成熟度较好。阳性者可排除本病。

4. X线检查   有特征性表现,早期两肺野普遍透亮度降低,内有散在颗粒和网状阴影;以后出现支气管充气征;重者,整个肺野不充气呈"白肺"。

【常见护理诊断/问题】

1. 自主呼吸障碍 与 PS 缺乏导致肺不张、呼吸困难有关。

2. 气体交换受损 与 PS 缺乏导致肺泡萎陷及肺透明膜形成有关。

3. 有感染的危险 与抵抗力低下有关。

4. 营养失调:低于机体需要量 与摄入量不足有关。

5. 恐惧、焦虑(家长) 与病情危重、预后差有关。

【护理目标】

1. 患儿经治疗后呼吸窘迫症状逐渐减轻直至消失。

2. 患儿体重在标准范围内增长。

3. 患儿住院期间无其他并发症发生。

4. 家长能了解患儿病情及治疗过程,积极配合治疗。

【护理措施】

(一)生活护理

1. 合理喂养 保证营养及液体供给,不能吸吮、吞咽者可鼻饲或静脉补充营养。静脉补液不宜过多,以免造成肺水肿和动脉导管开放。

2. 环境 维持中性温度,相对湿度在 55%～65%,皮肤温度保持在 36～37℃,减少耗氧量。

(二)病情观察

监测患儿面色、体温、呼吸、心率;记录 24 小时出入液量;及时采集标本并分析各项检查结果。

(三)治疗配合

1. 维持有效呼吸,保持呼吸道通畅

(1)保持呼吸道通畅:体位正确,头稍后仰,使气道伸直。及时彻底清除呼吸道分泌物,分泌物黏稠时可给予雾化吸入后吸痰,保持呼吸道通畅。

(2)供氧及辅助呼吸 氧疗是本病最重要的护理治疗措施。使氧分压维持在 50～70mmHg(6.7～9.3kPa),SaO$_2$ 维持在 85%～95%,注意避免氧中毒。

1)头罩用氧:选择与患儿大小相适应的头罩型号。头罩过小,不利于 CO$_2$ 排出,头罩过大,O$_2$ 易外逸,两者均降低实际吸入氧浓度。氧流量不少于 5 升/分,以防 CO$_2$ 积聚于头罩内。

2)气道内正压通气(CPAP):用于有自主呼吸的患儿,使患儿在整个呼吸周期保持正压(接受高于大气压的气体),以增加功能残气量,防止肺泡萎陷。并扩张萎陷不久的肺泡,改善缺氧,打破恶性循环,并可减轻肺间质水肿和减少肺泡表面活性物质消耗,这是降低本病死亡率的关键,越早采用,疗效越佳。通常用压力 5～10cmH$_2$O(0.49～0.98kPa),早产儿从 2～3cmH$_2$O(0.2～0.29kPa)开始。操作时水封瓶稳固放在低于患儿水平位下 30～50cm 处。

3)气管插管用氧:用 CPAP 后病情仍无好转,PaO$_2$ 仍 < 6.7kPa(50mmHg),或 PaCO$_2$ 仍 > 7.9kPa(60mmHg),或频发呼吸暂停时,采用间歇正压通气(IPPV)加呼气末正压通气(PEEP)。

(3)遵医嘱气管内滴入 PS:患儿体位正确,取仰卧位,头稍后仰,使气道伸直,彻底吸净气道内分泌物。从气管中滴入药液,滴入速度要慢,并与吸气同步,滴入时变换患儿体位,从仰卧位转至右侧位,再至左侧位;再用复苏囊加压给氧,以利于药液更好地弥散进入各肺叶。用药后 4～6 小时内不宜气道内吸引。

2. 维持内环境稳定 遵医嘱纠正代谢性酸中毒,维持电解质平衡。

3. 预防感染 因为 NRDS 的患儿多为早产儿,住院时间长,抵抗力较差,极易发生院内感染。保持室内空气清新,室内定期消毒;严格无菌操作,注意消毒隔离,预防交叉感染,医务人员有感染者避免接触患儿,遵医嘱给予抗生素防治感染。

(四)心理护理

给予患儿父母精神支持,鼓励父母参与患儿护理,准许父母口述对疾病、设备、护理的关心及提出相关疑问。

(五)健康教育

向家长讲解本病的相关知识与护理方法,让家长了解本病的治疗过程和进展,该病的危险性和预后,取得最佳配合。向家长介绍本病预防的重要性,对可能施行剖宫产的产妇说明新生儿有发生本病的可能;糖尿病孕妇在分娩前 1 ～ 7 天口服地塞米松加以预防。 教会家长居家照护的相关知识,为患儿出院后得到良好的照顾打下基础。

【护理评价】

1. 临床表现是否减轻或消退。

2. 患儿体重是否在标准范围内增长。

3. 是否有效预防感染的发生。

4. 家长是否掌握了预防及治疗本病的相关知识。

第七节　新生儿肺炎

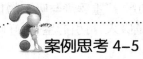

案例思考 4-5

　　第 6 天时,家长发现该患儿口吐白沫,吃奶差,体温不稳定,无腹胀,偶有吐乳。

　　体格检查:体温 37.8℃,脉搏 140 次 / 分,呼吸 50 次 / 分,患儿神志清楚,精神差;口吐白沫,口唇轻度发绀,呼吸急促,双肺呼吸音粗,可闻及湿啰音;心音有力,心律齐,无杂音;腹部平坦,肝肋缘下 1cm,脾未触及 ,肠鸣音正常;四肢肌张力正常,活动自如;生殖器无畸形,原始反射可引出。

　　辅助检查:血常规:WBC15.8×10⁹/L;N%65%;L%33%;HGB180g/L。

　　请结合本节学习,思考回答:

　　1. 患儿存在哪些主要的护理问题?

　　2. 对患儿应采取哪些护理措施?

新生儿肺炎(neonatal pneumonia)是新生儿期常见的疾病,按病因不同可分为吸入性肺炎和感染性肺炎。吸入性肺炎多见于胎儿或新生儿吸入羊水、胎粪、乳汁或分泌物等;感染性肺炎多由细菌、病毒、支原体、衣原体、真菌等不同的病原体引起。两类肺炎可单独出现,也可先后或同时并存,是新生儿死亡的主要原因之一。

【病因】

(一)吸入性肺炎

主要指胎儿或新生儿吸入羊水、胎粪、乳汁、分泌物等所引起。羊水和胎粪吸入是胎儿在宫内或分娩过程中发生窒息和低氧血症时,血流重新分布,肠道与皮肤血流量减少,致使肠壁缺血痉挛、肛门括约肌松弛而排出胎粪;缺氧刺激胎儿呼吸中枢将胎粪吸入鼻咽及气管内,而胎儿娩出后的有效呼吸,使胎粪吸入肺内;乳汁、分泌物的吸入多见于上消化道先天畸形、吞咽功能不全、呕吐、胃食管反流等。

(二)感染性肺炎

细菌、病毒、支原体、衣原体等微生物均可引起新生儿感染性肺炎。

1. 出生前感染　胎儿在宫内吸入污染的羊水,或胎膜早破孕母阴道细菌上行导致感染等。

2. 出生时感染　分娩过程中吸入污染的产道分泌物,或断脐消毒不严发生血行感染。

3. 出生后感染　由上呼吸道感染下行感染肺部,或通过血行感染引起肺部炎症;还可由于治疗护理的器械消毒不严等医源性因素引起。

【临床表现】

(一)吸入性肺炎

1. 羊水、胎粪吸入性肺炎　往往有窒息史。羊水吸入量少者可无症状或仅轻度呼吸困难,吸入量大者常在窒息复苏后出现呼吸窘迫、发绀,口腔流出液体或泡沫,肺部可闻及湿啰音;胎粪吸入者病情较重,胎粪大量吸入可致死胎或生后不久死亡。胎粪吸入者分娩时可见羊水中混有胎粪,可有皮肤、黏膜、指甲被胎粪污染,窒息复苏后很快出现呼吸急促(R > 60 次/分)、发绀、鼻翼扇动、吸气性三凹征等呼吸窘迫表现,甚至呼吸衰竭。两肺先有鼾音、粗湿啰音,以后可闻及干、湿啰音或支气管呼吸音,可并发肺不张、肺气肿等;如临床症状突然恶化则应怀疑气胸发生,胸部摄片可确诊。

2. 乳汁吸入性肺炎　往往有喂奶时发生呛咳,乳汁从口、鼻流出。严重程度与吸入的量与次数有关。吸入量少或偶然吸入者,症状有咳、喘、气促;一次大量吸入,可引起窒息,呼吸停止。至呼吸恢复后,出现明显气促、发绀和肺部湿啰音。

(二)感染性肺炎

产前感染性肺炎症状出现早,出生时常有窒息史,多在生后 24 小时内发病。产时和产后感染性肺炎症状和体征出现稍晚,多在 5～7 天内发病。症状常不典型,以反应差、哭声弱、呼吸急促、发绀、口吐白沫、拒乳、体温不稳定为常见。病情严重者,出现点头呼吸或呼吸暂停;肺部体征不明显,有的仅表现为呼吸音粗。金黄色葡萄球菌肺炎易并发气胸、脓胸、脓气胸等,病情常较严重。

【治疗原则】

1. 尽快清除吸入物,保持呼吸道通畅。

2. 给氧,保暖,对症治疗。

3. 控制感染　针对病原菌选择合适的抗生素控制感染;单纯疱疹病毒性肺炎和巨细胞病毒性肺炎可用阿昔洛韦;支原体、衣原体肺炎可选用红霉素等大环内酯类抗生素。

课堂讨论:

责任护士小王,巡视时发现 1 床患儿突然呼吸困难加重,鼻翼扇动、三凹征、胸廓饱满、发绀。患儿 1 天前因为新生儿肺炎收入住院。

请讨论:

1. 患儿发病的原因是什么?

2. 目前首先要帮助患儿解决什么问题?

【护理评估】

（一）健康史

询问患儿母亲有无孕期缺氧,羊水是否混浊,有无羊水吸入;母孕期是否患感染性疾病;出生时是否有窒息、缺氧史等。

（二）身体状况

1. 症状评估　询问患儿是否有呛奶、呻吟、口吐白沫、发绀、体温不稳定等。

2. 护理体检　重点检测体温、脉搏、呼吸等;观察有无呼吸困难、鼻翼扇动、呻吟、三凹征、发绀、肺部啰音及胸腔积液的体征;有无心率增快。

3. 心理-社会状况　家长因缺乏对本病的认识或因患儿病情较重,可产生焦虑、紧张、忧虑、抱怨等心理,表现为情绪低落、烦躁、易怒等情绪。家长因缺乏对本病的了解,愿意接受健康指导并与医务人员合作。

（三）辅助检查

1. 血液检查　细菌感染者白细胞总数升高;病毒感染、体弱儿及早产儿白细胞总数多降低。

2. X线检查　胸片可显示肺纹理增粗,有点、片状阴影;可有肺不张、肺气肿影像等。

3. 病原学检查　取血液、脓液、气管分泌物做细菌培养、病毒分离;免疫学方法检测细菌抗原、血清检测病毒抗体及衣原体特异性的 IgM 等有助诊断。

【常见护理诊断/问题】

1. 清理呼吸道无效　与胎粪吸入、患儿咳嗽反射功能差及无力排痰等有关。

2. 气体交换受损　与气道阻塞、通气障碍、肺部炎症等有关。

3. 营养失调:低于机体需要量　与摄入困难、消耗增加有关。

4. 体温调节无效　与感染后机体免疫反应有关。

5. 焦虑　与病情重及知识缺乏等有关。

6. 潜在并发症:心力衰竭、气胸、脓胸、脓气胸等。

【护理目标】

1. 患儿呼吸道通畅,呼吸平稳。

2. 患儿呼吸困难及缺氧症状逐渐减轻。

3. 体温逐渐恢复正常。

4. 每日获得足够的能量及水分。

【护理措施】

（一）生活护理

1. 供给足够的能量和水分　少量多餐,细心喂养,不宜过饱,防止呛奶和吸入引起窒息。重症患儿可鼻饲或静脉补充营养及液体。

2. 环境　保持室内空气新鲜,温、湿度适宜。病室有严格的消毒隔离和清洁制度,限制人员探视,尤其禁止患病者探视和接触新生儿。

（二）病情观察

1. 观察呼吸困难、发绀是否改善,两肺呼吸音等。

2. 观察全身症状是否改善,如反应、体温、进奶量等。

3. 观察有无并发症,如短期内呼吸、心率明显增快,肝脏增大,提示并发心力衰竭,应配合做好给氧、镇静、强心、利尿等处理;如呼吸困难突然加重伴有发绀明显,可能合并脓胸、气胸或纵隔气肿,应立即做好胸腔引流准备和引流后的护理。

(三)治疗配合

1. 保持呼吸道通畅   及时有效地清除呼吸道分泌物,保持呼吸道通畅。分泌物黏稠者可行雾化吸入,以湿化气道分泌物,使之易于排出。加强呼吸道管理,经常变换体位,定时拍背、吸痰,体位引流。促进呼吸道分泌物松动和排出,预防肺不张。

2. 合理用氧   根据病情和血氧检测情况选择与病情相适应的用氧方式维持有效吸氧,改善呼吸功能,使 PaO_2 维持在 $60 \sim 80mmHg(7.9 \sim 10.7kPa)$;重症并发呼吸衰竭者,给予机械通气。

3. 遵医嘱应用抗生素等药物,并注意观察药物的不良反应。

4. 维持正常体温   体温过高时予以物理降温,体温过低时给予保暖,以维持正常体温。

(四)心理护理

给予家长安慰,消除焦虑、恐惧心理。根据家长对疾病的认识程度介绍患儿病情、治疗和护理的方法及目的。鼓励父母参与患儿护理,准许父母提出相关疑问。

(五)健康教育

向家长讲解新生儿肺炎的病因、表现、预防和护理要点,同时向家长讲解有关育儿知识,使其掌握护理患儿的方法。

【护理评价】

1. 患儿呼吸困难及缺氧症状是否逐渐减轻。

2. 患儿体温是否维持正常。

3. 患儿每日能否获得足够的能量及水分。

第八节   新生儿败血症

案例思考 4-6

患儿近 2 日来发现该患儿精神不振、嗜睡,出现不吃、不哭、不动,黄疸加重。查体发现脐部周围红肿,脐部有渗液,肝肋下 2cm。经进一步检查,诊断为新生儿败血症。

请结合合本节学习,思考回答:

1. 患儿目前的主要护理措施有哪些?

2. 如何预防该病?

新生儿败血症(neonatal septicemia)指细菌侵入血液循环,并在其中生长繁殖、产生毒素而造成的全身感染。

【病因】

1. 自身因素   新生儿免疫系统功能不完善,屏障功能差,血中补体少,白细胞杀菌力弱,T 细胞对特异抗原反应差,细菌一旦侵入易致全身感染。

2. 病原菌   随地区不同而不同,我国仍以葡萄球菌最常见,其次为大肠埃希菌等 G^- 杆菌;近年来随着 NICU 的发展,极低出生体重儿存活率提高,而血管导管、气管插管技术和抗生素的广泛应用,表皮葡萄球菌、克雷伯杆菌、绿脓假单胞菌等条件致病菌导致的败血症增多;厌氧菌及耐药菌株所致的感染有增加趋势,空肠弯曲菌、幽门螺杆菌等已成为新的致病菌。

3. 感染途径　可发生在产前、产时或产后。

(1)产前感染:与孕妇感染有关,尤其是羊膜腔的感染更易引起本病。

(2)产时感染:与胎儿通过产道时被细菌感染有关,如胎膜早破、产程延长。

(3)产后感染:细菌往往从脐部、皮肤黏膜损伤处及呼吸道、消化道等侵入,其中以脐部侵入最多见。近年来医源性感染有增多趋势。

【临床表现】

无特征性表现。出生后 7 天内出现症状者称为早发型败血症(early-onset sepsis syndrome);7 天后出现症状者称为迟发型败血症(late-onset sepsis syndrome)。早期症状、体征常不典型,一般表现为反应低下、食欲差、哭声低弱、体温异常等,以后可发展为精神萎靡、嗜睡、不吃、不哭、不动、体温不升、体重不增(“五不”症状)及出现病理性黄疸、呼吸异常。少数严重者很快发展到循环衰竭、呼吸衰竭、DIC、中毒性肠麻痹、酸碱平衡紊乱和胆红素脑病。患儿常并发化脓性脑膜炎。

【治疗原则】

1. 抗生素治疗　早期、联合、足量、静脉应用合适的抗菌药物,疗程要足,一般应用 10 ~ 14 天,有并发症者应治疗 3 周以上。病原菌已明确者可按药敏试验用药;病原菌尚未明确前,结合当地菌种流行病学特点和耐药菌株情况选择两种抗生素联合使用。

2. 对症、支持治疗　及时处理脐炎、脓疱疮等局部感染灶;注意保暖、供氧、供给充足的液体及热量,维持水、电解质平衡;及时纠正休克、酸中毒,处理严重并发症,保护心、脑等重要脏器功能;早产儿可静注免疫球蛋白;必要时输注新鲜血或血浆、粒细胞、血小板。

课堂讨论:

值班护士小王发现该患儿易激惹、嗜睡、肌张力减弱,经皮测黄疸发现黄疸加重,急忙通知值班医生。

请讨论:

1. 患儿此时可能合并了什么问题?

2. 患儿目前主要的护理措施有哪些?

【护理评估】

(一)健康史

询问母亲是否有产前或产时感染;有无胎膜早破、羊水污染、产程延长等病史,患儿生后有无脐部感染、皮肤黏膜破损史;有无侵入性操作及感染接触史。

(二)身体状况

1. 症状评估　观察患儿的反应是否低下,患儿发病后体温、呼吸、心率、精神反应、哺乳情况、体重等方面的变化,了解尿量改变、黄疸出现时间等。

2. 护理体检   检查患儿皮肤黏膜有无感染灶、黄疸、出血点及皮肤瘀斑等,肝脾是否大、有无脐部炎症、肺炎、脑膜炎、中毒性肠麻痹等并发症,了解血常规、血生化及 X 线胸片等检查结果。

3. 心理 - 社会状况   了解家长对本病严重程度及预后的了解情况,是否有焦虑、恐惧心理。评估其家庭居住环境及经济状况等。

（三）辅助检查

外周血检查,血培养,直接涂片找细菌,病原菌抗体检测,急相蛋白和血沉检查等有助于明确诊断。

【常见护理诊断 / 问题】

1. 体温调节无效   与感染有关。

2. 皮肤完整性受损   与脐部炎症、脓疱疮等感染灶有关。

3. 营养失调:低于机体需要量   与摄入不足、消耗增多有关。

4. 潜在并发症:化脓性脑膜炎、肺炎、骨髓炎等。

【护理目标】

1. 患儿体温维持在正常范围。

2. 控制局部感染,维持皮肤完整性。

3. 住院期间患儿能维持良好的营养状况。

4. 患儿不发生并发症或发生时得到及时发现和处理。

【护理措施】

（一）生活护理

坚持母乳喂养,少量多次,耐心喂哺,防止呛奶窒息;重症拒乳时可行鼻饲或静脉营养。

（二）病情观察

注意观察患儿生命体征变化及神志、面色、皮肤、前囟、哭声、呕吐情况、有无惊厥等。如患儿出现面色青灰、呕吐、脑性尖叫、前囟饱满、两眼凝视提示有脑膜炎的可能;如患儿面色青灰、皮肤发花、四肢厥冷、脉搏细弱、皮肤有出血点等,应考虑感染性休克或 DIC,应立即与医生联系,积极处理。

（三）治疗配合

1. 维持体温稳定   密切观察体温变化,体温过低或体温不升时,可用热水袋或温箱保暖以使患儿恢复正常体温;体温过高时可通过调节环境温度、散开包被、多喂开水,必要时采取温水浴等物理降温措施。新生儿不宜用药物、乙醇擦浴等方法降温。

2. 清除局部感染灶   如脐炎、鹅口疮、脓疱疮、皮肤破损等,均应及时处理,促进病灶早日愈合,防止感染继续蔓延扩散。

3. 遵医嘱应用抗生素、抗病毒药物   保证药物有效进入体内,并注意观察药物的疗效及毒副作用。

4. 支持疗法   必要时输新鲜血或血浆,早产儿可静脉注射免疫球蛋白。

（四）心理护理

做好家长的心理护理,解释新生儿败血症的病情、治疗效果及预后,减轻家长的恐惧心理,取得最佳配合。

（五）健康教育

向家长讲解疾病的预防和护理知识,使家长认识本病的感染途径及严重后果。指导家长正确喂养和护理患儿,保持皮肤清洁及口腔黏膜的完整性,嘱咐家长若发现孩子发生脐部、皮肤、呼吸道感染时应立即就诊。坚持母乳喂养,增强婴儿抗感染能力。接触患儿前应先洗手,避免与感染性疾病患儿接触,预防交互感染。

【护理评价】

1. 患儿体温是否维持在正常范围。

2. 患儿患病期间是否维持皮肤完整性。

3. 住院期间患儿营养状况是否良好。

4. 患儿患病期间是否发生并发症或有并发症时是否得到及时发现和处理。

第九节 新生儿黄疸

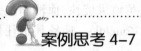

案例思考 4-7

该患儿采用母乳喂养,生后 2 天出现黄疸,皮肤黄染逐渐加重,经检查:Hb110g/L,母血型 O,子血型 B。

请结合本节学习,思考回答:

1. 患儿最有可能的病因是什么?

2. 如何护理该患儿?

新生儿黄疸(neonatal jaundice)是由于新生儿时期血中胆红素浓度增高而引起皮肤、巩膜或其他器官黄染的现象。黄疸是新生儿期常见的症状,它既可以是生理现象,又可以是多种疾病的重要表现。新生儿黄疸可分为生理性黄疸和病理性黄疸,严重者可导致胆红素脑病(核黄疸)而引起严重后遗症甚至死亡。

【新生儿胆红素代谢的特点】

1. 胆红素生成较多 新生儿每日生成胆红素约 8.8mg/kg,而成人仅为 3.8mg/kg。原因:①胎儿处于氧分压偏低的环境,红细胞代偿性增多,出生后血氧分压升高,过多的红细胞被迅速破坏。②新生儿红细胞寿命仅 80 ～ 100 天,形成胆红素的周期缩短。③旁路胆红素来源多,来自肝脏等器官的血红素蛋白和骨髓中无效造血的胆红素前体较多。

2. 联结的胆红素量少 刚出生的新生儿常有不同程度的酸中毒,可减少胆红素与白蛋白联结;早产儿胎龄越小,白蛋白含量越低,其联结胆红素的量也越少。

3. 肝功能不成熟 ①新生儿肝细胞内摄取胆红素所必需的 Y、Z 蛋白含量低,5 ～ 10 天后才达到成人水平。②形成结合胆红素的功能差,肝细胞内尿苷二磷酸葡萄糖醛酸基转移酶(UDPGT)的含量低(生后 1 周接近正常)且活力不足,不能有效地将脂溶性未结合胆红素与葡萄糖醛酸结合形成水溶性结合胆红素。③肝脏对结合胆红素的排泄能力不足,易致胆汁淤积。

4. 肠肝循环增加 新生儿刚出生时肠道内正常菌群尚未建立,不能将肠道内的胆红素还原成粪胆原和尿胆原;新生儿肠腔内葡萄糖醛酸苷酶活性较高,能将结合胆红素水解成葡萄糖醛酸和未结合胆红素,未结合胆红素又被肠壁吸收经门脉而到达肝脏。

由于上述特点,新生儿摄取、结合及排泄胆红素能力仅为成人的 1% ～ 2%,极易出现黄疸,特别是当新生儿处于饥饿、脱水、酸中毒、缺氧、胎粪排出延迟、出血等状态时黄疸加重。

【黄疸分类】

1. 生理性黄疸　生理性黄疸的特点为:①约 50% ～ 60% 的足月儿和 > 80% 的早产儿于生后 2 ～ 3 天出现黄疸,4 ～ 5 天达高峰,一般情况良好,肝功能正常;②足月儿于 10 ～ 14 天内消退,早产儿可延迟至 3 ～ 4 周;③血清胆红素足月儿 < 221μmol/L(12.9mg/dl),早产儿 < 257μmol/L(15mg/dl)。

2. 病理性黄疸　病理性黄疸的特点为:①黄疸出现早,一般于生后 24 小时内出现;②黄疸程度重,血清胆红素足月儿 > 221μmol/L(12.9mg/dl)、早产儿 > 257μmol/L(15mg/dl);③黄疸持续时间长(足月儿 > 2 周,早产儿 > 4 周),或黄疸退而复现;④黄疸进展快,血清胆红素每日上升超过 85μmol/L(5mg/dl);⑤血清结合胆红素 > 34μmol/L(2mg/dl)。具备其中任何一项者即可诊断为病理性黄疸。

【病理性黄疸病因】

1. 感染性

(1)新生儿肝炎:多为胎儿宫内病毒感染所致,以巨细胞病毒最常见,其他为乙型肝炎、风疹、单纯疱疹、梅毒螺旋体、弓形体等。常在生后 1 ～ 3 周或更晚出现黄疸,患儿可有厌食、呕吐、肝脏轻至中度增大。

(2)新生儿败血症及其他感染:由于细菌毒素侵入加快红细胞破坏,损坏肝细胞所致。

2. 非感染性

(1)新生儿溶血病:新生儿溶血病是指母、婴血型不合引起的新生儿同种免疫性溶血,以 ABO 血型不合最常见,其次为 Rh 血型。ABO 溶血主要发生的情形是,母亲为 O 型血,新生儿为 A 型或 B 型血,约 50% 的 ABO 溶血发生在第一胎。Rh 溶血病多见于母亲为 Rh 阴性,胎儿为 Rh 阳性,一般不会发生在第一胎。ABO 溶血病多在生后第二至三天出现黄疸,贫血程度较轻。Rh 溶血病症状随胎次增多而越来越严重,患儿出生 24 小时内出现黄疸并迅速加重,贫血出现早且重,可发生心力衰竭,由于髓外造血反应,可引起肝脾代偿性肿大,重者可发生胆红素脑病。

胆红素脑病又称核黄疸,一般发生在生后 2 ～ 7 天,早产儿尤易发生,是指血胆红素浓度过高,血中游离胆红素通过血脑屏障,使脑的神经细胞黄染,引起脑组织的病理性损害。胆红素脑病首先表现为嗜睡、喂养困难、吮吸无力、拥抱反射减弱、肌张力减低等;半天至一天后很快出现双眼凝视、肌张力增高、角弓反张、前囟隆起、呕吐、哭叫、惊厥,如不及时治疗,多数患儿死亡。幸存者一两天后病情开始好转,但常遗留有手足徐动、听力下降、智力落后、眼球运动障碍、牙釉质发育不良等后遗症。

(2)胆道闭锁:多由宫内病毒感染所致,常于出生后 2 周开始出现黄疸并进行性加重,粪便由浅黄转为白色,肝进行性增大,肝功能改变以结合胆红素增高为主。

(3)母乳性黄疸:大约 1% 母乳喂养的婴儿可发生母乳性黄疸,其特点是非溶血性未结合胆红素增高,常与生理性黄疸重叠且持续不退,婴儿一般情况良好,黄疸于 4 ～ 12 周后下降。停止母乳喂养后 3 天,如黄疸下降即可确诊。

(4)遗传性疾病:如红细胞 6-磷酸葡萄糖脱氢酶(G6PD)缺陷、球形红细胞增多症、半乳糖血症等。

(5)药物性黄疸:如由维生素 K_3、维生素 K_4、新生霉素等药物引起者。

【治疗原则】

1. 找出引起病理性黄疸的原因,治疗基础疾病。

2. 降低血清胆红素,采取蓝光疗法;指导喂养诱导正常菌群建立,减少肠肝循环;保持大便通畅,减少胆红素吸收。

3. 可运用酶诱导剂、输血浆和白蛋白,降低游离胆红素。

4. 控制感染,注意保暖,供给营养,及时纠正酸中毒和缺氧。

课堂讨论:

患儿,女,足月顺产,因黄疸收入院。护士在巡视时发现该患儿精神较差,肌张力减退,吸吮无力,拥抱反射减弱,血清总胆红素 343 μmol/L。

请讨论:

1. 该患儿目前主要的问题是什么?

2. 如何配合医生进行处理?

【护理评估】

(一)健康史

1. 了解患儿胎龄、分娩方式、Apgar 评分、母婴血型、体重、喂养及保暖情况。

2. 了解患儿母亲孕期病史。

3. 询问患儿体温变化及大便颜色、用药情况、有无诱发物接触等。

(二)身心状况

1. 症状评估 了解皮肤黄染的部位和范围、巩膜的色泽、大小便颜色、有无拒食嗜睡、肌张力减退等胆红素脑病早期表现。

2. 护理体检 包括生命体征、四肢肌张力和对刺激的反应等检查。

3. 社会、心理因素 了解患儿家长对新生儿黄疸相关知识的知晓程度,胆红素脑病患儿家长因担心预后及可能出现严重并发症而出现焦虑、悲伤、失望等反应,医护人员尤其应该了解。

(三)辅助检查

1. 血清总胆红素浓度测定,血清结合胆红素浓度测定。

2. 检查母子 ABO 和 Rh 血型,证实有无血型不合。

3. 检查有无溶血溶血时红细胞、血红蛋白下降,网织红细胞和有核红细胞增高,血清未结合胆红素增高。

4. 致敏红细胞和血型抗体测定

1)患儿红细胞直接抗人球蛋白试验阳性可确诊 Rh 溶血病。

2)抗体释放试验用于测定患儿红细胞上结合的血型抗体(该试验是确诊实验)。

3)血清游离抗体试验用于估计是否继续溶血,用于评价换血效果。

【常见护理诊断/问题】

1. 潜在并发症：胆红素脑病。

2. 知识缺乏（家长）：缺乏对黄疸的认识及护理知识。

【预期目标】

1. 患儿不出现并发症胆红素脑病。

2. 家长能了解病情，掌握黄疸的护理，积极配合治疗。

【护理措施】

（一）生活护理

1. 保持室内安静，减少不必要的刺激；做好患儿的保暖措施，避免低体温时游离胆红素的增高。

2. 喂养　提早哺乳，可刺激肠蠕动以利胎粪排出。黄疸期间患儿常表现为吸吮无力、食欲下降，应耐心喂养，按需调整喂养方式，如少量多次、间歇喂养等，保证奶量摄入。

（二）病情观察

密切观察病情，加强孕期监测；注意监测体温、脉搏、呼吸、心率及尿量等的变化；注意观察皮肤黏膜、巩膜、大小便色泽变化，以判断黄疸出现的时间、进展速度及程度；注意观察神经系统的表现，如患儿出现嗜睡、肌张力减退等胆红素脑病早期表现，立即通知医生，并做好抢救准备。观察大小便次数、量及性质，促进粪便及胆红素排出。

（三）治疗配合

正确执行医嘱，降低血胆红素浓度，防止胆红素脑病。

1. 遵医嘱给予白蛋白和酶诱导剂（常用苯巴比妥，也可加用尼可刹米）。纠正酸中毒（常用5%的碳酸氢钠），以利于白蛋白联结胆红素，减少胆红素脑病的发生。

2. 实施光照疗法（蓝光治疗）和换血疗法，并做好相关护理。

3. 纠正缺氧，防止低血糖、低体温等。

4. 根据不同补液内容调整相应的速度，切忌快速输入高渗性药物。快速输入高渗性药物，容易使血脑屏障暂时开放，导致已与白蛋白联结的胆红素进入脑组织，从而加重胆红素脑病。

（四）心理护理

注意向患儿家长讲解胆红素脑病可能导致的后遗症，以引起家长的重视；理解患儿家长心情，积极与他们沟通，向他们介绍本病的相关知识，努力缓解患儿家长紧张、焦虑的情绪。

（五）健康教育

黄疸是新生儿期最常见的症状，既可以是生理现象，又可以是多种疾病的一种表现，应向家长介绍进行初步判断的方法，耐心解答家长提出的问题，向家长解释患儿的病情、治疗效果及可能出现的预后。对曾因新生儿溶血病有过死胎、流产史的家庭，应做好产前咨询及孕妇保健。对可能留有后遗症的患儿，要提醒家长早期进行功能锻炼。

【护理评价】

1. 患儿黄疸是否消退，是否发生胆红素脑病等并发症。

2. 家长是否了解本病的相关知识，给予患儿正确的照顾。

第十节　新生儿寒冷损伤综合征

案例思考 4-8

若该女婴出生后 4 天,因体温过低,皮肤硬肿入院。体温未能测出,呼吸 38 次 / 分,心率 108 次 / 分,体格检查发现其双大腿外侧、双小腿皮肤有硬肿。

请结合本节学习,思考回答:

1. 该患儿目前存在的主要护理问题有哪些?

2. 该患儿应采取护理措施?

　　新生儿寒冷损伤综合征(neonatal cold injury syndrome)简称新生儿冷伤,主要由受寒引起,其临床特征为低体温和多器官功能损伤,严重者出现皮肤和皮下脂肪变硬和水肿,此时又称新生儿硬肿症,本病是引起新生儿死亡的重要原因之一。

【病因和发病机制】

寒冷、早产、感染和窒息为主要原因。

　　1. 内因　新生儿尤其是早产儿易发生低体温和皮肤硬肿,原因较多:①体温调节中枢发育不成熟。②体表面积相对较大、皮下脂肪少、血流丰富,易于散热。③体内储存热量少,寒冷应激时易于耗竭,早产儿、低出生体重儿尤甚。④主要以棕色脂肪的化学产热方式为主,缺乏寒战反应等物理产热方式,早产儿棕色脂肪储存少,代偿产热能力更差。⑤新生儿皮下脂肪的饱和脂肪酸含量高,由于其熔点高,在低体温时易于凝固而出现皮肤硬肿。

　　2. 外因　当寒冷、严重感染、缺氧、心力衰竭和休克时,由于热量摄入不足,消耗增加,体温不能维持正常,而缺氧、酸中毒又使能源物质的氧化产能发生障碍,故产热能力不足,易致低体温和皮肤硬肿。

　　3. 寒冷损伤　低体温可引起外周小血管收缩,皮肤血流量减少,局部血液循环淤滞,引起组织缺氧和代谢性酸中毒,导致毛细血管壁渗透性增加,出现水肿,血容量减少,进一步引起心功能低下表现,严重者发生休克、弥散性血管内凝血(DIC)和肺出血,以及多器官功能损害。

【临床表现】

　　本病一般多发生在冬、春寒冷季节或重症感染时,以出生 3 日内或早产儿多见。病初表现为体温降低、吸吮差或拒乳、哭声弱等症状;病情加重会发生皮肤硬肿和多器官功能障碍。

　　1. 低体温　温度常低于 35℃,重者低于 30℃,腋 - 肛温差(T_{A-R})由正值变为负值。

　　2. 皮肤硬肿　硬肿常呈对称性,按压皮肤有橡皮样感觉,皮肤发硬、发冷,水肿,皮肤颜色呈暗红色或青紫色,水肿者指压有凹陷,硬肿发生顺序依次为:小腿→大腿外侧→双下肢→臀部→面颊→上肢→全身。严重硬肿可妨碍关节活动,胸部受累可致呼吸困难。

　　3. 多器官功能损害　早期心率减慢,微循环障碍,严重时可出现休克、弥散性血管内凝血(DIC)、急性肾功能衰竭和肺出血等多器官功能衰竭表现。

　　4. 病情分度(表 4-6)

表 4-6　新生儿寒冷损伤综合征病情分度

分度	肛温	腋 - 肛温差（T_{A-R}）	硬肿范围
轻度	≥ 35℃	> 0	< 20%
中度	< 35℃	≤ 0	25% ～ 50%
重度	< 30℃	< 0	> 50%

【治疗原则】

1. 复温　是低体温患儿治疗的关键。复温原则是逐步复温，循序渐进。

2. 支持疗法　供给足够的热量有助于复温和维持正常体温，根据患者情况选择经口喂养或静脉营养，但应注意严格控制输液量及速度。

3. 合理用药，对症治疗　有感染者选用抗生素；对心力衰竭、休克、凝血功能障碍、DIC、肾衰竭和肺出血等，应给予相应治疗。

 课堂讨论：

2 床，女婴，生后 7 天因体温过低，皮肤硬肿入院，护士在巡视病房时发现患儿出现面色变紫，呼吸增快，呼吸 60 次 / 分，心率 150 次 / 分，肺部啰音增多。

请讨论：

1. 该患儿发生了什么情况？

2. 如何进行急救护理？

【护理评估】

（一）健康史

了解患儿胎龄、出生体重、分娩方式、保暖及喂养情况；有无窒息史、感染史等，体温改变、皮肤硬肿发生情况，有无拒乳、不哭、少尿等。

（二）身心状况

1. 症状评估　观察患儿的反应是否低下，了解皮肤硬肿发生的部位、范围，有无其他器官功能受损表现，判断硬肿程度。

2. 护理体检　包括体温、脉搏、呼吸、心率、尿量、皮肤颜色、硬肿范围及程度。

3. 心理 - 社会状况　评估家长对本病病因、预后、护理等知识及患儿病情的了解程度，评估家长的心理状况、家庭经济状况及居住环境等。

（三）辅助检查结果

1. 血气分析、血糖、电解质、肾功能等。

2. 凝血酶原时间、凝血时间、纤维蛋白原检测、血小板检测等。

3. 心电图、胸部 X 线摄片。

【护理诊断】

1. 体温过低　与体温调节功能不足、保暖不当、感染等因素有关。

2. 皮肤的完整性受损　与皮肤硬化、水肿等有关。

3. 营养失调：低于机体需要量　与吸吮无力、热量摄入不足等有关。

4. 有感染的危险　与免疫力低下有关。

5. 潜在并发症：肺出血、DIC 等。

6. 知识缺乏：家长缺乏正确保暖和育儿知识。

【护理目标】

1. 患儿体温在 12 ～ 24 小时内恢复正常。

2. 患儿皮肤硬肿逐渐消失。

3. 患儿获得所需的能量，体重开始增长。

4. 患儿住院期间不继发感染和发生并发症。

5. 家长了解该疾病的相关知识，能正确采取保暖措施，正确喂养和护理患儿。

【护理措施】

(一) 生活护理

1. 保证能量和液体供给　能吸吮的患儿可经口喂养，吸吮无力者用滴管、鼻饲或静脉营养。热量供给从每日 209kJ (50kcal)/kg 开始，逐渐增至 418 ～ 502kJ (100 ～ 120kcal)/kg。液体量按 60 ～ 80ml/kg 给予，应严格控制补液速度，以防止输液速度过快引起心力衰竭和肺出血。

2. 环境　设立新生儿专科病房，保持室内整洁、空气流畅、温度和湿度适宜。

(二) 病情观察

观察生命体征、尿量、硬肿范围及程度、有无出血征象等，详细记录温箱温度、摄入的热量和液体量等。对心力衰竭、休克、凝血障碍、弥散性血管内凝血、肾功能衰竭和肺出血等，应给与相应护理。备好必要的抢救药物和设备 (氧气、吸引器、复苏囊等)，纠正器官功能紊乱，一旦发生病情突变，能分秒必争组织有效的抢救；如发现患儿出现面色突然青紫、呼吸增快、肺部啰音增多，要考虑肺出血，应立即将患儿头偏向一侧，保持呼吸道通畅，及时向医生汇报，积极抢救。

(三) 治疗配合

1. 复温

(1) 轻、中度 (肛温＞30℃，T_{A-R} ≥ 0℃) 患儿：提示棕色脂肪产热较好，可通过减少散热使体温回升。直接将患儿置于预热至 30℃温箱中，每小时监测肛温 1 次，根据患儿体温恢复情况调节温箱温度在 30 ～ 34℃之间。一般在 6 ～ 12 小时内恢复正常体温。

(2) 重度 (肛温＜30℃，多数 T_{A-R} ＜ 0℃) 患儿：提示棕色脂肪耗尽，或靠棕色脂肪自身产热难以恢复正常体温，且易造成多器官损害，应将患儿置于比体温高 1 ～ 2℃的温箱中开始复温，以后每 1 小时监测肛温、腋温 1 次，并每小时提高箱温 0.5 ～ 1℃ (箱温小于 34℃)，在 12 ～ 24 小时内恢复正常体温。

无条件者可采用温水浴、热水袋、热炕、电热毯或成人怀抱等方式保暖复温，但应防止烫伤。

2. 预防感染　严格遵守消毒隔离制度及无菌操作规范，注意温箱、气管插管和呼吸机等的清洁消毒。加强皮肤护理，经常更换体位，防止皮肤破损、坠积性肺炎；尽量避免肌内注射，防止由于吸收不良或皮肤破损引起感染。遵医嘱使用抗生素控制感染，密切观察药物副作用。

(四) 健康教育

做好围生期保健，宣传预防新生儿寒冷损伤综合征的知识，避免早产、窒息和感染等诱发寒冷损伤的诱因。指导家长家庭简易的保暖方法,正确的喂养和护理患儿,鼓励尽早开始喂养,保证充足的热量供应。

【护理评价】

1. 患儿体温是否恢复正常。

2. 患儿硬肿是否消退,有无继发感染和并发症的出现。

3. 患儿营养摄入是否良好,体重增加。

4. 家长是否了解患儿病情,是否掌握本病的预防要点。

第十一节　新生儿低血糖

案例思考 4-9

该患儿生后 4 天出现口鼻周发绀明显,易惊明显,四肢肌张力略高,患儿反应差,血糖 2.0mmol/L。

请结合本节学习,思考回答:

1. 患儿目前主要的护理问题是什么?

2. 列出主要的护理措施?

新生儿低血糖症(neonatal hypoglycemia)一般指足月儿出生 3 天内全血血糖 < 1.67mmol/L(30mg/dl),3 天后 < 2.2mmol/L(40mg/dl);低体重儿出生 3 天内 < 1.1mmol/L(20mg/dl),1 周后 < 2.2mmol/L(40mg/dl)。目前认为凡全血血糖 < 2.2mmol/L(40mg/dl)即诊断为新生儿低血糖。本症足月儿发生率为 1%～5%,低出生体重儿可达 15%～25%,窒息新生儿为 20%～30%。

【病因】

1. 葡萄糖生成过少和需要量增加　①早产儿、小于胎龄儿,主要与肝糖原、脂肪、蛋白贮存不足和糖原异生功能低下有关。②败血症、寒冷损伤、先天性心脏病,主要与能量摄入不足,代谢率高,糖的需要量增加,糖原异生作用低下有关。③先天性内分泌和代谢缺陷病常出现持续顽固的低血糖。

2. 葡萄糖消耗增加　多见于糖尿病母亲婴儿、Rh 溶血病、Beckwith 综合征、窒息缺氧及婴儿胰岛细胞增生症等,均由高胰岛素血症所致。

【临床表现】

症状常不典型或无症状,以无症状性低血糖者多见,少数出现症状者以非特异性症状为主,表现为:

1. 典型症状　多发生在生后数小时至 1 周,表现为反应差或烦躁、喂养困难、哭声异常、肌张力低、激惹、惊厥、呼吸暂停等。经补充糖后症状消失,血糖恢复正常。低血糖症多为暂时的,如反复发作需考虑糖原累积症、先天性垂体功能不全等。

2. 不典型症状　也有表现激惹、嗜睡、拒乳、震颤、呼吸暂停、阵发性青紫、昏迷、眼球异常转动、心动过速,有时多汗、面色苍白和体温不升,兴奋和惊厥,以微小型和局限型惊厥为多见。

3. 无症状性低血糖　尤其早产儿多见。无症状或无特异性症状,表现为:哭声弱、拒乳、肌张力低下、面色苍白、低体温、呼吸不整、暂停、发绀等,严重者出现震颤、惊厥、昏迷等,发病在出生后 1 ～ 2 天居多,结合血糖监测可作诊断。

【治疗原则】

无症状低血糖可给予进食葡萄糖,如无效改为静脉输注葡萄糖。对有症状患儿都应静脉输注葡萄糖。对持续或反复低血糖者除静脉输注葡萄糖外,结合病情给予氢化可的松静脉滴注,胰高糖素肌内注射或泼尼松口服。

课堂讨论:

新生儿男,生后 1.5 小时,系第一胎第一产,35 周剖宫产,其母妊娠糖尿病,目前无乳汁分泌。

请讨论:

1. 为了预防其发生新生儿低血糖,此时应采取什么措施?

2. 如果没有及时喂乳后果怎样?

【护理评估】

(一)健康史

了解患儿的出生史,有无败血症、寒冷损伤、先天性心脏病等。有无导致葡萄糖消耗增加的疾病,如 Rh 溶血病、Beckwith 综合征、窒息缺氧及婴儿胰岛细胞增生症等。

(二)身心状况

1. 症状评估　重点询问有无反应低下,拒乳,体温不升,呼吸暂停,震颤或惊跳、兴奋、呼吸暂停等症状,患儿皮肤有无阵发性青紫,患儿是否嗜睡、昏迷、惊厥、出汗等。

2. 护理体检　包括体温、脉搏、呼吸和神志等,测血糖;观察患儿吃奶、哭声、肌张力及抽搐情况;监测患儿缺氧程度;了解患儿体重变化。

3. 心理 - 社会状况　了解父母的育儿知识水平以及对疾病性质、发展、预后及防治知识的认知程度。评估家长是否因不了解疾病的相关知识而产生焦虑,家庭经济状况及居住环境等。

(三)辅助检查

常用微量纸片法测定血糖,异常者采静脉血测定血糖以明确诊断,血糖测定是确诊和早期发现本病的主要手段。对可能发生低血糖者可在生后进行持续血糖监测。对持续顽固性低血糖者,进一步作血胰岛素、胰高糖素、T_4、TSH、生长激素及皮质醇等检查,以明确是否患有先天性内分泌疾病或代谢性缺陷病。

【常见护理诊断 / 问题】

1. 营养失调:低于机体需要量　与摄入不足、消耗增加有关。

2. 潜在并发症:呼吸暂停。

【护理目标】

1. 患儿营养摄入达到患儿的需要量。

2. 患儿住院期间不发生呼吸暂停等并发症。

3. 家长配合治疗及护理,对康复有信心。

【护理措施】

（一）生活护理

1. 喂养   生后能进食者尽早喂养,根据病情给予 10% 葡萄糖或吸吮母乳。早产儿或窒息儿尽快建立静脉通路,保证葡萄糖输入。

2. 环境   加强保暖,保持正常体温,减少能量消耗是防治新生儿低血糖的重要措施。新生儿病室室温应保持在 24 ～ 26℃,相对湿度 50% ～ 60%,减少家属探视时间,保证空气的流通和新鲜。根据患儿体重、体温情况,可给予热水袋或温箱保暖,使新生儿体温维持在 36 ～ 37℃。

（二）病情观察

1. 定时监测患儿生命体征,密切观察患儿神志、肌张力、哭声、肤色、吃奶、大小便和睡眠状况。如发现异常情况如呼吸暂停,应立即给予拍背、弹足底等初步处理,并及时报告医生。

2. 定期监测血糖。

（三）治疗配合

静脉输注葡萄糖时及时调整输注量和速度,用输液泵控制并每小时观察记录 1 次,防止治疗过程中发生医源性高血糖症。

（四）健康教育

本病常无特异性表现,然而葡萄糖是新生儿脑细胞能量的唯一来源,当血糖过低,持续时间过久,可导致严重后遗症。因此,患儿出院后家长应密切观察患儿的异常表现,尤其对反复发作低血糖者,及时发现及时就诊。

【护理评价】

1. 患儿营养摄入是否达到需要量。

2. 患儿是否出现并发症

3. 家长是否掌握疾病的预防知识,能否配合治疗和护理。

第十二节   新生儿低血钙

案例思考 4-10

辅助检查该患儿血清总钙 1.6mmol/L。

请结合合本节学习,思考回答:

1. 该患儿存在什么危险?

2. 应如何为患儿家长进行健康教育?

新生儿低血钙(neonatal hypocalcemia)是新生儿惊厥的常见原因之一,主要与暂时的生理性甲状旁腺功能低下有关。血清总钙低于 1.8mmol/L(7.0mg/dl)或游离钙低于 0.9mmol/L(3.5mg/dl)即为低血钙。

【病因】

（一）早期低血钙

是指发生于生后 3 天内,多见于早产儿、小于胎龄儿、糖尿病及母亲妊娠高血压疾病所生的婴儿。因妊娠后期血钙经胎盘输入胎儿的量增加,胎儿轻度高钙血症使甲状旁腺受到抑制,血中甲状旁腺激素降低而导致低血钙。

（二）晚期低血钙

是指发生于出生3天后,高峰在第一周末,多见于牛乳喂养的足月儿。主要是由于牛乳中磷含量高,钙磷比例不适宜,不利于钙的吸收所致。同时新生儿肾小球对磷的重吸收能力较强,导致血磷过高、血钙沉积于骨,发生低血钙。

（三）先天性永久性甲状旁腺功能不全

是由于新生儿甲状旁腺先天缺如或发育不全所致,为X-连锁隐性遗传。具有持久的甲状旁腺功能低下和高磷酸盐血症。常合并胸腺缺如、免疫缺陷、小颌畸形和主动脉弓异常,称DiGeorge综合征。

【临床表现】

症状可轻重不同,主要为神经肌肉兴奋性增高症状,表现为易惊、肌肉抽动及震颤、手足搐搦,可有惊跳及惊厥等,严重者可出现呼吸暂停、喉痉挛。早产儿生后3天内易出现血钙降低,通常无明显体征,常表现为屏气、呼吸暂停、青紫,严重者可发生猝死,可能与其发育不完善、血浆蛋白低和酸中毒时血清游离钙相对较高等有关。

【治疗原则】

静脉或口服补钙。晚期低血钙患儿应给与母乳或配方乳。甲状旁腺功能不全者除补钙外,加服维生素D。

课堂讨论：

新生儿,男,第一胎第一产,34周早产,母亲妊娠高血压,生后6天护士发现患儿烦躁不安,出现肌肉抽动,实验室检查:血清总钙1.7mmol/L,诊断为新生儿低钙血症。

请讨论：

1. 该患儿目前主要的护理问题是什么?
2. 为该患儿补钙时有哪些注意事项?

【护理评估】

（一）健康史

了解患儿出生史,是否早产,母亲是否有妊娠高血压疾病、有无产前出血。患儿有无新生儿窒息、颅内出血、胎粪吸入、新生儿呼吸窘迫综合征等各种新生儿缺血缺氧等疾病。

（二）身心状况

1. 症状评估 观察患儿有无神经肌肉兴奋性增高症状,有无易惊、震颤、手足搐搦、惊厥等,是否出现呼吸暂停、喉头痉挛。

2. 护理体检 重点检查患儿肌张力、腱反射、踝阵挛状况;了解患儿体重变化;了解患儿血磷、血钙、尿钙、心电图、X线胸片检查结果;了解母亲的血钙、磷和甲状旁腺激素浓度。

3. 心理-社会状况 评估家长对该病的相关知识的认知程度,是否存在无助和恐惧心理。了解家庭经济状况及居住环境。

（三）辅助检查

血钙和尿钙检查有助于诊断。血清总钙＜1.75mmol/L(7mg/dl)，血清游离钙＜0.9mmol/L(3.5mg/dl)，血清磷＞2.6mmol/L(8mg/dl)，碱性磷酸酶多正常。必要时还应检测母亲血钙、磷和PTH水平。心电图QT间期延长(早产儿＞0.2秒，足月儿＞0.19秒)提示低钙血症。

【常见护理诊断/问题】

1. 有窒息危险   与低血钙造成喉痉挛有关。

2. 知识缺乏(家长)：缺乏育儿知识。

【护理目标】

1. 患儿营养摄入满足生长发育需求。

2. 患儿不出现窒息。

3. 家长了解疾病防治及护理的相关知识。

【护理措施】

（一）病情观察

密切观察患儿，有无惊厥、喉头痉挛等，是否出现呼吸暂停。备好吸引器、氧气、气管插管、气管切开等急救物品，一旦发生喉痉挛等紧急情况，便于组织抢救。

（二）治疗配合

1. 遵医嘱补钙   10% 葡萄糖酸钙静注或静滴时均要用5%～10% 葡萄糖液稀释至少1倍，推注要缓慢，经稀释后药液推注速度＜1ml/min，并予心电监护，以免注入过快引起呕吐和心脏停搏及导致死亡等毒性反应。如心率＜80 次/分，应停用。

2. 静脉补钙整个过程应确保输液通畅，以免药物外溢而造成局部组织坏死。一旦发现药物外溢，应立即拔针停止注射，局部用25%～50% 硫酸镁湿敷。

3. 口服补钙时，应再两次喂奶之间给药，禁忌与牛奶搅拌在一起，影响钙吸收。

（三）健康教育

向家长介绍育儿知识，鼓励母乳喂养，多晒太阳。在不允许母乳喂养的情况下，应给予母乳化配方奶喂养，保证钙的摄入。牛奶喂养期间，指导父母学会给婴儿加服钙剂和维生素D。

【护理评价】

1. 患儿的生长和发育是否受到影响。

2. 患儿是否出现并发症。

3. 家长是否了解病情，掌握疾病的护理知识和预防方法。

（高秋珍   张玉玲   方淑蓉）

思与练

一、选择题

1. 新生儿，胎龄35 周，出生体重为2kg，按新生儿分类应属于
   A. 正常新生儿   B. 足月小样儿   C. 正常体重儿
   D. 低出生体重儿   E. 极低出生体重儿

2. 新生儿，20 日，张口时见上颚中线和牙龈切缘上有数个散在黄白色小斑点，考虑为

A. 鹅口疮 　　　　　　　B. 麻疹黏膜斑 　　　　　　　C. 上皮珠

D. 疱疹性口炎 　　　　　E. 疱疹性咽峡炎

3. 新生儿,5日,脐带已脱落,脐窝有少量渗液,为保持脐窝干燥,应选用

A. 安尔碘 　　　　　　　B. 75% 乙醇 　　　　　　　C. 0.5% 碘伏

D. 1% 甲紫 　　　　　　E. 3% 过氧化氢

4. 早产儿,2 小时,胎龄 34 周,生后频发呼吸暂停,医嘱给予吸氧,该患儿吸氧的时间最多**不宜超过**

A. 12 小时 　　　　　　B. 1 日 　　　　　　　　　C. 2 日

D. 3 日 　　　　　　　E. 5 日

5. 足月儿,1日,有窒息史,患儿惊厥频繁,拟诊为重度新生儿缺氧缺血性脑病。为控制患儿惊厥,首选的止惊剂是

A. 地西泮 　　　　　　B. 苯巴比妥 　　　　　　　C. 水合氯醛

D. 氯丙嗪 　　　　　　E. 异丙嗪

6. 新生儿颅内出血患儿的护理,下列**不正确**的是

A. 经常翻身,防止肺淤血 　　　　　　B. 保持安静,避免各种惊扰

C. 抬高头肩部,以减轻脑水肿 　　　　D. 注意保暖,必要时吸氧

E. 喂乳时卧在床上,不要抱起患儿

7. 新生儿败血症常合并

A. 肺炎 　　　　　　　B. 骨髓炎 　　　　　　　　C. 化脓性脑膜炎

D. 皮肤脓肿 　　　　　E. 肺出血

8. 新生儿败血症常见的感染途径是

A. 宫内感染 　　　　　B. 脐部感染 　　　　　　　C. 呼吸道感染

D. 羊水穿刺 　　　　　E. 胎膜早破

9. 新生儿肺透明膜病的病因是

A. 窒息 　　　　　　　B. 羊水吸入 　　　　　　　C. 胎粪吸入

D. 肺泡表面活性物质缺乏 　　E. 感染

10. 患儿,男,日龄 15 天,出生后诊断为颅内出血,经治疗后病情好转,留有后遗症,出院时护士应重点指导家长

A. 测量血压的方法 　　　　　　　B. 测量身长、体重、头围的方法

C. 服用铁剂预防贫血的方法 　　　D. 补充叶酸、维生素 B_{12} 的方法

E. 进行功能训练的智力开发的意义和方法

11. 下列**不属于**新生儿颅内出血观察的主要内容是

A. 神志状态 　　　　　B. 瞳孔大小 　　　　　　　C. 各种反射

D. 饮食情况 　　　　　E. 囟门状态

12. 新生儿呼吸窘迫综合征可以恢复正常的时间是

A. 生后 6 小时 　　　　B. 生后 12 小时 　　　　　C. 生后 24 小时

D. 生后 48 小时 　　　E. 生后 72 小时

13. 新生儿肺炎患儿,入院第二天,病情进一步进展,出现气急、发绀;心率增快,心音低钝,肝脏肿大。应考虑

A. 合并中毒性脑病 　　B. 合并脑膜炎 　　　　　　C. 合并气胸

D. 合并肺气肿 　　　　E. 合并心力衰竭

14. 新生儿出生后 24 小时内出现黄疸者是

A. 生理性黄疸 　　　　B. 新生儿肝炎 　　　　　　C. 新生儿溶血症

D. 新生儿败血症 　　　E. 新生儿颅内出血

15. 新生儿黄疸采用蓝光照射的目的是
   A. 增强肝脏内葡萄糖醛酸转移酶的活性   B. 促进未结合胆红素向结合胆红素的转变
   C. 防止红细胞的继续破坏溶解   D. 促进血浆蛋白与胆红结合
   E. 增强肝脏对胆红素的摄取的能力

16. 关于生理性黄疸描述**错误**的是
   A. 生后 2 ～ 3 天开始出现   B. 表现为食欲下降,哭声低弱
   C. 一般 7 ～ 14 天自然消退   D. 早产儿可延迟至 3 周消退
   E. 血清胆红素浓度 < 221 μ mol/L

17. 新生儿寒冷损伤综合征,皮肤硬肿首先出现于
   A. 受压部位   B. 臀部   C. 面部
   D. 大、小腿外侧   E. 腹部

18. 某新生儿确诊为低钙血症,医嘱:静脉注射 10% 葡萄糖酸钙,护士要注意观察的是
   A. 防止心动过缓,保持心率 > 30 次 / 分   B. 防止心动过缓,保持心率 > 90 次 / 分
   C. 防止心动过缓,保持心率 > 100 次 / 分   D. 防止心动过速,保持心率 < 80 次 / 分
   E. 防止心动过速,保持心率 < 100 次 / 分

19. 某妊娠合并糖尿病产妇,孕期无其他合并症,于妊娠 39 周剖宫产一健康男婴,对于该新生儿应重点监测的内容是
   A. 大小便   B. 体重   C. 黄疸
   D. 血糖   E. 体温

20. 患儿男,孕 32 周早产。体重 1450g,体温不升,呼吸 50 次 / 分,血氧饱和度 95%,胎脂较多。护士首先应采取的护理措施是
   A. 将患儿置于暖箱中   B. 给予鼻导管低流量吸氧
   C. 立即擦净胎脂   D. 接种卡介苗
   E 立即向患儿家长进行入院宣教

21. 新生儿女,胎龄 35 周,生后第 1 天,基本情况可。其母尚无乳汁分泌。为预防新生儿低血糖,护理措施重点是
   A. 可试喂米汤   B. 及时喂葡萄糖水
   C. 应果断进行人工喂养   D. 配合进行静脉输注葡萄糖液
   E. 等待母亲乳汁开始分泌再开奶,坚持母乳喂养

(22 ～ 24 题共用题干)
患儿,出生时皮肤苍白,心率 40 次 / 分,无呼吸,四肢略屈曲,弹足底无反应。

22. 患儿 Apgar 评分为
   A. 0 分   B. 1 分   C. 2 分
   D. 3 分   E. 4 分

23. 其窒息程度为
   A. 无窒息   B. 轻度窒息   C. 中度窒息
   D. 重度窒息   E. 极重度窒息

24. 首要的处理是
   A. 输血   B. 窒息复苏   C. 补充钙剂
   D. 肌注地西泮   E. 静滴白蛋白

(25 ～ 26 题共用题干)
患儿,男,日龄 5 天,足月顺产,生后第 3 天出现黄疸,逐渐加重,伴体温不升,不吃、不哭、不动,体检:精神

萎靡,重度黄染,心肺检查无明显异常,肝肋下 2.5cm,脾肋下 1cm,脐部少许脓性分泌物。

25. 初步诊断最可能为
    A. 新生儿肺炎   B. 新生儿肝炎   C. 新生儿败血症
    D. 生理性黄疸   E. 新生儿溶血症

26. 护理措施中,**不必要**的是
    A. 维持体温稳定   B. 防止交互感染   C. 保证营养供给
    D. 清除局部感染灶   E. 遵医嘱使用利尿剂

(27 ～ 28 题共用题干)

新生儿,男,生后 3 天。皮肤、巩膜出现黄染,精神、食欲尚好,大便黄色糊状,查血清胆红素浓度 128umol/L,血常规无异常,小儿血型为 O 型,其母为 B 型。

27. 该男婴最可能是
    A. 溶血性黄疸   B. 阻塞性黄疸   C. 先天性黄疸
    D. 肝细胞性黄疸   E. 生理性黄疸

28. 此时最佳的处理措施是
    A. 给予肝酶诱导剂   B. 立即蓝光照射   C. 观察黄疸变化
    D. 给保肝药物   E. 输清蛋白

二、思考题

1. 孕妇,36 周,胎心监测时发现胎心率 80 次 / 分,急行剖宫产,胎儿娩出时见脐绕颈 3 周,无自主呼吸,即行心肺复苏,1 分钟 Apgar 评分 3 分,5 分钟 Apgar 评分 8 分。转入新生儿病房。

体格检查:患儿呈昏迷状,偶见面部及四肢抽动,前囟紧张。

拟诊断为新生儿缺氧缺血性脑病。

请问:

(1)责任护士应如何对该患儿进行护理评估?

(2)为进一步明确病变,首选的检查项目是什么?

(3)该患儿主要护理措施是什么?

2. 患儿,生后 10 小时。系 33 周早产,出生体重 1500g,出生后无窒息,哭声可,约 4 小时后开始出现呼吸困难,并进行性加重,呻吟、鼻翼扇动,吸气时胸廓凹陷,呼吸不规则有暂停,双肺呼吸音低。胃液震荡试验(－),X 线检查呈现毛玻璃样改变,两肺透亮度减低,可见均匀颗粒状阴影。

请问:

(1)如何对患儿进行护理评估?

(2)该患儿目前的主要护理问题有哪些?

(3)该患儿的主要护理措施是什么?

第五章

营养障碍性疾病患儿的护理

学习目标

1. 掌握小儿营养不良、维生素 D 缺乏性佝偻病、维生素 D 缺乏性手足抽搦症临床表现、护理评估和护理措施。
2. 熟悉营养不良、维生素 D 缺乏性佝偻病、维生素 D 缺乏性手足抽搦症的治疗原则、护理诊断、预期目标、护理评价。
3. 了解营养不良、维生素 D 缺乏性佝偻病、维生素 D 缺乏性手足抽搦症的概念、病因。
4. 能对营养紊乱患儿进行整体护理。
5. 在护理工作中具有爱心、细心、热心和诚心,能体谅患儿及家长心情。

案例导入与分析

案 例

患儿,男,11 个月,因哭闹,多汗,易惊 2 个月,手足抽搐 2 次来院就诊。入院前 2 个月家长发现患儿经常无诱因哭闹,夜间惊醒,常摇头擦枕,至今不能站立。患儿系人工喂养,未添加辅食。前天、昨天晒太阳后突然发生手足抽搐,发作时手腕弯曲,足呈"芭蕾舞足"。

查体:T36.8℃,P110 次 / 分,R32 次 / 分,体重 7.2kg,身高 68cm,表情淡漠,面色苍白,消瘦。前囟 2cm×2cm,枕秃,轻度方颅、乳牙未出。心肺无异常,肋骨串珠。腹软,腹部皮下脂肪 0.3cm,肝右肋下 2cm。四肢肌张力正常。

辅助检查:血钙 1.9mmol/L,钙磷乘积 25,碱性磷酸酶增高。腕部 X 线检查:钙化带消失,骨骺端增宽,骨密度降低。

第一节　蛋白质 - 能量营养障碍

一、蛋白质 - 能量营养不良

案例思考 5-1

请结合本节学习,思考回答:
1. 本案例患儿营养状况是否正常?
2. 本案例患儿主要存在的护理问题是什么?

蛋白质 - 能量营养不良(protein-energy malnutrition)是由于缺乏能量和(或)蛋白质所致的一种慢性营养缺乏症。临床上以体重减轻、皮下脂肪减少和皮下水肿为特征,常伴有各器官系统的功能紊乱。在我国目前以轻、中度营养不良常见,主要见于 3 岁以下的婴幼儿。临床上常见三种类型:①消瘦型:以能量供给不足为主。②水肿型:以蛋白质供给不足为主。③消瘦 - 水肿型:能量、蛋白质都供给不足。

【病因】

1. 摄入不足　我国小儿营养不良主要原因是喂养不当,如母乳不足而未及时添加其他富含蛋白质食品;奶粉配制过稀;未及时添加辅食而骤然断奶;长期以淀粉类食品(如谷类)为主食;幼儿偏食、挑食、吃零食等。

2. 消化吸收不良　多由消化系统疾病和先天畸形引起,如慢性腹泻、肠吸收不良综合征、唇裂、腭裂、幽门狭窄、先天性巨结肠等。

3. 需要量增加　急、慢性传染病(如麻疹、结核等)后的恢复期,多胎早产等因需要量增加而造成营养相对缺乏;大量蛋白尿、甲亢、长期发热、恶性肿瘤等因消耗量增加而造成营养不足。

【临床表现】

1. 体重改变　体重不增是营养不良患儿最早出现的症状,继之体重下降。

2. 皮下脂肪变薄　首先是腹部,其次为躯干、臀部、四肢,最后为面颊。严重者皮下脂肪消失,酷似"老人"状。皮下脂肪层厚度是判断营养不良程度重要指标之一。

3. 其他　营养不良初期身高不受影响,但随着病情加重,身高亦明显低于同龄儿。轻度营养不良精神状态正常,重者可出现精神萎靡、反应差、体温偏低、脉细无力、智力发育迟缓等。部分患儿血浆清蛋白明显降低而出现水肿。不同程度营养不良的临床表现(表 5-1)。

表 5-1　营养不良分度

	Ⅰ度(轻度)	Ⅱ度(中度)	Ⅲ度(重度)
体重低于正常均值	15%～25%	25%～40%	＞40%
腹部皮褶厚度	0.8～0.4cm	＜0.4cm	消失
身高(身长)	正常	低于正常	明显低于正常
消瘦	不明显	明显	皮包骨样

续表

	Ⅰ度(轻度)	Ⅱ度(中度)	Ⅲ度(重度)
皮肤	干燥	干燥、苍白	苍白、干皱、无弹性
肌张力	正常	降低、肌肉松弛	肌肉萎缩
精神状态	正常	烦躁不安	萎靡、抑制与烦躁交替

根据患儿体重减少及身高情况,将营养不良分为三种类型:

(1)体重低下型:患儿体重低于同年龄、同性别参照人群值的均数减 2 个标准差。

(2)生长迟缓型:患儿身高低于同年龄、同性别参照人群值的均数减 2 个标准差。

(3)消瘦型:患儿体重低于同身高、同性别参照人群值的均数减 2 个标准差。

4. 并发症　最常见的并发症为营养性缺铁性贫血,也可有各种维生素和微量元素缺乏(以维生素 A 和锌缺乏常见)、自发性低血糖及各种感染性疾病等。

【治疗原则】

早发现、早治疗,采取综合性治疗措施,包括去除病因、调整饮食、积极处理各种并发症、促进消化功能恢复。

课堂讨论:

　　小王是 6 床患儿的责任护士,早晨 6 点巡视病房时发现患儿神志不清、面色苍白、出冷汗、脉搏细弱、血压下降。患儿因食欲差、消瘦,以"营养不良"收入院,已经治疗 2 天。

　　请讨论:

　　1.患儿突然发生病情变化的原因是什么?

　　2.责任护士应该如何对患儿护理措施?

【护理评估】

(一)健康史

评估患儿喂养史、饮食习惯;评估患儿是否为早产、双胎或多胎,出生后体重增长等发育情况;评估是否存在消化系统疾病、传染病、消耗性疾病及先天性畸形。

(二)身体状况

1. 症状评估　了解患儿体重不增或体重开始下降的时间,询问患儿有无面色苍白、烦躁不安、精神萎靡等。

2. 护理体检　测量患儿体重、身高、皮下脂肪厚度并与同年龄、同性别健康小儿正常标准相比较,判断有无营养不良及其程度并进行分型;检查患儿有无精神改变、肌张力情况、皮肤色泽改变等。

3. 心理 - 社会状况　评估父母育儿知识水平及患儿的心理个性发育情况,评估患儿家庭经济状况以及家长角色是否称职,评估家长对疾病认识程度。

(三)辅助检查

血清白蛋白浓度降低是最突出的改变,但其半衰期较长故不够灵敏;胰岛素样生长因子水平降低,是诊断营养不良的较敏感指标;血清中多种血清酶活性降低;血糖、胆固醇、各种电解质、维生素及微量元素均可下降,生长激素水平升高。

【常见护理诊断/问题】

1. 营养失调:低于机体需要量　与能量、蛋白质等缺乏有关。

2. 有感染的危险　与机体免疫力低下有关。

3. 生长发展迟缓　与营养物质缺乏,不能满足生长发育的需要有关。

【护理目标】

患儿体重逐渐增加,体重、身高等体格发育指标能达到同龄儿水平。

患儿不发生感染、低血糖等并发症或发生时被及时发现并得到及时处理。

家长能说出导致营养不良的原因,正确选择食品,合理喂养小儿。

【护理措施】

(一)生活护理

1. 环境管理　保持室内空气清新,环境舒适卫生。

2. 饮食管理　根据营养不良患儿实际消化吸收能力,逐步调整饮食的量和内容。调整原则是由少到多、由稀到稠、循序渐进、逐渐补充,直至恢复正常。

(1)能量供给:①轻度营养不良患儿,开始每日可供给热量250~330kJ(60~80kcal)/kg,以后逐渐增加。②中、重度营养不良患儿,热量从每日165~230kJ(40~55kcal)/kg开始,逐步增加。③所有营养不良患儿,若消化吸收能力较好,热量可逐渐增加到每日500~710kJ(120~170kcal)/kg,并根据实际体重计算热量,待体重接近正常后,恢复供给正常生理需要量。母乳喂养儿可根据患儿的食欲按需哺乳;人工喂养儿可先给予稀释牛奶,少量多次喂哺,适应后逐渐增加奶量和浓度。

(2)营养元素供给:蛋白质摄入量从每日1.5~2.0g/kg开始,逐渐增加到3.0~4.5g/kg,若过早给予高蛋白食物,可引起腹胀和肝脏大。食物中应含有丰富的维生素和微量元素。

(3)注意喂养方法:对食欲差、吞咽困难、吸吮力弱的患儿,应耐心、细心地喂哺,防止呕吐,必要时采用鼻饲喂养;病情严重或完全不能进食者,按医嘱选用葡萄糖、氨基酸、脂肪乳剂等静脉滴注;低蛋白水肿者可静脉输注白蛋白。

(二)病情观察

1. 贫血观察　观察患儿有无皮肤黏膜苍白、头晕、乏力等症状,一旦发现贫血,遵医嘱酌情补充造血物质及输入成分血。

2. 低血糖观察　重度营养不良患儿在夜间和清晨可出现自发性低血糖,表现为体温不升、面色苍白、出冷汗、脉弱、血压下降、神志不清、呼吸暂停等,一旦发现,应立即按医嘱静脉注射25%~50%的葡萄糖进行抢救。

3. 眼部症状观察　每日检查患儿双眼,观察有无角膜干燥、夜盲等症状,一旦出现可用生理盐水湿润角膜及涂抗生素眼膏,同时补充维生素A制剂。

4. 输液观察　在输液过程中应注意观察病情,输液速度宜慢,输液总量宜少,并注意电解质的补充,发现异常情况应及时报告,并做好抢救工作。

(三)治疗配合

按医嘱给予胃蛋白酶、胰酶、多酶片等以帮助消化。采取保护性隔离,避免交叉感染。保持皮肤清洁、干燥,防止皮肤破损,做好口腔护理。注意保暖,避免受凉。合理安排生活,保证患儿精神愉快和充足睡眠,及时纠正先天畸形,加强户外活动和体格锻炼,促进新陈代谢,利于生长发育。定期测量体重、身高及皮下脂肪厚度,以判断治疗效果。

（四）心理护理

耐心护理、多鼓励患儿，增加相互间情感沟通，增加其安全感并减轻恐惧心理。密切观察其情绪反应，鼓励表达自身感受。对患儿及家长给予解释和心理上支持，使其克服焦虑心理，以积极配合治疗及护理工作。向家属讲解小儿喂养方法，树立其信心。

（五）健康教育

介绍科学的育儿知识，大力提倡母乳喂养，指导各种喂养方法正确实施，及时添加辅食，纠正患儿不良的饮食及卫生习惯。合理安排生活作息制度，坚持户外活动，保证充足睡眠。按时进行预防接种，预防感染。对患有先天畸形患儿应及时手术治疗。做好生长发育监测，如发现体重增长缓慢或不增，应尽快查明原因，及时予以纠正。

【护理评价】

1. 患儿体重是否逐渐增加，体重、身高等体格发育指标是否能达到同龄儿的水平；

2. 患儿是否未发生感染、低血糖等并发症，发生时是否被及时发现并得到及时处理。

3. 家长能否说出导致营养不良的原因，正确选择食品，合理喂养小儿。

二、单纯性肥胖症

肥胖症（obesity）是由于能量摄入长期超过人体的消耗，导致体内脂肪蓄积，体重超过一定范围的一种营养障碍性疾病。体重超过同性别、同身高参考人群均值 20% 即称为肥胖。小儿单纯性肥胖在我国呈逐步增多趋势，目前约占 5% ～ 8%，肥胖不仅影响小儿健康，且小儿期肥胖可延续至成人，容易引起高血压、冠心病、糖尿病等疾病，故对本病的防治已引起社会和家庭的重视。

【病因】

1. **能量摄入过多**　长期过多摄入淀粉类、高脂肪食物，超过机体代谢需要，剩余的能量转化为脂肪储存体内。

2. **活动量过少**　活动过少或缺乏适当体育锻炼是发生肥胖症的重要因素，即使摄入不多，也可引起肥胖，且肥胖小儿大多不爱运动，形成恶性循环。

3. **遗传因素**　肥胖具有高度遗传性。目前认为与多基因遗传有关。肥胖双亲的后代发生肥胖者高达 70% ～ 80%。

4. **其他**　进食过快、饱食中枢和饥饿中枢调节失衡以致多食；精神创伤、家庭溺爱等心理异常也可导致小儿进食过多而肥胖。

【临床表现】

肥胖可以发生于任何年龄，但最常见于婴儿期、5 ～ 6 岁和青春期。

1. **症状、体征**　患儿食欲旺盛，喜吃高脂肪食物或甜食。活动较少，运动时动作笨拙，常有疲劳感，用力时气短或腿痛。严重肥胖者由于脂肪的堆积限制了胸廓及膈肌的运动，导致肺通气不良，引起低氧血症、气促、发绀、红细胞增多、心脏扩大或心力衰竭甚至死亡，称肥胖 - 换氧不良综合征（Pickwickian syndrome）。体格检查可见患儿体态肥胖，皮下脂肪丰满但分布均匀，腹部膨隆下垂，重者可因皮下脂肪过多，使胸、腹、臀部及大腿皮肤出现白纹或紫纹。双下肢因负荷过重可致扁平足和膝外翻。女孩胸部脂肪堆积应与乳房发育相鉴别；男孩因大腿内侧和会阴部脂肪堆积，阴茎可隐匿在阴阜脂肪组织中而被误诊为阴茎发育不良。肥胖小儿性发育较早，导致最终身高略低于正常儿。

2. **分度**　以同性别、同身高正常小儿体重均值为标准，体重超过均值 10% ～ 19% 者为超重;体重超过 20% 即为肥胖;超过 20% ～ 29% 者为轻度肥胖;超过 30% ～ 49% 者为中度肥胖;超过 50% 者为重度肥胖。

【治疗原则】

采取控制饮食,适量运动,消除心理障碍,配合药物治疗的综合措施,以饮食疗法和运动疗法为最重要,药物及外科手术治疗均不宜用于小儿。

 课堂讨论:

　　患儿,男,4 岁,因"体重增长过快 2 年"来院就诊,小儿平时食量大,2 年前患儿食量明显增大,喜欢油腻食物和甜食,平时不喜欢运动,喜欢看电视。

　　请讨论:

　　1. 患儿体重增长过快的原因都有哪些?

　　2. 患儿目前需要观察的内容有哪些?

　　3. 首先要帮助患儿解决什么问题?

【护理评估】

（一）健康史

评估患儿饮食习惯、饮食量及活动情况,有无肥胖家族史,是否受到精神创伤,近期治疗史及其效果。

（二）身体状况

1. 症状评估　询问患儿是否有食欲旺盛,不喜欢活动或活动后有无易疲劳、气短、腿痛等。

2. 护理体检　评估患儿脂肪分布、外生殖器及智力发育情况,注意有无呼吸、心脏受累体征;测量患儿血压、体重、身高及皮下脂肪厚度。

3. 心理 - 社会状况　评估体形变化对患儿心理所造成的影响,患儿因体态肥胖,怕别人讥笑而不愿与其他小儿交往,常出现自卑、胆怯、孤独等心理障碍;评估家长对肥胖症病因及其危害的认知程度。

（三）辅助检查

肥胖患儿血清甘油三酯、胆固醇大多增高;常有高胰岛素血症,血生长激素水平减低,生长激素刺激试验的峰值也较正常儿为低。肝脏超声波检查常有脂肪肝。

【常见护理诊断 / 问题】

1. 营养失调:高于机体需要量　与能量摄入过多和(或)缺乏运动等有关。

2. 自我形象紊乱　与肥胖引起自身体形改变有关。

3. 社交障碍　与肥胖造成的心理障碍有关。

4. 知识缺乏:缺乏合理营养、运动知识。

【护理目标】

1. 患儿体内摄入热量低于理想体重所需要,体重减轻。

2. 患儿能正确认识肥胖引起的自身体形改变,能与其他小儿正常交往。

3. 患儿及家长能正确选择食品和适当增加运动。

【护理措施】

（一）生活护理

患儿每日摄入的热量应低于机体消耗的总热量，但必须满足其基本营养需要，多推荐低脂肪、低糖类和高蛋白饮食，鼓励多吃体积大、饱腹感明显而能量低的蔬菜类食品，如萝卜、青菜、黄瓜、番茄、苹果、柑橘、竹笋等。良好饮食习惯对减肥具有重要作用，故应少食多餐、细嚼慢咽，不吃夜宵和零食，避免晚餐过饱和进食油炸食品及甜食。适当增加运动量，控制体重。

（二）病情观察

观察并记录生命体征，测量身高、体重等数值，注意与所处年龄阶段的体格生长常用指标正常值进行比对。注意观察生长发育情况，发现异常及时通知医生。

（三）治疗配合

适当运动能使脂肪分解，减少胰岛素分泌，脂肪合成减少，蛋白质合成增加，减轻体重。肥胖小儿常因动作笨拙及活动后易疲劳而不愿运动，应鼓励患儿选择喜爱、有效又易于坚持的运动，如散步、慢跑、体操、踢球、游泳等，每天坚持运动至少 30 分钟，同时鼓励患儿通过走路上学和做家务等方式进行运动，运动量以运动后轻松愉快，不感到疲劳为原则。运动要循序渐进，持之以恒。

（四）心理护理

家长应引导患儿正确认识自身体态改变，帮助其树立信心，消除因肥胖带来的负面情绪，避免对患儿的形象及进食习惯经常指责而引起其精神紧张，鼓励并创造机会让患儿参与正常的社交活动。引导患儿参与制订饮食和运动计划，以提高他们坚持控制饮食和运动锻炼的兴趣。

（五）健康教育

向患儿家长说明肥胖是疾病，使其转变观念，认识到肥胖给患儿成年后带来的危害；向家长讲述科学喂养的知识，培养小儿良好饮食习惯，避免营养过剩；鼓励患儿树立信心，长期坚持饮食治疗，并创造条件增加活动量。

【护理评价】

1. 患儿摄入热量减少，体重减轻。

2. 患儿是否能正确认识肥胖引起的自身形体的改变，能与其他小儿正常交往。

3. 患儿及家长能否正确选择食品和适当增加运动。

第二节 维生素 D 缺乏性疾病

一、维生素 D 缺乏性佝偻病

案例思考 5-2

请结合本节学习，思考回答：

1. 本案例责任护士应如何对该患儿进行护理评估？

2. 如何给患儿制订合理的护理措施？

维生素 D 缺乏性佝偻病（rickets of vitamin D deficiency）是由于维生素 D 不足使钙、磷代谢失常,产生一种以骨骼病变为特征的慢性营养性疾病。主要见于 2 岁以下的婴幼儿,北方患病率高于南方,是我国小儿保健重点预防"四病"之一。近年来,随着卫生保健水平和人民生活水平的提高,其发病率逐年降低,病情也趋于减轻。

【维生素 D 的来源和生理功能】

1. 来源 ①皮肤的光照合成:是人类维生素 D 主要来源。人类皮肤中的 7- 脱氢胆固醇(维生素 D_3 原)经日光中紫外线照射后变为胆骨化醇即维生素 D_3。②食物中摄取:动物肝脏、蛋黄、鱼肝油、乳类等含维生素 D_3,酵母、植物油中含维生素 D_2。③母体 - 胎儿转运:胎儿可通过胎盘从母体获得维生素 D,胎儿体内 25-$(OH)D_3$ 的贮存可满足生后一段时间的生长需要,早期新生儿体内维生素 D 的量与母体维生素 D 的营养状况及胎龄有关。

维生素 D_3 和 D_2 均无生物活性,需经两次羟化作用后方能发挥生物效应,首先经血流到肝脏在 25- 羟化酶作用下转变为 25- 羟维生素 D[25-$(OH)D_3$],然后在肾脏中经过 1-a 羟化酶的作用,合成具有很强生物活性 1,25- 二羟维生素 D[1,25-$(OH)_2D_3$]。

2. 生理功能 ①促进小肠黏膜对钙、磷的吸收。②增加肾小管对磷的重吸收,减少尿中钙、磷的排出,提高血磷、血钙浓度。③促进成骨细胞的增殖和破骨细胞的分化,直接影响钙、磷在骨的沉积和重吸收。

【病因】

1. 日照不足 紫外线不能透过玻璃窗,小儿缺少户外活动,可使内源性维生素 D 不足。城市高大建筑可阻挡日光照射,大气污染如尘埃、烟雾可吸收部分紫外线,气候因素如冬季日照时间短,紫外线较弱,亦可影响内源性维生素 D 合成。

2. 生长发育快 婴儿生长发育迅速,尤其早产儿、多胎儿,所需维生素 D 多,故易发生佝偻病。但重度营养不良患儿生长缓慢,发生佝偻病较少。

3. 维生素 D 摄入不足 天然食物中含维生素 D 较少,即使纯母乳喂养,若不及时补充富含维生素 D 的辅食,也易患佝偻病。

4. 疾病与药物的影响 胃肠道、肝胆疾病影响维生素 D 的吸收;肝、肾严重损害可影响维生素 D 的羟化;长期服用抗惊厥药物可使维生素 D 加速分解为无活性的代谢产物;糖皮质激素可对抗维生素 D 对钙的转运作用。

【发病机制】

当维生素 D 缺乏时,肠道吸收钙磷减少,血中钙、磷水平降低,血钙降低刺激甲状旁腺分泌甲状旁腺素(PTH)增加,从而加速旧骨溶解,释放骨钙入血,以维持血钙正常或接近正常水平。但因 PTH 抑制肾小管对磷的重吸收而使尿磷排出增加,导致血磷降低,钙磷乘积降低,使骨样组织钙化受阻,成骨细胞代偿性增生,骨样组织堆积在骨骺软骨处,从而形成以骨骼病变为特征的一系列变化及生化异常(图 5-1)。

【临床表现】

多见于 3 个月～ 2 岁婴幼儿,主要表现为生长最快部位的骨骼改变、肌肉松弛和神经、精神症状,临床分为以下四期:

1. 初期(早期) 多见于 6 个月以内,特别是 3 个月以内小婴儿。以神经精神症状为主,表现为神经兴奋性增高,如易激惹、睡眠不安、烦躁、夜惊、多汗、枕秃等。

2. 激期(活动期) 除初期症状外,主要表现为骨骼改变和运动功能发育迟缓。

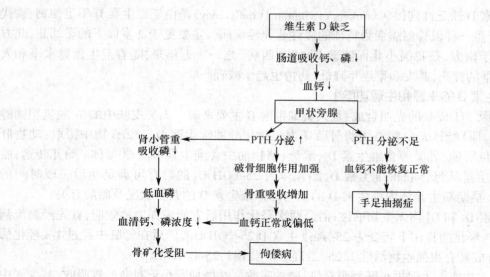

图 5-1　维生素 D 缺乏性佝偻病和手足搐搦症的发病机制

（1）骨骼改变：因患儿年龄不同而有不同的表现：①3～6 个月患儿可出现颅骨软化，重者用手指轻压枕骨或顶骨中央有乒乓球样感觉；7～8 个月患儿可出现方颅（图 5-2），严重者呈"鞍状"或"十字状"；前囟增宽及闭合延迟，重者可延迟至 2～3 岁才闭合；出牙延迟、牙釉质缺乏并易患龋齿。②1 岁左右患儿胸部可出现肋骨串珠、鸡胸、漏斗胸或肋膈沟（郝氏沟）（图 5-3）。③6 个月后腕、踝可形成钝圆形环状隆起的手镯（图 5-4）、足镯，1 岁左右患儿开始站立与行走后双下肢负重，下肢弯曲出现膝内翻（"O"形腿）（图 5-5）或膝外翻（"X"形腿）（图 5-6）。④患儿久坐或久站可因韧带松弛致脊柱弯曲，出现脊柱侧弯或后凸。

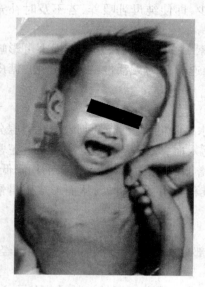

图 5-2　方颅

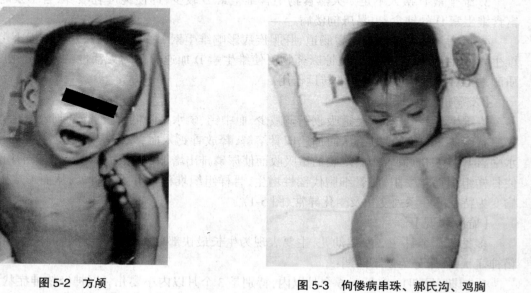

图 5-3　佝偻病串珠、郝氏沟、鸡胸

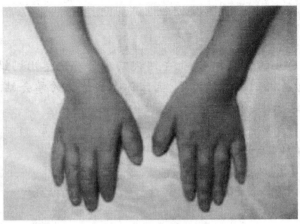

图 5-4　佝偻病手镯

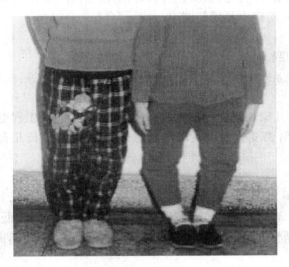

图 5-5　O 形腿

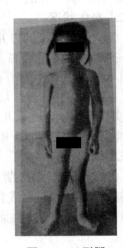

图 5-6　X 形腿

(2)运动功能发育迟缓:患儿全身肌肉松弛,肌张力低下,头颈软弱无力,抬头、坐、立、行等运动功能落后;腹部肌张力下降,出现膨隆如蛙腹。

3. 恢复期　经适当治疗后临床症状和体征减轻或接近消失。

4. 后遗症期　多见于 2 岁以后患儿。临床症状消失,仅留下不同程度的骨骼畸形。

【治疗原则】

治疗原则是控制病情活动,防止骨骼畸形。治疗以口服维生素 D 为主,一般剂量为每日 50 ～ 100μg(2000 ～ 4000IU)或 1,25-(OH)₂D₃ 0.5 ～ 2.0μg,视临床和 X 线骨片改善情况而定,1 个月后改预防量每日 10μg(400IU),不可长期大量服用,以免中毒。当重症佝偻病有并发症或无法口服者可一次肌内注射维生素 D 20 万～ 30 万 IU,2 ～ 3 个月后改为预防量。治疗 1 个月应复查效果,以排除抗维生素 D 佝偻病。后遗症期有骨骼畸形者可考虑矫形治疗。

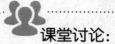
课堂讨论：

　　小李是 6 床患儿的责任护士，上午巡视病房时看见患儿妈妈在不断训练患儿站立，口里还叨唠着说别人都能站了，宝宝你也要快快的学会站立呀。患儿 1 岁，是因急性上呼吸道感染、维生素 D 缺乏性佝偻病收入院。

　　请讨论：

　　1. 患儿家长的做法是否正确，为什么？

　　2. 如何对患儿家长进行健康指导？

【护理评估】

（一）健康史

　　评估母亲孕期是否有维生素 D 缺乏情况、胎龄、胎次；评估患儿年龄、生活环境、生活习惯、饮食习惯、喂养方法等；评估患儿疾病史及用药情况。

（二）身体状况

　　1. 症状评估　询问患儿有无烦躁、睡眠不安、多汗等神经、精神症状。

　　2. 护理体检　检查患儿有无枕秃、骨骼改变、肌肉松弛及动作发育迟缓等；测量患儿体重、身高，评估患儿发育情况。

　　3. 心理 - 社会状况　应评估患儿家长对合理喂养、户外活动必要性的认识程度，日常照顾患儿是否有困难，对患儿出现的骨骼变化是否表现出焦虑；骨骼畸形的年长儿有无自卑；家庭气氛及家庭成员能否相互支持。

（三）辅助检查

　　1. 血生化检查　初期血清 25-(OH)D$_3$ 下降，血钙正常或稍低，血磷降低，钙磷乘积稍低，碱性磷酸酶正常或稍高；活动期血钙稍低，血磷明显降低，钙磷乘积减低，碱性磷酸酶增高；恢复期血钙、血磷逐渐恢复正常，碱性磷酸酶开始下降；后遗症期血生化检查正常。

　　2. X 线检查　初期 X 线检查可正常或钙化带模糊；活动期 X 线检查骨骺端临时钙化带消失，呈毛刷状、杯口状改变，骨骺软骨明显增宽，骨质疏松，密度减低；恢复期和后遗症期 X 线检查逐渐恢复正常。

【常见护理诊断 / 问题】

1. 营养失调：低于机体需要量　与日光照射不足及维生素 D 摄入不足有关。

2. 潜在并发症：骨骼畸形、药物不良反应。

3. 有感染的危险　与机体免疫力低下有关。

4. 知识缺乏：家长缺乏佝偻病预防及护理知识。

【护理目标】

1. 患儿体内的维生素 D 维持在正常水平。

2. 患儿不出现骨骼变形、骨折等损伤。

3. 患儿不发生感染。

4. 家长能说出导致佝偻病的原因并能正确护理患儿。

【护理措施】

（一）生活护理

1. 环境　保持室内空气清新，阳光充足，避免交叉感染。保持皮肤清洁、干燥，出汗多时要及时擦干，以防受凉。尽量少带患儿到公共场所，以减少呼吸道感染的机会。

2. 饮食　添加富含维生素 D、钙、磷和蛋白质的饮食；按医嘱给予维生素 D 制剂，大量应用时应注意中毒症状如食欲缺乏、呕吐、腹泻、便秘、头痛、多饮多尿、烦躁不安等；使用鱼肝油制剂时，还应注意有无维生素 A 中毒的症状。注射维生素 D 要深部注射。

3. 活动　指导家长带患儿多到户外活动，初生婴儿在生后 2～3 周开始，户外活动时间从数分钟逐渐延长至 2 小时，冬季也要保证每日 1～2 小时。夏季气温过高，应避免太阳直接照射，可在阴凉处活动，尽量多暴露皮肤；冬季室内活动时应注意开窗，让紫外线能直接射入。衣服柔软、宽松，床铺松软，避免早坐、久坐和早站、久站、早走，以免加重骨骼畸形。

（二）病情观察

监测生命体征，注意观察有无骨骼改变和运动功能发育迟缓等表现。

（三）治疗配合

活动期患儿要卧床休息，保持正确的姿势；护理操作时动作要轻柔，避免重压或强行牵拉，以防骨折。已有骨骼畸形者可采取主动或被动运动的方法进行矫正，如胸廓畸形，可做俯卧位抬头展胸运动，下肢畸形可以施行肌肉按摩；进行外科手术矫治者，指导家长正确使用矫形器具。

（四）心理护理

年幼患儿允许家长 24 小时陪护，以增加安全感，减轻焦虑；护士多与患儿及其家长交流，用能理解的语言讲解有关疾病的知识和预后，并鼓励与同病室病友交流，创造良好的治疗和休养环境。

（五）健康教育

1. 向患儿家长讲述佝偻病预防知识　鼓励孕妇及婴幼儿多进行户外活动和晒太阳；提倡母乳喂养，选择富含维生素 D、钙、磷、蛋白质的食物；足月儿生后 2 周开始每日给予预防量维生素 D400IU，至 2 岁；早产儿、低出生体重儿、多胎儿生后 2 周每日给予维生素 D800IU，3 个月后改为预防量；夏季户外活动多，可暂停或减量服用。

2. 指导患儿家长佝偻病的护理知识　包括正确的户外活动、服用维生素 D 的注意事项、按摩肌肉矫形方法等。

【护理评价】

1. 患儿体内的维生素 D 是否维持在正常水平。

2. 患儿是否未出现骨骼变形、骨折等损伤。

3. 患儿是否未发生感染。

4. 家长是否能说出导致佝偻病的原因并能正确护理患儿。

二、维生素 D 缺乏性手足搐搦症

案例思考 5-3

请结合本节学习,思考回答:
1. 本案例患儿为什么会发生手足搐搐?
2. 患儿出院时,责任护士应为家属提供哪些健康指导?

维生素 D 缺乏性手足搐搦症(tetany of vitamin D deficiency)又称佝偻病性手足搐搦症或佝偻病性低钙惊厥,主要是由于维生素 D 缺乏,血钙降低导致神经肌肉兴奋性增高,出现惊厥、喉痉挛和手足抽搐等症状。多见于婴幼儿,尤其 6 个月以内的小婴儿。

【病因】

维生素 D 缺乏时,血钙下降,而甲状旁腺不能代偿性分泌增加,血钙继续降低,当总血钙浓度低于 1.75～1.88mmol/L(7～7.5mg/dl)或血清离子钙浓度＜1.0mmol/L(4mg/dl)以下时,即可出现抽搐等症状。

诱发血钙降低的原因有:①初春紫外线照射突然增多时,或佝偻病患儿用维生素 D 治疗之初,骨骼加速钙化,血钙迅速向骨骼转移,使血钙下降。②发热、感染、饥饿等使组织细胞分解释放磷,血磷增高,血钙降低。③人工喂养婴儿食用含磷过高的奶制品,导致高血磷、低血钙。④纠正酸中毒后、输入碱性溶液过多、严重频繁呕吐、过度换气等,使血液 pH 上升,离子钙降低。

【临床表现】

1. 典型发作　①惊厥:多见于婴儿。表现为突然发生四肢或面部肌肉抽动,两眼上翻,神志不清,发作时间持续数秒至数分钟,发作停止后意识恢复,精神萎靡而入睡,醒后活泼如常,发作次数可数日 1 次或 1 日数次。一般不发热。②手足搐搦:多见于较大婴儿、幼儿及年长儿。表现为突然发生手足痉挛呈弓状,手腕屈曲,手指强直,拇指内收掌心,踝关节伸直,足趾向下弯曲呈"芭蕾舞足",发作停止后活动自如。③喉痉挛:多见于婴儿。表现为喉部肌肉和声门突发痉挛,呼吸困难,严重者可发生窒息,甚至死亡。3 种症状以惊厥最常见。

2. 隐匿型　在不发作时,可通过刺激神经肌肉引出下列体征:①面神经征(Chvostek sign):用指尖或小锤轻叩患儿颧弓与口角间的面颊部,引起眼睑和口角抽动者为阳性,正常新生儿可出现假阳性。②陶瑟征(Trousseau sign):以血压袖带包裹上臂,充气使血压维持在收缩压和舒张压之间,5 分钟之内该手出现痉挛者为阳性。③腓神经征(Peroneal sign):用小锤叩击膝外侧腓骨头上方的腓神经,足部向外侧收缩者为阳性。

【治疗原则】

1. 急救处理　立即吸氧,保持呼吸道通畅,喉痉挛者立即将舌头拉出口外,并进行口对口呼吸或加压给氧,必要时作气管插管或气管切开。控制惊厥或喉痉挛可用 10% 水合氯醛,每次 40～50mg/kg,保留灌肠,或地西泮每次 0.1～0.3mg/kg,肌内或静脉注射。

2. 钙剂治疗　10% 葡萄糖酸钙 5～10ml,稀释后静脉注射或静脉滴注,惊厥停止后改口服钙剂。

3. 维生素 D 治疗　惊厥等情况控制后,按维生素 D 缺乏性佝偻病给予维生素 D 治疗。

课堂讨论：

　　患儿,女,5 个月,因抽搐 4 分钟来院就诊。患儿牛奶喂养,未加辅食。父母亲不习惯开窗通风,未带患儿室外活动。近日流涕,经常哭闹。查体:体温 38℃,双眼上翻,面肌、眼肌及口角抽动,面色发绀,四肢抖动,两肺痰鸣音,前囟 2cm×2cm,枕部有乒乓球感。

　　请讨论：

　　1. 患儿护理评估的主要内容?

　　2. 该患儿目前主要护理问题及措施是什么?

　　3. 使用钙剂时护理应注意哪些问题?

【护理评估】

(一) 健康史

应重点评估患儿喂养史,户外活动情况,是否有发热、感染史,近期是否使用维生素 D。

(二) 身体状况

1. 症状评估　询问患儿抽搐时意识是否清楚、有无发热,抽搐的表现及持续时间,了解患儿有无发绀及程度。

2. 护理体检　测量生命体征,检查有无方颅等佝偻病的体征。

3. 心理-社会状况　评估家长对手足搐搦症有关知识的认知水平、是否存在紧张、恐惧、焦虑等心理问题;评估家庭成员是否相互支持,生活环境是否有影响日光照射的因素。

(三) 辅助检查

血钙浓度和离子钙的浓度下降。

【常见护理诊断/问题】

1. 有窒息的危险　与惊厥、喉痉挛发作有关。

2. 营养失调:低于机体需要量　与维生素 D 缺乏有关。

3. 有受伤的危险　与惊厥发作有关。

【护理目标】

1. 患儿无窒息及外伤的发生。

2. 患儿体内的维生素 D 维持在正常水平。

【护理措施】

(一) 生活护理

环境舒适安静、整洁明亮,鼓励患儿多晒太阳。注意饮食合理搭配,选择富含维生素 D 丰富食物,因维生素 D 属于脂溶性维生素,所以烹饪时最好是把其他菜先炒,然后加入具有维生素的菜尽快炒熟即可。休息时注意对患儿的保护,避免惊厥发作时导致意外伤害的发生。

(二) 病情观察

注意生命体征及身高、体重等体格生长常用指标的观察;注意有无惊厥、手足搐搦、喉痉挛等表现;注意面部表情的变化,有无面神经征、陶瑟征、腓神经征等隐匿型维生素 D 缺乏性手足搐搦症的表现。

（三）治疗配合

1. **控制惊厥、喉痉挛发作**　按医嘱立即使用镇静剂和钙剂。

2. **防止窒息**　出现惊厥或喉痉挛者,应及时吸氧;松解领口衣扣,立即将患儿头偏向一侧,将舌拉出口外,清除口鼻分泌物,保持呼吸道通畅,做好气管插管和气管切开的术前准备,必要时行气管插管或气管切开。

3. **防止外伤**　选用软质材料制作、无棱角的玩具,创造安全环境。专人守护,防止坠床;已出牙患儿发作时在上下两齿之间放牙垫,以防舌咬伤;剪短指甲,两掌心置球形软布,以防皮肤损伤。

4. **用药护理**

(1)应用镇静剂的护理:静脉使用镇静药时需缓慢推注,密切观察呼吸,注射量过大或速度过快可抑制呼吸,引起呼吸骤停。

(2)应用钙剂的护理:

1)静脉注射10%葡萄糖酸钙,需用10%～25%葡萄糖液稀释1～3倍,缓慢推注(10分钟以上)或静滴,同时监护心率,避免药液外渗,应选择较大的血管,避免使用头皮静脉。

2)10%氯化钙口服吸收好,服用前用糖水稀释3～5倍,以减少对胃黏膜的刺激,一般连服3～5天后,改为10%葡萄糖酸钙,以防高氯性酸中毒。钙剂与乳类同服时可影响钙的吸收,最好于两次喂奶中间口服。

（四）心理护理

根据认知水平,耐心向家长解释手足搐搦症相关知识,减轻紧张、恐惧、焦虑等心理问题;强调家庭成员间的相互支持对本病的促进作用;鼓励家长安排时间陪患儿多接触大自然,尽量避免生活环境中影响患儿接受日光照射的因素存在。

（五）健康教育

指导合理喂养,告知家长在出院后按医嘱补充维生素D及钙剂。教会家长惊厥、喉痉挛发作时的处理方法,使患儿平卧,松开衣领,颈部伸直,头后仰,以保持呼吸道通畅,同时呼叫医护人员。

【护理评价】

1. 患儿是否发生窒息及外伤。
2. 患儿体内维生素D是否维持在正常水平。

（王凤霞）

思 与 练

一、选择题

1. 婴儿营养不良最常见的原因是
   A. 喂养不当　　　　B. 先天不足　　　　C. 睡眠不足
   D. 长期发热　　　　E. 活动量大

2. 营养不良患儿最先出现症状的部位是
   A. 面部　　　　B. 躯干　　　　C. 腹部
   D. 四肢　　　　E. 臀部

3. 按Ⅱ度营养不良分度标准,以下陈述**错误**的是
　　A. 体重低于正常比例 25%～40%　　　　　　B. 腹壁皮下脂肪 0.4cm 以下
　　C. 精神不活泼　　　　　　　　　　　　　D. 食欲减退
　　E. 肌肉萎缩

4. 人体维生素 D 主要来源于
　　A. 蔬菜中的维生素 D　　　B. 蛋黄中的维生素 D　　　C. 猪肝中的维生素 D
　　D. 水果中的维生素 D　　　E. 皮肤合成的内源性维生素 D

5. 维生素 D 缺乏性佝偻病最主要病因是
　　A. 纯母乳喂养　　　　　　B. 生长发育过快　　　　　C. 肝肾功能不全
　　D. 日光照射不足　　　　　E. 单纯牛乳喂养

6. 维生素 D 缺乏性佝偻病初期的主要临床表现是
　　A. X 形腿　　　　　　　　B. 手镯征　　　　　　　　C. 颅骨软化
　　D. 肋骨串珠明显　　　　　E. 易激惹、多汗等神经精神症状

7. 下列是维生素 D 缺乏性佝偻病骨样组织堆积的表现是
　　A. 鸡胸　　　　　　　　　B. O 形腿　　　　　　　　C. 手镯征
　　D. 肋缘外翻　　　　　　　E. 颅骨有乒乓球感

8. 4 个月佝偻病患儿可出现的下列表现是
　　A. 鸡胸　　　　　　　　　B. 漏斗胸　　　　　　　　C. O 形腿
　　D. X 形腿　　　　　　　　E. 颅骨软化

9. 维生素 D 缺乏性佝偻病活动期主要表现为
　　A. 前囟过大　　　　　　　B. 出牙延迟　　　　　　　C. 骨骼改变
　　D. 肌张力低下　　　　　　E. 神经精神症状

10. 维生素 D 缺乏性佝偻病方颅常发生在
　　A. 3～6 个月　　　　　　　B. 7～8 个月　　　　　　　C. 10～12 个月
　　D. 1 岁以上　　　　　　　E. 2 岁以上

11. 维生素 D 的预防剂量一般为每日
　　A. 100～200IU　　　　　　B. 400～800IU　　　　　　C. 1000～2000IU
　　D. 5000～10 000IU　　　　E. 10 000～20 000IU

12. 下列属于维生素 D 缺乏性佝偻病常出现的指标是
　　A. 血清蛋白降低　　　　　B. 血糖降低　　　　　　　C. 血胆固醇降低
　　D. 血碱性磷酸酶降低　　　E. 钙磷乘积降低

13. 维生素 D 缺乏性手足抽搐症最常见的症状是
　　A. 喉痉挛　　　　　　　　B. 面神经征　　　　　　　C. 手足抽搐
　　D. 无热惊厥　　　　　　　E. 有佝偻病的症状和体征

14. 2 岁婴儿体重 8kg,腹部皮下脂肪 0.3cm,身长 80cm,皮肤稍苍白,肌肉松弛,爱哭闹,其营养状态是
　　A. 营养正常　　　　　　　B. 轻度营养不良　　　　　C. 中度营养不良
　　D. 重度营养不良　　　　　E. 极重度营养不良

15. 5 个月母乳喂养儿,生长发育良好。现母乳量略有不足,正确的做法是
　　A. 改为混合喂养　　　　　　　　　　　　B. 改为人工喂养
　　C. 改为部分母乳喂养　　　　　　　　　　D. 继续母乳喂养,并开始添加辅食
　　E. 改为人工喂养,并开始添加辅食

16. 1 岁 10 个月小儿,反应灵敏,多汗、易惊、烦躁、前囟未闭、鸡胸、X 形腿,最主要的护理措施是
　　A. 补充维生素 D　　　　　B. 补充叶酸　　　　　　　C. 补充维生素 B_{12}

D. 补充铁剂   E. 使用抗生素

17. 患儿 10 个月,患佝偻病,因中度等渗性脱水入院,在治疗期间,输液后脱水纠正,但出现面肌抽动,首先考虑

A. 低血糖症   B. 低钙血症   C. 低钾血症

D. 低镁血症   E. 低钠血症

18. 8 个月婴儿,来儿保门诊检查,体重 7.5kg,身长 68cm,头围 46cm,前囟未闭,未出牙,有肋骨串珠,血钙稍低,血磷明显降低,碱性磷酸酶增高,拟诊断为

A. 佝偻病   B. 克汀病   C. 先天愚型

D. 脑积水   E. 重度营养不良

(19 ～ 21 题共用题干)

1 岁半小儿,有肋骨串珠、肋膈沟、手镯及脚镯征,下肢为 O 形腿,长骨 X 线片干骺端呈毛刷状及杯口状改变。

19. 该患儿最可能诊断是

A. 软骨营养不良   B. 佝偻病初期   C. 佝偻病激期

D. 佝偻病恢复期   E. 佝偻病后遗症期

20. 最主要护理诊断是

A. 知识缺乏   B. 体温过高   C. 潜在并发症

D. 有感染的危险   E. 营养失调:低于机体需要量

21. 最主要护理措施是

A. 增加户外活动   B. 按医嘱补充维生素 D   C. 预防维生素 D 中毒

D. 给家长进行健康指导   E. 预防骨骼畸形和骨折

(22 ～ 23 题共用题干)

4 个月小儿,人工喂养,未添加维生素 D 制剂,很少户外活动,平时易惊、多汗、睡眠少,近 2 日来咳嗽、低热,今晨突然双眼凝视,手足抽动。查体:枕后有乒乓球感。

22. 导致该患儿抽搐的直接原因是

A. 钙剂过量   B. 维生素 D 缺乏   C. 维生素 D 过量

D. 甲状旁腺功能低下   E. 低血钙导致神经肌肉兴奋性增高

23. 最紧急的护理措施是

A. 多晒太阳   B. 按医嘱口服 VitD   C. 按医嘱肌注 VitD

D. 及时添加富含 VitD 的食物   E. 按医嘱用止惊剂迅速控制惊厥,同时补钙

(24 ～ 26 题共用题干)

患儿,女,4 个月,一直牛乳喂养,未添加辅食,因夜惊、多汗、烦躁及睡眠不安就诊,体检见枕秃。

24. 该患儿首先的护理诊断是

A. 营养失调   B. 生长发育改变   C. 有感染的危险

D. 有受伤的危险   E. 潜在并发症:低钙惊厥

25. 该患儿主要的护理措施是

A. 加强体育锻炼   B. 适当补充钙剂   C. 注意保护性隔离

D. 严密观察患儿病情   E. 多到户外晒太阳

26. 给患儿家长进行健康指导时不妥的是

A. 多晒太阳

B. 适当补充钙剂

C. 逐渐增加含维生素 D 的食物

D. 每日给维生素 D5000 万 IU,2～4 周后改为预防量

E. 可选用浓缩鱼肝油滴剂每日给予

二、思考题

1. 患儿,女,8 个月,体重 5. 5kg,身长 67cm,近 2 周来,精神差,食欲差,腹部皮下脂肪 0. 3cm。清晨突然发生神志不清,面色苍白,全身出冷汗,脉搏细弱,急诊入院。

请问:

(1)请写出该患儿的护理诊断?

(2)针对护理诊断实施护理措施?

2. 患儿,男,7 个月,健康查体,人工喂养,每日配方奶量 800ml,已添加米粉、蛋黄等辅食,平时患儿易激惹,睡眠不安,多汗。体格检查:发育营养中等,方颅,头发稀疏,有枕秃,尚未出牙,前囟 2cm×2cm,平坦,胸廓可见肋软骨沟,心肺听诊正常,其余查体无异常发现。

请问:

(1)患儿主要存在哪些护理问题?

(2)患儿目前的主要护理措施有哪些?

(3)患者病情逐渐好转,应为其家属提供哪些健康指导?

第六章
消化系统疾病患儿的护理

1. 掌握腹泻病患儿临床表现、护理评估、护理措施;脱水程度、性质、补钾原则和液体疗法的护理措施。
2. 熟悉腹泻病患儿病因、治疗要点、护理诊断、护理目标、护理评价;小儿体液平衡特点、常见水、电解质酸碱平衡紊乱的原因、治疗和液体疗法的常用溶液。口炎患儿的临床表现、护理措施。
3. 了解小儿消化系统解剖生理特点;腹泻病患儿的概念、病因、辅助检查;口炎的病因、护理评估、护理诊断、护理目标、护理评价。
4. 学会对腹泻病患儿进行整体护理。
5. 在护理工作中具有爱心、细心、热心和诚心,能体谅患儿及家长心情。

案例导入与分析

案 例

患儿,女,8个月。因腹泻、呕吐4天,尿少1天入院。

患儿于4天前开始腹泻,大便呈黄绿色水样便,每日6～7次,量较多。伴有呕吐,每日4～6次,呕吐物为胃内容物,非喷射性呕吐,量一般。入院1天前腹泻加重,每日10次以上,量多。伴有尿量减少。发病后患儿无发热、咳嗽。但伴有食欲下降、精神不振。

患儿系足月顺产,人工喂养,5个月开始添加辅食。

体格检查:T 37.2℃,P 130次/分,R 40次/分,WT 8.1kg。精神萎靡,皮肤弹性差,前囟和眼窝凹陷,口唇黏膜干。咽部无充血。心肺未见异常。腹部软,肠鸣音减弱,四肢暖,膝腱反射正常。

辅助检查:血钠140mmol/L,血钾3.4mmol/L,血HCO_3^- 22mmol/L。

第一节　小儿消化系统解剖生理特点

（一）口腔

足月新生儿出生后即具有较好的吸吮能力和吞咽功能，但早产儿吸吮、吞咽功能较差故会发生哺乳困难。婴幼儿口腔黏膜薄嫩、血管丰富，易发生损伤和感染。5～6月婴儿唾液分泌明显增多加之口底浅，不能及时吞咽全部唾液，常常出现生理性流涎。3个月以下小儿唾液中淀粉酶分泌不足，故不宜喂淀粉类食物。

（二）食管

新生儿和婴儿食管似漏斗状，缺乏腺体，弹力组织及肌层尚不发达，食管下端贲门括约肌发育不成熟，控制能力较差，常发生胃食管反流，一般在小儿8～10个月时症状消失。食管长度新生儿为8～10cm，1岁时为12cm，5岁时为16cm，学龄儿童为20～25cm。

（三）胃

婴儿胃呈水平位，贲门较松，幽门括约肌较紧张，婴儿常发生胃肠逆向蠕动，加上吸吮时常吸入过多空气，故易发生溢乳和呕吐。新生儿胃容量约30～60ml，1～3个月90～150ml，1岁时250～300ml，5岁时700～850ml。胃排空时间因食物种类不同而异，水为1.5～2小时；母乳2～3小时；牛乳为3～4小时。早产儿胃排空慢，易发生胃潴留。

（四）肠

成人肠道为身高4倍，小儿肠道为其身高5～7倍，分泌面积及吸收面积较大，利于消化吸收；但由于小儿肠壁薄、通透性高、屏障功能差，肠道内毒素、过敏原和消化不全产物可经肠黏膜吸收，容易引起全身性感染或变态反应性疾病。小儿肠系膜相对较长、活动度大，故易发生肠扭转和肠套叠。

（五）胰腺

出生后3～4个月时胰腺发育较快。胰液分泌量随年龄增长而增加，1岁后才接近成人，故不宜过早喂淀粉类食物。新生儿及婴幼儿胰脂肪酶和胰蛋白酶的活性都较低，故对脂肪和蛋白质的消化和吸收不够完善。

（六）肝脏

年龄越小肝脏相对越大，婴幼儿在右肋缘下1～2cm可触及，柔软，无压痛，6岁后肋缘下不能触及。肝细胞发育尚未完善，肝功能也不成熟，解毒能力差，在感染、缺氧、中毒等情况下易发生肝肿大和变性。婴儿肝细胞再生能力强，不易发生肝硬化，但胆汁分泌较少，影响脂肪消化和吸收。

（七）肠道细菌

胎儿消化道内无细菌，出生后数小时的细菌大多集中在结肠及直肠内。肠道菌群受食物成分影响，母乳喂养儿以双歧杆菌为主，人工喂养和混合喂养儿肠道内的大肠埃希菌、嗜酸杆菌、双歧杆菌及肠球菌所占比例几乎相等。正常肠道菌群对侵入肠道的致病菌有一定的拮抗作用。

（八）健康小儿粪便

1. 人乳喂养儿粪便呈金黄色、均匀糊状，偶有细小乳凝块，不臭，有酸味，每日2～4次。添加辅食后次数减少，1周岁后减至每日1～2次。

2. 人工喂养儿粪便呈淡黄色、较干燥，多成形，有臭味，呈碱性或中性反应，每日1～

2次。

3. 混合喂养儿粪便与人工喂养儿粪便相似,但较软、颜色黄,每日排便1次。

第二节 口 炎

案例思考6-1

请结合本节学习,思考回答:

1. 本案例如果有长期使用广谱抗生素和哺喂过程不洁评估病史,患儿口腔有可能出现哪些异常表现?

2. 针对上述异常表现,作为护士如何评估和护理?

口炎(stomatitis)是指口腔黏膜的炎症,如病变局限于舌、齿龈、口角,亦可称为舌炎、牙龈炎或口角炎等。本病多见于婴幼儿。可单独发生,也可继发于全身性疾病,如急性感染、腹泻、营养不良、久病体弱和维生素B或C缺乏等。常见的口炎有鹅口疮、疱疹性口炎及溃疡性口炎。

一、鹅 口 疮

鹅口疮(thrush oral candidiasis)由白色念珠菌感染所致。多见于新生儿、营养不良、腹泻、长期应用广谱抗生素或激素的患儿,新生儿多由产道感染、使用不洁奶具哺乳或哺乳时奶头不洁导致感染。

【临床表现】

本病特征是口腔黏膜出现不易拭去的白色乳凝块状物。最常见部位是颊黏膜,其次是舌、齿龈、上腭;初始时呈点状或小片状,可逐渐融合成大片;如果强行拭去可见充血性创面。患处不痛、不流涎,一般无全身症状,但如果病变蔓延到咽部、消化道或呼吸道时出现呕吐、吞咽困难、声音嘶哑或呼吸困难。

【治疗原则】

1. 口腔局部处理 哺乳前或哺乳后用2%碳酸氢钠溶液清洁口腔或局部涂抹制霉菌素鱼肝油混悬溶液,每日2～3次。

2. 病因和对症治疗 一般不需要使用抗真菌药物。加强哺乳期卫生。

二、疱疹性口炎

疱疹性口炎(herpetic stomatitis)由单纯疱疹病毒感染所致。多见于1～3岁小儿,传染性较强,可在集体托幼机构小流行。无明显季节性。

【临床表现】

口腔黏膜出现散在或成簇、周围绕以红晕的小疱疹,之后迅速破溃后形成表面覆盖有黄白色膜样渗出物的溃疡,多个小溃疡可融合成较大溃疡。疱疹常见于齿龈、口唇、舌和颊黏膜,上腭和咽部亦可受累。口腔疱疹出现前1～2天前常有发热,体温38～40℃,局部疼痛、拒食、流涎、哭闹、烦躁、颌下淋巴结肿大。

【治疗原则】

1. 口腔局部处理　可用3%过氧化氢溶液清洗溃疡面,局部涂抹冰硼散、西瓜霜等。

2. 病因和对症治疗　发热者用退热剂,补充足够的营养和液体;对因疼痛而拒食的患儿可以在进食前涂抹2%利多卡因。遵医嘱使用抗病毒药物,继发细菌感染时使用抗生素。

三、溃疡性口腔炎

溃疡性口炎(ulcerative stomatitis)由链球菌、金黄色葡萄球菌、肺炎链球菌、铜绿假单胞菌或大肠埃希菌等感染所致,多见于婴幼儿。常发生于急性感染、慢性腹泻的小儿。

【临床表现】

初起时口腔黏膜充血、水肿,继而形成大小不等糜烂面或浅溃疡,边界清楚,表面有纤维性炎性渗出物形成的灰白色假膜,易拭去,拭去后露出出血的创面,但不久又被假膜覆盖。口腔各部位均可发生,常见于舌、唇内等部位。常有发热,体温可达39～40℃,局部疼痛、拒食、流涎、哭闹、烦躁,颌下淋巴结肿大。严重者可以出现脱水和酸中毒。

【治疗原则】

1. 口腔局部处理　用3%过氧化氢溶液清洗溃疡面,局部涂2.5%～5%金霉素鱼肝油、锡类散等。

2. 病因和对症治疗　遵医嘱使用有效抗生素。发热者用退热剂,补充足够营养和液体。

课堂讨论:

护士巡回病房时发现3床患儿T 39℃,查体:齿龈、舌有散在溃疡,表面有黄白色渗出物。目前不能进食。临床诊断:疱疹性口炎。

请讨论:

1. 疱疹性口炎和溃疡性口炎口腔表现有哪些相同点和不同点?

2. 目前患儿急需解决的问题是什么?

3. 如何对家长进行健康教育?

【护理评估】

(一)健康史

询问有无口腔黏膜受损的病史如不适当擦拭口腔、食物过硬、过热等;了解有无哺乳过程卫生不佳的病史如奶具消毒不严或乳母乳头不洁等;了解询问有无腹泻、营养不良或其他全身性疾病;了解有无长期应用广谱抗生素或激素的情况;询问有无接触疱疹性口炎患儿病史等。

(二)身体状况

1. 症状评估　了解患儿有无发热、烦躁、口腔疼痛、流涎、拒食等。

2. 护理体检　对患儿做全面体格检查,如测体温、脉搏、呼吸等,重点检查口腔黏膜有无白色乳凝块状物、疱疹、溃疡等,检查颌下淋巴结有无肿大。

3. 心理-社会状况　评估患儿是否因疼痛出现哭闹、烦躁。家长是否因患儿不能顺利进食出现焦虑。

【常见护理诊断/问题】

1. 口腔黏膜受损　与口腔黏膜炎症有关。

2. 急性疼痛　与口腔黏膜溃疡有关。

3. 体温过高　与感染有关。

4. 知识缺乏:患儿或家长缺乏本病护理与预防知识。

【护理目标】

1. 口腔黏膜损伤逐渐减轻或恢复正常。

2. 疼痛逐渐减轻或无疼痛,患儿能正常进食。

3. 患儿体温逐渐恢复正常。

4. 家长能协助医护人员正确地护理患儿。

【护理措施】

(一)口腔护理

1. 口腔清洁与涂药　鹅口疮用2%碳酸氢钠溶液清洁口腔并涂抹制霉菌素鱼肝油混悬溶液,每日2～3次。疱疹性口炎用3%过氧化氢溶液清洗溃疡面,局部涂抹冰硼散、西瓜霜等。溃疡性口炎用3%过氧化氢溶液清洗溃疡面,局部涂2.5%～5%金霉素鱼肝油、锡类散等。年长儿可用含漱液。

2. 口腔涂药方法　涂药前清洁口腔,然后将纱布或干棉球置于颊黏膜腮腺管口或舌系带两侧以隔断唾液,防止药物被冲掉。或者用干棉球蘸干病变表面后涂药。涂药过程中动作要轻、快、准,用棉签在病变表面滚动式涂药。涂药后嘱患儿闭口10分钟再取出棉球或纱布,不可立即漱口、饮水或进食。

(二)减轻疼痛

饮食以高能量、高蛋白、含丰富维生素的温凉流质或半流质为宜,避免酸、咸、辣、热、粗、硬等刺激性的食物。疼痛严重者在进食前局部涂2%利多卡因。不能进食患儿可以采用肠道外营养,以补充因疼痛不能摄入的能量和营养素。

(三)发热护理

监测体温、精神状态和口腔黏膜的炎症情况,体温超过38.5℃,给予物理降温或者药物降温,并观察体温下降情况,及时和医生联系。

(四)健康教育

向家长宣教口炎发生的病因、临床表现及护理措施。教育孩子养成良好的卫生习惯,正确刷牙,年长儿进食后漱口。教育哺乳期妇女勤换内衣、喂奶前后应清洗乳头;按时对奶具进行消毒处理。指导家长对食具、玩具进行清洁消毒,防止继发感染及交叉感染,如鹅口疮患儿使用过的奶瓶、水瓶及奶嘴应放于5%碳酸氢钠溶液浸泡30分钟后洗净再煮沸消毒。疱疹性口炎具有较强的传染性,应注意隔离,以防传染。

【护理评价】

1. 患儿口腔黏膜损伤是否减轻或恢复正常。

2. 患儿疼痛是否逐渐减轻或消失,是否能正常进食。

3. 患儿体温是否恢复正常。

4. 家长是否掌握口炎相关护理措施并正确参与护理。

第三节 腹 泻 病

案例思考 6-2

请结合本节学习,思考回答:

1. 引起患儿腹泻的原因可能是什么?
2. 结合所学内容确定患儿的临床分期和分型?
3. 确定本案例患儿体液紊乱类型?
4. 制订患儿的护理措施?

　　腹泻病(diarrhea disease)是由多病因、多因素引起的以大便次数增多和大便性状改变为特征的消化道综合征。严重者可引起水、电解质和酸碱平衡紊乱。发病年龄以 6 个月至 2 岁多见,其中 1 岁以下者约占 50%。夏秋季发病率最高。是我国小儿保健重点防治"四病"之一。

【病因】

(一)易感因素

　　1. 消化系统特点　胃酸、消化酶分泌少且消化酶活性低;生长发育快、需要较多营养物质导致消化道负担加重,如果再受到外界不良影响时发生消化功能紊乱,引发腹泻。

　　2. 机体防御功能低下　婴儿血液中免疫球蛋白、胃肠道 SIgA 及胃内酸度均较低。牛乳等代乳品中缺乏分泌型 Ig A、乳铁蛋白等免疫成分,加之人工喂养过程容易发生污染,所以人工喂养儿更容易发生腹泻。

　　3. 肠道正常菌群失调　新生儿出生后尚未建立正常肠道菌群,或因长期使用抗生素等导致肠道菌群失调,易发生消化功能紊乱及肠道感染导致腹泻。

(二)感染因素

　　1. 肠道内感染　可由病毒、细菌和真菌等引起,其中病毒和细菌多见。

　　(1)病毒感染:寒冷季节婴幼儿腹泻 80% 是由病毒感染所致,其中以轮状病毒感染最为常见,其次是星状病毒、杯状病毒和肠道病毒(包括柯萨奇病毒、埃可病毒等)。

　　(2)细菌感染(不包括法定传染病):以致病性大肠埃希菌为主,包括致病性大肠埃希菌(EPEC)、产毒性大肠埃希菌(ETEC)、侵袭性大肠埃希菌(EIEC)、出血性大肠埃希菌(EGEC)和黏附 - 集聚性大肠埃希菌(EAEC)。其次是空肠弯曲菌和耶尔森菌等。

　　(3)真菌感染:以白色念珠菌多见,其次是曲菌。

　　(4)寄生虫感染:常见有蓝氏贾第鞭毛虫、阿米巴原虫和隐孢子虫等。

　　2. 肠道外感染　患上呼吸道感染、肺炎、泌尿道感染或中耳炎患儿,可因发热、病原体毒素的作用或者病原体同时感染肠道而出现腹泻。

(三)非感染因素

　　1. 饮食因素　如喂食不定时、食物的质和量不当、过早添加淀粉类或脂肪类食物等均可引起腹泻。

　　2. 气候因素　气温突然变低、腹部受凉使肠蠕动增加导致腹泻;气温过高引发消化液分泌减少、口渴饮奶或喝水过多引起消化功能紊乱而致腹泻。

3. 过敏或其他因素　对牛奶、豆浆或某些食物成分过敏或不耐受可引起腹泻。原发性或继发性双糖酶缺乏，肠道对糖的消化吸收能力下降，使乳糖积滞而引起腹泻。

【临床表现】

（一）临床分期

1. 急性腹泻　病程在 2 周以内。

2. 迁延性腹泻　病程在 2 周至 2 个月。

3. 慢性腹泻　病程在 2 个月以上。

（二）临床分型

1. 轻型腹泻　原因多为饮食、气候因素或者由肠道外感染引起。临床上以胃肠道症状为主，表现为纳差、恶心、呕吐和腹泻，大便每日在十次以内，量不多，呈黄色或黄绿色，有酸味，可见黄白色皂块和泡沫。无体液紊乱和全身中毒症状。

2. 重型腹泻　多由肠道内感染引起。起病常较急，除有较重的胃肠道症状外，还有明显体液紊乱和全身中毒症状。

（1）胃肠道症状：腹泻频繁，大便每日可达十余次至数十次，量较多，呈蛋花汤样或水样，可有少量黏液。常伴呕吐（严重者可吐出咖啡样物）、腹胀、腹痛等。

（2）水、电解质和酸碱平衡紊乱：有脱水、代谢性酸中毒、电解质紊乱（低钾血症、低钙血症和低镁血症）等。（具体详见本章第四节）。

（3）全身中毒症状：发热（体温可达 40℃）、烦躁不安、精神萎靡或嗜睡，甚至昏迷、休克等。

（三）不同病因引起腹泻的临床特点

1. 轮状病毒肠炎　秋、冬季常见，故又称秋季腹泻。以 6 ～ 24 个月婴幼儿多见。潜伏期 1 ～ 3 天，发病急，常伴有发热和上呼吸道感染症状，病初即有呕吐，大便每日十余次，量多，呈黄色水样或蛋花汤样，无腥臭味，常发生脱水、酸中毒及电解质紊乱。本病为自限性疾病，病程 3 ～ 8 天。

2. 大肠埃希菌肠炎　多发生在 5 ～ 8 月气温较高的季节，腹泻频繁，致病性和产毒性大肠埃希菌肠炎大便多呈蛋花汤样或水样，有黏液；侵袭性大肠埃希菌肠炎可排痢疾样黏液脓血便，腥臭，常伴有腹痛和里急后重，可伴严重的全身中毒症状；出血性大肠埃希菌肠炎开始为黄色水样便，后转为血水便，有特殊臭味，伴腹痛。

3. 抗生素诱发性肠炎　多见于长期使用抗生素、肾上腺皮质激素和免疫功能低下、体弱的患儿，因肠道菌群失调而继发肠道内耐药的金黄色葡萄球菌、变形杆菌、某些梭状芽胞杆菌和白色念珠菌等大量繁殖引起肠炎。金黄色葡萄球菌肠炎大便为暗绿色海水样，黏液多，少数为血便，出现不同程度中毒症状、脱水和电解质紊乱，甚至发生休克。白色念珠菌肠炎为黄色稀便，泡沫多有黏液，有时可见豆腐渣样细块；常常伴有鹅口疮，大便镜检有真菌孢子和菌丝。

4. 生理性腹泻　多发生在 6 个月内婴儿，外观虚胖、常有湿疹。仅表现为大便次数增多、而大便性状无变化；一般不影响生长发育；添加辅食后，大便次数逐渐恢复正常。

【治疗原则】

1. 调整饮食　腹泻病患儿的饮食强调继续进食，具体饮食指导详见护理措施。

2. 纠正脱水、电解质和酸碱平衡紊乱　见第四节小儿液体疗法。

3. 控制感染　病毒性肠炎以饮食疗法和支持疗法为主，一般不用抗生素。细菌性肠炎根据病原体选择敏感抗生素。

4. 应用肠黏膜保护剂和微生态疗法　常用蒙脱石散维护和修复肠黏膜;用双歧杆菌、乳酸杆菌等恢复肠道正常菌群。

5. 对症治疗　腹泻一般不用止泻剂,止泻会增加毒素的吸收;腹胀明显者可肌注新斯的明或肛管排气;呕吐严重者可肌注氯丙嗪或针刺足三里。

课堂讨论:

护士小王,夜班。家长呼叫,到病房发现患儿处于惊厥状态,小王立即按压人中穴位,并通知值班医生。医生在查体过程中还发现患儿腹胀明显、肠鸣音减弱,膝腱反射减弱。患儿是 2 天前因腹泻病、中度等渗性脱水、代谢性酸中毒入院。治疗中仅仅补充了含钠液体。

请讨论:

1. 患儿发生目前状况的原因是什么?

2. 患儿目前主要的护理问题和护理措施有哪些?

【护理评估】

(一)健康史

评估喂养史,包括喂养方式、代乳品种类、冲调浓度、喂哺次数、喂养量、断奶情况和辅食添加情况;了解有无饮食不洁、食物过敏史情况;询问腹部有无受凉或者饮奶过多情况。了解腹泻前有无中耳炎、急性上呼吸道感染、肺炎等疾病。了解长期使用药物情况如广谱抗生素或肾上腺糖皮质激素等。询问既往腹泻病史。

(二)身体状况

1. 症状评估　询问腹泻开始时间、次数、颜色、性状、量,是否伴有呕吐以及呕吐的次数、量和性状等;询问是否有腹痛、发热、口渴、尿少等表现。

2. 护理体检　评估患儿体温、脉搏、呼吸、血压、体重等。检查患儿精神状态、神志、面色、皮肤弹性、前囟、四肢温度等以评估患儿脱水的程度和性质。检查心音、肠鸣音、腱反射等以判断患儿有无低钾血症。检查呼吸、意识、口唇颜色等确定患儿有无酸中毒。检查患儿肛周皮肤有无破损,以评估患儿皮肤是否正常。

3. 心理-社会状况　评估家长及患儿对疾病的心理反应;评估家长文化程度、对疾病认识程度;评估患儿家庭经济状况、居住环境、卫生习惯等。

(三)辅助检查

1. 大便常规　分析大便镜检结果,观察脂肪球、白细胞和红细胞改变。

2. 血常规　分析血常规结果,观察白细胞总数、中性粒细胞增多情况。

3. 血液生化检查　重点监测钠、钾、钙、碳酸氢根离子等改变。

4. 病原学检查　分析大便培养结果,帮助判断病原体种类,指导用药。

【常见护理诊断/问题】

1. 腹泻　与饮食不当、感染、消化道功能紊乱等有关。

2. 体液不足　与呕吐、腹泻,体液排出过多及摄入量不足有关。

3. 体温过高　与肠道感染有关。

4. 有皮肤完整性受损的危险　与大便次数增多刺激臀部皮肤有关。

5. 知识缺乏：家长缺乏有关腹泻的护理及预防知识。

【护理目标】

1. 患儿排便次数减少至正常。

2. 患儿腹泻、呕吐逐渐好转，体液紊乱逐渐纠正。

3. 患儿体温逐渐恢复正常。

4. 患儿臀部皮肤保持完好无损。

5. 家长能掌握小儿喂养知识及腹泻护理和预防知识。

【护理措施】

（一）控制腹泻

1. 调整饮食　母乳喂养者可以继续喂养母乳，最好采用少量多次喂哺方式，暂停辅食添加。人工喂养者可哺喂脱脂奶、米汤、酸奶等，待腹泻次数减少后，给予流质或半流质饮食如粥、面条等。呕吐严重患儿暂时禁食 4～6 小时（但不禁水），待呕吐好转后根据喂养方法不同继续哺喂不同食物。病毒性肠炎患儿多伴有双糖酶缺乏，喂养中注意暂停乳类喂养、不宜用蔗糖，改用酸奶、豆浆等。对少数不能通过肠道获取必需营养时可以考虑胃肠道外营养。腹泻好转后依据由少到多、由稀到稠的原则，逐渐过渡到腹泻前饮食。

2. 控制感染　遵医嘱使用抗生素等药物。

3. 预防交叉感染　严格执行消毒隔离制度，护理人员接触患儿前后要认真洗手；患儿所用物品、分泌物等消毒后处理。感染性腹泻与非感染性腹泻患儿分室居住。

（二）纠正体液紊乱

腹泻病时由于呕吐、腹泻、进食少等原因会发生体液紊乱，在进行液体疗法护理中除了要密切观察大便次数、量等变化，还要观察有无全身中毒症状（如发热、意识改变）、脱水、低钾血症、代谢性酸中毒等，其他详细内容见本章第四节液体疗法的护理部分。

（三）维持正常体温

密切监测体温变化，体温超过 38.5℃时报告医生，并做好药物或者物理降温准备。采取降温处理后密切观察体温变化，防止体温骤降。发热患儿要多饮水，及时更换内衣，加强口腔护理。

（四）保持皮肤完整性

臀炎表现，轻度为表皮潮红。重Ⅰ度为局部潮红伴有皮疹；重Ⅱ度是在重Ⅰ度的基础上伴有皮肤溃破、脱皮；重Ⅲ度是局部大片糜烂或表皮剥脱、继发细菌或真菌感染。护理中要注意保持臀部皮肤清洁、干燥，每次便后用温水清洗、蘸干，避免使用塑料布或橡皮布等不透气物品。选用清洁、柔软、吸水性强的尿布，并注意及时更换。臀部皮肤局部发红时可涂 5% 鞣酸软膏或 40% 氧化锌油并按摩片刻；如果发生渗出或溃疡时可采用暴露法或灯光照射，每日 2～3 次，每次照射 20 分钟左右；灯管距离照射部位皮肤 30～40cm，照射时为避免烫伤，最好专人看护。

（五）健康教育

1. 向家长介绍小儿腹泻病病因、治疗和护理方法；教会家长记录患儿尿量、判断眼窝及前囟凹陷、皮肤弹性等方法；指导家长正确洗手、做好污染物品处理；说明腹泻期间饮食调整的重要性；教会家长口服补液的配制及服用方法。

2. 宣传母乳喂养优点,避免夏季断奶,循序渐进地添加各种辅助食物。告诫家长在患儿出院后要注意饮食卫生,做到食物新鲜、食具定期消毒;小儿养成良好卫生习惯,饭前便后要洗手,防治过食、偏食和饮食结构突然变动。加强体格锻炼,关注气温改变,防止受凉或过热。切忌长期使用抗菌药物,以免发生菌群失调引发腹泻。

【护理评价】

1. 患儿大便是否恢复正常。
2. 患儿体液紊乱是否得到纠正。
3. 患儿体温是否恢复正常。
4. 患儿臀部皮肤是否恢复正常。
5. 家长是否掌握小儿喂养知识、腹泻病预防和护理知识。

第四节　小儿液体疗法及护理

一、小儿体液平衡的特点

(一) 体液总量与分布

体液包括细胞内液和细胞外液,后者分为血浆及间质液两部分。年龄越小,体液总量占体重的百分比越高,主要是间质液比例较高,血浆、细胞内液占体重的比例则与成人相近(表6-1)。

表 6-1　不同年龄的体液分布(占体重的 %)

年龄	细胞内液	细胞外液		体液总量
		间质液	血浆	
新生儿	35	40	5	80
1 岁	40	25	5	70
2～14 岁	40	20	5	65
成人	40～45	10～15	5	55～60

(二) 体液的电解质成分特点

细胞外液的电解质以 Na^+、Cl^-、HCO_3^- 等为主,其中 Na^+ 占阳离子总量90%以上,对维持细胞外液的渗透压起主导作用。细胞内液以 K^+、Mg^{2+}、HPO_4^{2-} 和蛋白质等离子为主。小儿体液电解质成分与成人相似。新生儿生后数日血钾、氯和磷偏高,血钠、钙和碳酸氢盐偏低。

(三) 水的交换

1. 小儿水代谢旺盛　小儿由于新陈代谢旺盛,排出速度也比成人快。婴儿每日水的交换量约等于细胞外液的 1/2,而成人仅为 1/7,婴幼儿水交换率比成人快 3～4 倍。小儿体表面积相对较大、呼吸频率较快,导致不显性失水相对也多,如呼吸增快时,不显性失水增加4～5 倍,因此小儿较成人对缺水的耐受力差,如果在呕吐、腹泻等病理情况下更容易发生脱水。

2. 体液平衡调节功能不成熟　正常情况下水的排出靠肾浓缩和稀释功能调节。而年龄越小,肾脏浓缩、稀释功能及酸化尿液和保留碱基的能力均较低,易发生水、电解质、酸碱平衡紊乱。

二、水、电解质和酸碱平衡紊乱

(一)脱水

脱水是指水分摄入不足或丢失过多所引起的体液总量尤其是细胞外液量的减少。除失水外,尚有钠、钾等电解质的丢失。脱水的程度分为轻度、中度、重度(表6-2)。

表6-2　脱水分度

	轻度	中度	重度
精神状态	无明显改变	烦躁或萎靡	表情淡漠、昏睡或昏迷
皮肤	干、弹性可	干、弹性差	干、弹性极差
口腔黏膜	稍干燥	干燥	极干燥
眼窝、前囟	稍凹陷	明显凹陷	深度凹陷
眼泪	有	少	无
尿量	稍减少	明显减少	极少或无尿
末梢血液循环	正常	四肢稍凉	四肢厥冷
失水量	50ml/kg	50～100ml/kg	100～120ml/kg
体重减少	< 5%	5%～10%	> 10%

由于水和电解质丧失的比例不同而引起体液渗透压改变,引起等渗、低渗和高渗三种不同性质的脱水。等渗性脱水为一般脱水表现,临床最多见;低渗性脱水除一般脱水表现外可出现血压下降、休克、嗜睡、昏迷或惊厥;高渗性脱水临床少见,除一般脱水表现外还可出现烦渴、高热、烦躁、惊厥、肌张力增强等(表6-3)。因为钠是决定细胞外液渗透压的主要成分,所以常用血钠来判定细胞外液的渗透压。

表6-3　脱水性质

	低渗性	等渗性	高渗性
血钠(mmol/L)	< 130	130～150	> 150
原因及诱因	以失盐为主,补充非电解质多,常见于病程较长、营养不良者	水与电解质丢失大致相同,常见于病程较短、营养状况较好者	以失水为主,补充高钠液体过多,高热,入水量少,大量出汗者
口渴	不明显	明显	较明显
皮肤弹性	极差	稍差	尚可
血压	明显下降	下降	正常或稍低
神志	嗜睡或昏迷	萎靡	烦躁或惊厥

(二)代谢性酸中毒

1. 常见原因　腹泻、呕吐丢失大量的碱性物质;进食少引起脂肪分解增加导致酮体生成增多;血容量减少、血液浓缩、循环变慢,导致组织缺氧引发乳酸堆积;肾血流不足,尿量减少,酸性代谢产物在体内堆积。

2. 临床表现　根据血液中 HCO_3^- 的测定值可将酸中毒分为轻、中、重三种程度。轻度酸中毒或小婴儿发生酸中毒缺乏典型症状,仅为呼吸稍快;中、重度酸中毒表现为口唇樱桃红色或发绀、呼吸深快、精神萎靡或烦躁不安、嗜睡甚至昏迷。轻度酸中毒时 HCO_3^- 在 18 ～ 13mmol/L、中度酸中毒时 HCO_3^- 在 13 ～ 9mmol/L、重度酸中毒时 $HCO_3^- <$ 9mmol/L。

(三) 低钾血症

血清钾浓度 < 3.5mmol/L 时称低钾血症。在临床较为多见。

1. 常见原因　①丢失增加:腹泻、呕吐、长期使用排钾利尿剂等可以使钾丢失增多。②摄入减少:长期禁食或进食小、补液时补充钾不足。③分布异常:如家族性周期性瘫痪钾由细胞外向细胞内转移引起低钾血症。④各种原因的碱中毒。

2. 临床表现　一般血清钾低于 3mmol/L 时即可出现症状,包括:

(1) 神经肌肉:神经、肌肉兴奋性降低,骨骼肌兴奋性降低表现为四肢无力、腱反射减弱或消失;平滑肌兴奋性降低表现为腹胀、肠鸣音减弱甚至消失、麻痹性肠梗阻;心血管则表现为心音低钝、心律失常、心力衰竭等。心电图显示 T 波增宽、低平或倒置,ST 段下降,出现 U 波等改变。

(2) 肾损害:由于肾浓缩功能下降出现多尿、碱中毒,长期低钾还可以使肾单位硬化、间质纤维化。

(四) 低钙血症和低镁血症

1. 常见原因　腹泻患儿进食少、吸收不良、从大便丢失钙、镁,可使体内钙、镁减少,但一般不严重,腹泻较久、营养不良或有活动性佝偻病的患儿血钙较低,但在脱水和酸中毒时,由于血液浓缩和离子钙增加,可不出现低钙表现。在脱水和酸中毒被纠正后,离子钙减少,出现低钙症状。

2. 临床表现　低钙血症表现为抽搐或惊厥等。极少数患儿经补钙后症状仍不好转,应考虑为低镁血症,表现为手足震颤、手足搐搦、惊厥。

三、液体疗法常用溶液

(一) 非电解质溶液

常用的有 5% 葡萄糖溶液和 10% 葡萄糖溶液,主要供给水分和供应部分热量。5% 葡萄糖溶液为等渗液,10% 葡萄糖溶液为高渗液,但输入体内后不久被氧化成二氧化碳和水,同时供给能量或转变成糖原储存于肝内,没有维持血浆渗透压的作用,不计其张力。

(二) 电解质溶液

主要用于补充损失的体液、电解质,纠正体液的渗透压和酸、碱失衡。

1. 生理盐水 (0.9% 氯化钠溶液)　为等渗液,常与其他液体混合后使用,其含 Na^+ 和含 Cl^- 各为 154mmol/L,Na^+ 接近于血浆浓度 (142mmol/L),Cl^- 高于血浆浓度 (103mmol/L),输入过多可使血氯过高,尤其在严重脱水酸中毒或肾功能不佳时,有加重酸中毒的危险,故临床常以 2 份生理盐水和 1 份 1.4% 碳酸氢钠混合,使其 Na^+ 与 Cl^- 之比为 3 : 2,与血浆中钠与氯之比相近。

2. 高渗氯化钠溶液　常用的有 3% 氯化钠溶液和 10% 氯化钠溶液,均为高浓度电解质溶液,3% 氯化钠溶液用以纠正低钠血症,10% 氯化钠用于配制各种混合液。

3. 碱性溶液　用于纠正酸中毒。

(1) 碳酸氢钠溶液:可直接增加缓冲碱,纠正酸中毒作用迅速,是治疗代谢性酸中毒的首选药物,1.4% 溶液为等渗液,市售 5% 碳酸氢钠为高渗液,可用 10% 葡萄糖按 3.5 倍稀释为等渗液使用。在紧急抢救重度酸中毒时也可不稀释直接静脉推注。

（2）乳酸钠溶液：需在有氧的条件下经肝脏代谢产生 HCO_3^- 而起缓冲作用，显效较慢，在休克、缺氧、肝功能不全、新生儿或乳酸潴留性酸中毒时不宜使用。1.87%乳酸钠为等渗液，市售制剂浓度为 11.2%，需用葡萄糖溶液稀释 6 倍后方可使用。

4. 氯化钾溶液　用于补充低钾血症、生理需要和继续丢失的钾。常用的有 10%氯化钾和15%氯化钾溶液。静脉补充钾每日剂量是10%kcl 1～3ml/kg;静脉滴入时间不短于 8 小时，可以持续 4～6 日;稀释浓度不超过 0.3%（新生儿为 0.15%～0.2%）;见尿补钾;绝对不可静脉推注。

（三）混合溶液

为适应临床不同情况的需要，将几种溶液按一定比例配制成不同的混合液，以互补其不足，以下是常用混合液的组成（表6-4）。

表 6-4　常用混合液的组成

混合溶液	生理盐水	5%～10%葡萄糖	1.4%碳酸氢钠（1.87%乳酸钠）	张力	应用
1:1 含钠液	1	1	—	1/2	等渗性脱水
2:1 等张含钠液	2	—	1	等张	低渗性脱水、休克
2:3:1 含钠液	2	3	1	1/2	等渗性脱水
4:3:2 含钠液	4	3	2	2/3	低渗性脱水
1:2 含钠液	1	2	—	1/3	高渗性脱水
1:4 含钠液	1	4	—	1/5	高渗性脱水、生理需要

（四）口服补液盐

口服补液盐（oral rehydration salts）简称 ORS 液，是世界卫生组织推荐用于治疗急性腹泻合并脱水的一种溶液。它由氯化钠 3.5g，碳酸氢钠 2.5g，氯化钾 1.5g，葡萄糖20g 加水至 1000ml 配制而成。此口服液是 2/3 张溶液，钾浓度为 0.15%。2002 年 WHO 公布新配方为：氯化钠 2.6g、氯化钾 1.5g、枸橼酸钠 2.9g、葡萄糖 13.5g，加水至 1000ml。总渗透压245mmol/L。口服补液一般适用于轻度或中度脱水无严重呕吐患儿。轻度脱水 50ml/kg，中度脱水 100ml/kg，少量分次、在 4 小时内用完。在用于补充继续损失量和生理需要量时需要稀释。

四、液 体 疗 法

液体疗法是儿科护理重要组成部分，液体疗法的目的是通过补充不同种类的液体，以纠正脱水、电解质和酸碱平衡紊乱，恢复机体的正常生理功能。包括口服补液和静脉补液。补液原则是"先盐后糖、先浓后淡、先快后慢、见尿补钾、抽搐补钙"。第一天补液总量包括补充累积损失量、继续损失量及生理需要量三个方面。

1. 补充累积损失量　累积损失量是指自发病到补液前所损失的水和电解质的量。

（1）补液量（定量）：确定补液量的依据是脱水程度，原则上婴幼儿轻度脱水补液应＜50ml/kg，中度脱水补液 50～100ml/kg，重度脱水补液 100～120ml/kg。实际应用时先按上述量的 2/3 给予，学龄前儿童及学龄儿童应酌减 1/4～1/3。

（2）补液种类（定性）：补液的种类根据脱水的性质而定。低渗脱水补 2/3 张含钠液;等渗脱水补 1/2 张含钠液;高渗脱水补 1/3 ～ 1/5 张含钠液。如临床判断脱水性质有困难,可先按等渗脱水处理,同时进行血钠、钾、氯等生化检查,以确定脱水性质,指导补液。

(3)补液速度(定速):补液速度的原则是先快后慢。累积损失量应在 8 ～ 12 小时内补足。滴速约为每小时 8 ～ 10ml/kg。重度脱水或有周围循环衰竭者应先进行扩容(扩充血容量),补液量 20ml/kg,总量不超过 300ml;补液种类是 2 : 1 等张含钠液;补液速度是 30 ～ 60 分钟内静脉推注或静脉快速滴入,目的是迅速扩充血容量,改善血液循环和肾功能,排尿后可以补钾。补液速度也与脱水程度有关,一般高渗性脱水补液速度较慢,低渗性脱水可以稍快一些。

2. 补充继续损失量　继续损失量是指补液开始后因呕吐、腹泻等情况导致继续丢失的液体量。补液量一般按照"丢多少补多少"、"随时丢随时补"的原则确定;腹泻病时可以根据大便次数、呕吐多少确定继续损失量,一般按照 10 ～ 40ml/kg 计算;补液种类用 1/3 张或 1/2 张含钠液;补液速度每小时 4 ～ 5ml/kg。

3. 补充生理需要量　是指要满足基础代谢所需的液体量。补液量按照每代谢 100kcal (418kJ) 热量需要水 120 ～ 150ml 计算。婴幼儿每日需要液体 60 ～ 80ml/kg。补液种类用 1/4 张或 1/5 张含钠液。补液速度每小时 4 ～ 5ml/kg。

以上三部分合计,第一天补液总量:轻度脱水约 90 ～ 120ml/kg;中度脱水约 120 ～ 150ml/kg;重度脱水约 150 ～ 180ml/kg。第二天及以后的补液量视脱水纠正情况而定,主要补充继续损失和生理需要量两部分。

五、液体疗法的护理

(一)补液前准备阶段

1. 补液前全面了解患儿病史、病情、补液目的及其临床意义。熟悉常用液体的种类、成分及配制。

2. 向患儿和(或)家长说明补液目的,取得配合;对于年长儿给予鼓励,以消除其恐惧心理,对不合作患儿加以适当的约束或给予镇静剂。

(二)输液过程中注意事项

1. 按医嘱要求全面安排 24 小时的液体总量,并本着急需先补、先快后慢、先浓后淡、先盐后糖、见尿补钾的原则分批输入。

2. 明确输液速度,确定每小时应输入量,计算出每分钟输液滴数,有条件者最好使用输液泵,保证液体在规定时间内准确输入。定期巡视保证输液通道通畅,预防液体外渗。

3. 密切观察病情变化

(1)观察生命体征,若出现烦躁不安、心率增快、呼吸加快等,应警惕是否发生心力衰竭和肺水肿等情况,及时通知医生,查明原因给予处理,补液过程中要特别注意输液速度,防止过快。

(2)观察静脉输液通道是否通畅,有无堵塞、肿胀及漏出血管外。观察有无输液反应并及时联系医生、给予相应处理。

(3)观察体液紊乱是否纠正或存在加重情况,如注意脱水是否改善、尿量是否增加、腹胀是否缓解等情况,观察输液效果。观察酸中毒患儿在酸中毒纠正后是否有惊厥发生,因为酸中毒纠正后由于血浆稀释、离子钙降低等原因会出现低钙惊厥。患儿有低钾血症,要遵循见尿补钾原则、严格按照稀释浓度补钾,静脉补充时要注意绝对不可静脉推注。

4. 准确记录液体出入量　补液过程中要准确记录 24 小时液体出入量。液体入量包括口服液体、静脉输液量和食物中含水量。液体出量包括尿量、呕吐、大便和不显性失水等。

（李春花）

思 与 练

一、选择题

1. 以下有关健康小儿粪便的描述，**错误**的是
   A. 母乳喂养儿的大便为金黄色均匀膏状　　　B. 母乳喂养儿的大便每天排便 2～4 次
   C. 人工喂养儿的大便每日排便 1～2 次　　　D. 人工喂养儿的大便呈淡黄色、较软
   E. 混合喂养儿的大便呈黄色、每日排便 1 次

2. 婴儿发生溢乳的原因，**不符合**的是
   A. 缺乏各种消化酶　　　　B. 婴儿吸奶时会吞咽空气　　　C. 贲门括约肌松弛
   D. 幽门括约肌紧　　　　　E. 胃呈水平位

3. 婴儿食管的长度是
   A. 8cm　　　　　　　　　B. 10cm　　　　　　　　　C. 12cm
   D. 14cm　　　　　　　　　E. 16cm

4. 关于鹅口疮临床特点的描述，**不正确**的是
   A. 多见于新生儿、长期使用抗生素或激素的小儿
   B. 病原体是白色念珠菌
   C. 口腔表现特征是不容易拭去的白色乳凝块物
   D. 治疗有效的药物是使用抗生素
   E. 用 2% 碳酸氢钠溶液清洁口腔

5. 有关生理性腹泻特点，正确的是
   A. 多发生在 6 个月以上的婴儿　　　　　　B. 腹泻时有大便次数和大便性状的改变
   C. 可以影响生长发育　　　　　　　　　　D. 小儿常常偏瘦、伴有湿疹
   E. 添加辅食后大便逐渐转为正常

6. 轻型腹泻和重型腹泻主要的区别点是
   A. 大便性状的不同　　　　　　　　　　　B. 呕吐和腹泻的严重程度
   C. 是否伴有食欲下降　　　　　　　　　　D. 是否伴有发热
   E. 是否发生脱水、酸中毒和电解质紊乱

7. 金黄色葡萄球菌肠炎典型的大便为
   A. 水样便　　　　　　　　B. 蛋花汤样便　　　　　　C. 黏液脓血便
   D. 暗绿色海水样　　　　　E. 豆腐渣样便

8. 临床上常用判断脱水性质的指标是
   A. 尿量　　　　　　　　　B. 皮肤弹性　　　　　　　C. 末梢循环情况
   D. 血钠　　　　　　　　　E. 血钾

9. 在护理腹泻小儿时，如输液后病儿出现乏力、腹胀、肠鸣音减弱、腱反射消失、心音低钝。应考虑
   A. 低钾血症　　　　　　　B. 低氯血症　　　　　　　C. 低钙血症
   D. 低镁血症　　　　　　　E. 低磷血症

10. 腹泻病患儿在补液过程中，如果脱水性质不明确，第一天补充液体的种类可选用
    A. 2：1 等张含钠液　　　B. 1/2 张含钠液　　　　　C. 1/3 张含钠液

D. 1/4 张含钠液　　　　　　　　　E. 1/5 张含钠液

11. 疱疹性口炎的病原体是

A. 白色念珠菌　　　　　　　B. 葡萄球菌　　　　　　　C. 链球菌

D. 腺病毒　　　　　　　　　E. 单纯疱疹病毒

12. 患儿因腹泻病入院。因呕吐严重，医嘱禁食。护士告知家长禁食的时间和注意的问题是

A. 2～4 小时、禁水　　　　B. 2～4 小时、不禁水　　　C. 4～6 小时、禁水

D. 4～6 小时、不禁水　　　E. 6～8 小时、禁水

13. 某患儿，腹泻 3 天，大便为稀便，量不多，不伴有呕吐。医生诊断腹泻病、轻度脱水。建议使用口服补液。护士指导家长正确的做法是

A. 配制过程中要加糖　　　　　　　B. 配制后再用等量水稀释

C. 1 次全量服完　　　　　　　　　D. 多次少量、4 小时内服完

E. 多次少量、6 小时内服完

14. 某患儿，11 个月。因腹泻病需要补充钾，请问在 300ml 液体内最多能加 10% 氯化钾溶液的量是

A. 3ml　　　　　　　　　　B. 6ml　　　　　　　　　　C. 9ml

D. 12ml　　　　　　　　　E. 15ml

15. 某患儿，男，4 个月。母乳喂养，腹泻 2 个月，大便为糊状、每日 5～6 次，无脓血。进食良好，体重 6.0kg。患儿目前最可能的诊断是

A. 感染性腹泻　　　　　　　B. 急性腹泻　　　　　　　C. 迁延性腹泻

D. 慢性腹泻　　　　　　　　E. 生理性腹泻

16. 患儿，女，7 个月。呕吐、腹泻 2 天。眼窝轻度凹陷，口唇略干，皮肤弹性稍差，四肢暖。血钠 140mmol/L。请判断患儿脱水的程度和性质

A. 轻度、等渗性脱水　　　　B. 轻度、高渗性脱水　　　C. 轻度、低渗性脱水

D. 中度、等渗性脱水　　　　E. 中度、低渗性脱水

17. 患儿，1 岁，呕吐、腹泻稀量便 5 天，1 天来尿量极少，精神萎靡，前囟及眼窝极度凹陷，皮肤弹性差，四肢发凉，脉细弱，血清钠 125mmol/L。应首先给予补充的液体是

A. 2：1 等张含钠液　　　　B. 1/2 张含钠液　　　　　　C. 1/3 张含钠液

D. 1/4 张含钠液　　　　　　E. 1/5 张含钠液

(18～20 题共用题干)

患儿男，15 个月。T 37.8℃。口腔黏膜可见散在分布的小疱疹和小溃疡，溃疡表明覆盖有黄白色分泌物，患儿不能进食。

18. 目前患儿急需解决的护理问题是

A. 口腔黏膜受损　　　　　　　　　B. 营养失调：低于机体需要量

C. 疼痛　　　　　　　　　　　　　D. 体温过高

E. 知识缺乏：家长缺乏口炎的护理知识

19. 为解决患儿进食问题，护士在小儿进食前可以在口腔涂抹

A. 0.1% 依沙吖啶　　　　　B. 2% 利多卡因　　　　　　C. 3% 过氧化氢

D. 5% 金霉素鱼肝油　　　　E. 制霉菌素

20. 护士正确涂药的方法，应**除外**的是

A. 涂药前将纱布放在舌系带两侧　　　B. 涂药前用干棉球吸干病变部位

C. 涂药过程中动作要轻、快、准　　　D. 用棉签在病变表面擦拭涂药

E. 涂药后嘱患儿闭口 10 分钟

(21～25 题共用题干)

患儿8个月。因腹泻伴呕吐5天,尿少2天入院。大便为水样便。查体:体温37.2℃,脉搏140次/分,呼吸60次/分。嗜睡,面色苍白,口唇樱桃红色,皮肤弹性减弱。前囟及眼窝凹陷,口腔黏膜干。肺部检查正常。心率140次/分,心音低钝,腹胀,肝、脾未见异常。肠鸣音弱,四肢肌力稍低。血生化:钠136mmol/L,钾3.0mmol/L,HCO_3^-12mmol/L。

21. 考虑此患儿是
    A. 腹泻病、轻度等渗性脱水、代谢性酸中毒、低钾血症
    B. 腹泻病、轻度低渗性脱水、代谢性酸中毒
    C. 腹泻病、中度等渗性脱水、代谢性酸中毒、低钾血症
    D. 腹泻病、中度等渗性脱水、低钾血症
    E. 腹泻病、中度高渗性脱水、代谢性酸中毒

22. 第一天补充累积损失量是
    A. 50ml/kg   B. 50～80ml/kg   C. 50～100ml/kg
    D. 50～120ml/k   E. 50～140ml/kg

23. 关于饮食调整的护理,**不正确**的是
    A. 母乳喂养者可以继续喂养母乳
    B. 呕吐严重患儿暂时禁食4～6小时并禁水
    C. 人工喂养者可哺喂脱脂奶、米汤、酸奶
    D. 双糖酶缺乏者暂停乳类喂养、不宜用蔗糖,改用酸奶、豆浆
    E. 腹泻期间暂停辅食添加

24. 腹泻病最有可能的病原体是
    A. 轮状病毒   B. 柯萨奇病毒   C. 致病性大肠埃希菌
    D. 白色念珠菌   E. 蓝氏贾第鞭毛虫

25. 如果需要补钾,护士的做法**不正确**的是
    A. 剂量是10%kcl 1～3ml/(kg·d)   B. 稀释浓度最高不超过0.2%
    C. 绝对不可静脉推注   D. 静脉滴入时间不短于8小时
    E. 见尿补钾

二、思考题

1. 患儿,男,9个月。因发热4天,腹泻、呕吐3天入院。患儿4天前开始发热,热度不详,伴流涕。3天前开始腹泻,大便为水样便,每日10次以下,量中等。伴有非喷射状呕吐,呕吐物为胃内容物,每日3～4次。1天前开始尿量减少。

体格检查:体温38.2℃,脉搏126次/分,呼吸34次/分。精神不振,皮肤弹性差。前囟及眼窝稍凹,口腔黏膜略干。肺部检查正常。心率140次/分,心音低钝,腹胀,肝、脾未见异常。肠鸣音弱,四肢肌力稍低。血生化:钠140mmol/L,钾3.4mmol/L,HCO_3^-20mmol/L。

请问:
(1)患儿主要存在哪些护理问题?
(2)患儿目前主要护理措施有哪些?
(3)患者病情逐渐好转,应为患者和其家属提供哪些健康指导?

2. 患儿,男,6个月。因小儿腹泻病伴脱水在外院治疗,效果不佳,因无尿6小时入院。查体:体格检查:体温37.2℃,脉搏126次/分,呼吸32次/分。萎靡,皮肤弹性极差。前囟及眼窝明显凹陷,口唇红、干。心肺未见异常。

请问:
(1)患儿目前最主要护理问题是什么?
(2)护士配合医生应该进行哪些急诊检查?
(3)患儿何时可以补钾?

第七章

呼吸系统疾病患儿的护理

学习目标

1. 掌握急性上呼吸道感染、急性支气管炎、支气管肺炎、支气管哮喘的临床表现、护理评估、护理措施。
2. 熟悉急性上呼吸道感染、急性支气管炎、支气管肺炎、支气管哮喘的治疗原则、护理诊断、护理目标、护理评价。
3. 了解小儿呼吸系统解剖生理特点;了解支气管肺炎、急性上呼吸道感染、急性支气管炎、支气管哮喘的病因。
4. 学会运用护理程序,对支气管肺炎患儿进行整体护理。
5. 在护理工作中具有以患者为中心的整体护理观念,体谅患儿及家长心情。

案例导入与分析

案 例

患儿,男,1岁半,因"发热、咳嗽4天,气喘1天,抽搐1次"入院。

患儿4天前受凉后开始发热、咳嗽,发热6小时后体温升至39℃,出现抽搐1次,持续约3分钟缓解,家长带患儿至医院门诊就诊,给予"退热剂"、"止咳糖浆"等药物治疗,效果不佳。于1天前发热、咳嗽加重,体温达39.6℃,伴烦躁不安、气喘、口周发绀、呼吸困难而住院。发病以来,患儿精神差,食欲差,睡眠欠佳,腹胀、尿少、大便尚正常。

体格检查:T 39.5℃,P 182次/分,R 62次/分,WT 10.5kg。患儿神志清楚,精神差,急性病容,口周发绀,皮肤黏膜无出血点及瘀斑。呼吸急促,62次/分,可见三凹征,两肺满布固定中细湿啰音,伴少量喘鸣音,心率182次/分,心音低钝,腹部胀气明显。肝肋下3cm,剑突下4cm,脊柱四无异常。

实验室检查:血红蛋白130g/L,红细胞$3.5×10^{12}$/L,白细胞$16.4×10^9$/L。

胸透:两肺中下野可见大小不等片状阴影。

第一节　小儿呼吸系统解剖生理特点

小儿呼吸系统在不同年龄阶段有不同的解剖生理特点,这些特点与呼吸道疾病的发生、预后、防治及护理有着密切的关系。因此,了解这些特点有助于对呼吸系统疾病进行护理评估、治疗、护理和健康教育。

(一)解剖特点

呼吸系统以环状软骨为界,划分为上、下呼吸道。上呼吸道包括鼻、鼻窦、咽、咽鼓管、会厌及喉;下呼吸道包括气管、支气管、毛细支气管、呼吸性毛细支气管、肺泡管及肺泡。小儿呼吸系统解剖特点及临床意义见表7-1。

表 7-1　小儿呼吸系统解剖特点及临床意义

部位	特点	临床意义
鼻	鼻腔短小、无鼻毛,后鼻道狭窄,黏膜柔嫩,血管丰富	易感染,易引起鼻塞而致呼吸困难,影响吮乳
鼻窦	鼻窦口相对较大,且鼻窦黏膜与鼻腔黏膜相连	急性鼻炎时易致鼻窦炎,以上颌窦及筛窦最易感染
鼻泪管	鼻泪管较短,开口瓣膜发育不全	上呼吸道感染时易致结膜炎
咽	咽部狭窄且垂直,咽鼓管宽、短、直,呈水平位。腭扁桃体在 1 岁内发育差,4～10 岁时发育达高峰,14～15 岁后逐渐退化	鼻、咽炎时易致中耳炎;扁桃体炎多见于年长儿,1 岁以内少见
喉	喉部呈漏斗状,相对狭窄,软骨柔软,喉腔及声门裂较狭小,黏膜柔嫩而富有血管及淋巴组织	炎症时出现局部充血、水肿,易引起呼吸困难和声音嘶哑
气管、支气管	管腔相对狭窄,黏膜血管丰富,软骨柔软,缺乏弹力组织;黏液腺分泌不足,气道较干燥,纤毛运动差,清除能力弱;右支气管粗短,为气管的直接延伸	气管、支气管易于感染,并可导致呼吸道阻塞;气管异物易进入右侧支气管,引起右肺不张和肺炎
肺	弹力纤维发育差,血管丰富,间质发育旺盛;肺泡小且数量少,使其含血量相对多而含气量少	肺部易感染,易引起间质性炎症、肺不张或肺气肿
胸廓	较短,呈桶状,肋骨呈水平位,膈肌位置较高;胸腔较小而肺相对较大,呼吸肌发育差;小儿纵隔相对较大,纵隔周围组织松软、富于弹性	肺的扩张受到一定的限制,不能充分通气、换气,患病时易发生缺氧发绀;胸腔积液或积气时易致纵隔移位

(二)生理特点

1. 呼吸频率和节律　小儿代谢旺盛,需氧量较高,但其解剖特点使其肺活量受到一定限制,为满足机体代谢和生长需要,只能通过加快呼吸频率来满足其生理需要。故年龄越小,呼吸频率越快(表7-2)。小儿呼吸频率易受哭闹、活动、激动等因素影响而增快,因此,小儿呼吸频率须在小儿睡眠或安静时测量。婴幼儿由呼吸中枢发育不完善,呼吸调节功能较差,易出现呼吸节律不齐,尤以新生儿明显。

表 7-2　各年龄小儿呼吸和脉搏频率比较

年龄	呼吸（次/分）	脉搏（次/分）	呼吸：脉搏
1 岁以下	30～40	110～130	1：3
2～3 岁	25～30	100～120	1：（3～4）
4～7 岁	20～25	80～100	1：（3～4）
8～14 岁	18～20	70～90	1：4

2. 呼吸类型　婴幼儿呼吸肌发育差,呼吸时胸廓活动范围小,膈肌活动明显,呈腹式(膈式)呼吸;随着年龄增长,呼吸肌逐渐发育,膈肌下降,肋骨由水平位逐渐倾斜,胸廓前后径和横径增大,2 岁以后出现胸腹式呼吸。

3. 呼吸功能　小儿肺活量、潮气量、每分通气量和气体弥散量均较成人小。肺活量约为 50～70ml/kg,按单位体表面积计算,为成人肺活量的 1/3;年龄越小,潮气量越小,无效腔/潮气量比值大于成人;气道管径细小,气道阻力较成人大,肺泡数量少,故呼吸功能储备能力较低,因此,易发生呼吸衰竭。

（三）免疫特点

小儿呼吸道非特异性免疫及特异性免疫功能均较差,如咳嗽反射、呼吸道纤毛运动功能差,不能有效清除吸入的尘埃和异物颗粒;婴幼儿体内免疫球蛋白含量低,尤以分泌型 IgA 为低(不能从母乳获得分泌型 IgA 的人工喂养儿更低),肺泡巨噬细胞功能不足,乳铁蛋白、溶菌酶、干扰素、补体等数量和活性都不足,故婴幼儿易发生呼吸系统感染。

第二节　急性上呼吸道感染

案例思考 7-1

请结合合本节学习,思考回答:

1. 本案例患儿早期惊厥的原因是什么? 针对惊厥怎样对家长进行健康教育?

2. 本案例患儿主要护理措施有哪些?

急性上呼吸道感染(acute upper respiratory infection, AURI)简称上感,是小儿最常见的疾病。主要侵犯鼻、鼻咽和咽部。如炎症局限于上呼吸道的某一部位,称为该部位的炎症,如"急性鼻咽炎""急性咽炎""急性扁桃体炎"。该病四季均可发生,冬季、春季多见。可散发流行。

【病因】

90% 以上由病毒引起,主要有合胞病毒、流感病毒、副流感病毒、腺病毒、鼻病毒、柯萨奇病毒等。也可继发细菌感染,最常见的是溶血性链球菌,其次为肺炎球菌、流感嗜血杆菌等。

婴幼儿时期由于上呼吸道的解剖生理特点和免疫特点,容易患呼吸道感染,患有维生素D缺乏性佝偻病、营养不良、贫血等病的体弱儿也是易感者。室内空气混浊、冷暖护理失当等往往容易诱发本病的发生。

【临床表现】

病情轻重不一,与年龄、病原和机体抵抗力不同有关。婴幼儿局部症状不显著而全身症状重,年长儿症状较轻。

（一）一般类型上感

1. 全身症状　婴幼儿多有高热,常、伴有呕吐、拒奶、腹泻、烦躁不安、精神不振,高热严重者甚至出现惊厥。部分患儿发病早期可有阵发性腹痛,有的类似急腹症,多位于脐周,可能与肠蠕动亢进、发热所致的阵发性肠痉挛或肠系膜淋巴结炎有关。

2. 局部症状与体征　主要是鼻咽部症状,如出现鼻塞、流涕、喷嚏、流泪、咽部不适、发痒、咽痛等,也可出现轻咳及声音嘶哑。婴幼儿可因鼻塞而出现张口呼吸或拒乳。体检可见咽部充血、扁桃体充血或肿大,颌下淋巴结肿大、触痛。肠病毒感染患儿可出现不同形态皮疹。肺部呼吸音正常。病程3~5天。

（二）几种特殊类型上感

1. 疱疹性咽峡炎（herpangina）　由柯萨奇A组病毒引起,好发于夏、秋季。表现为急起高热、咽痛、流涎、厌食、呕吐等,体检可见咽充血,咽腭弓、悬雍垂、软腭等处有2～4cm大小的疱疹,周围有红晕,疱疹破溃后形成小溃疡。患儿因疼痛而影响吞咽和进食。病程1周左右。

2. 咽 - 结合膜热（pharyngo-conjunctival fever）　由腺病毒引起,春夏季发病多,可在集体小儿机构中流行。临床以发热、咽炎、结合膜炎为特征。表现为高热、咽痛、一侧或双侧眼结合膜炎,眼分泌物不多,但见明显眼睑水肿、畏光、流泪,颈部耳后淋巴结肿大,有时伴胃肠道症状。病程1～2周。

（三）并发症

上呼吸道炎症可向附近蔓延,并发中耳炎、鼻窦炎、咽后壁脓肿、颈淋巴结炎、喉炎、等。并发急性中耳炎者,多高热不退,因耳痛哭闹不安、摇头、抓耳,早期鼓膜充血,以后外耳道穿孔流出浆液或脓液,治疗不及时可影响听力。咽后壁脓肿时可出现拒食、吞咽困难、言语不清、头向后仰、张口呼吸等症状,检查可见咽部充血、咽壁呈半圆形突起。喉炎易至呼吸困难或窒息的发生。

年幼及体弱患儿,上呼吸道感染易向下发展,引起支气管炎及肺炎。并发肠系膜淋巴结炎时有脐周阵发性疼痛,无固定压痛点及腹肌紧张。年长小儿患链球菌感染引起的上呼吸道感染时,常常并发急性肾小球肾炎、风湿热等变态反应性疾病。

【治疗原则】

主要是加强护理和对症治疗为主,注意预防并发症。抗病毒药物常用三氮唑核苷（病毒唑）,中药治疗如银翘散,板蓝根等有一定效果。如病情较重有继发细菌感染或发生并发症者,可选用抗生素治疗,常选用青霉素类、复方新诺明及大环内酯类抗生素,如既往有肾炎或风湿热病史者,青霉素疗程宜10～14天。

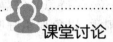 **课堂讨论**

　　小李是儿科病区护士,今晚夜班。凌晨2点巡视病房时,发现3床患儿鑫鑫非常烦躁、哭闹,有喉鸣音。查体发现鑫鑫口唇有发绀。呼吸45次/分、脉搏130次/分。鑫鑫,14个月。今天刚收住入院。诊断:急性上呼吸道感染。

　　请讨论:

　　1. 小李护士首先应该做什么?

　　2. 小李配合医生要迅速采取哪些治疗措施?

【护理评估】

(一)健康史

　　询问患儿发病前有无明显诱因,有无急性传染病接触史,是否患先天性心脏病、贫血、佝偻病等;既往有无反复呼吸道感染史,有无过敏史。

(二)身体状况

　　1. 症状评估　详细询问发热、咳嗽、鼻塞程度,患儿有无因鼻塞,不能正常哺乳等;有无发热时出现惊厥情况。

　　2. 护理体检　对患儿进行全面体检,包括体温、脉搏、呼吸、血压和神志等,检查咽部、口腔黏膜有无充血及疱疹;有无淋巴结肿大,有无腹痛及支气管、肺的受累症状;颌下淋巴结有无触痛等。

　　3. 心理-社会状况　评估家长是否因患儿烦躁、哭闹而焦虑,有无因患儿高热或高热惊厥而恐惧。对本病发病、预防及护理等知识的了解程度。特殊类型的上感,还应评估流行病学情况。

(三)辅助检查

　　及时协助医生为患儿进行辅助检查。病毒感染者白细胞计数正常或偏低;鼻咽分泌物病毒分离、抗原及血清学检测可明确病原。细菌感染者血白细胞及中性粒细胞可增高,咽培养可有病原菌生长。链球菌引起者血中ASO滴度增高。

【常见护理诊断/问题】

　　1. 体温过高　与上呼吸道感染有关。

　　2. 口腔黏膜改变　与鼻塞、发热等引起口腔黏膜干燥、损伤有关。

　　3. 潜在并发症:高热惊厥。

【护理目标】

　　1. 患儿体温下降至正常范围。

　　2. 口腔保持清洁、湿润,不发生感染、损伤等。

　　3. 不发生惊厥或一旦发生能被及时发现并得到适当处理。

【护理措施】

(一)生活护理

　　1. 环境　保持室内安静,空气清新、湿润。温度保持在18～22℃,湿度55%～60%,减少混浊空气对喉部的刺激。

2. 休息　置患儿于有利于呼吸的舒适体位,如抬高床头、半坐卧位;保持患儿安静,避免哭闹,减少活动。尽可能将护理操作集中进行,避免对患儿的刺激,以免加重呼吸困难。

3. 饮食　保证充足的营养供给。给予易消化、营养丰富的流质或半流质饮食,少量多餐。婴幼儿哺喂时应耐心和细心,防止呛咳引起窒息。

(二)病情观察

密切观察病情变化,警惕高热惊厥的发生。采取措施,控制体温,保持室内安静,减少刺激。若出现兴奋、烦躁、惊跳等惊厥先兆,应立即通知医生,按医嘱及时处理;如患儿病情加重,体温持续不退,应考虑并发症的可能,需及时报告和处理。如病程中出现皮疹,应区别是否为麻疹、猩红热、百日咳和流行性脑脊髓膜炎等某种传染病的早期征象,以便及时采取措施。

(三)配合治疗

1. 发热的护理

(1)密切观察体温的变化:体温超过 38.5℃给予物理或药物降温。如头部冷湿敷、枕冰袋、35% ~ 50% 乙醇擦浴、温水擦浴,必要时遵医嘱口服退热药等。

(2)供给足够水分:发热期间鼓励患儿多饮水,必要时由静脉补充,以保证液体的摄入量,充足的水分摄入有利于散热、并可避免呼吸道黏膜干燥和分泌物黏稠。

2. 鼻塞护理　鼻塞严重时应及时用消毒棉签蘸生理盐水清除鼻腔分泌物,用 0.5% 麻黄碱液滴鼻,每日 2 ~ 3 次,每日 1 ~ 2 滴,对因鼻塞而妨碍吸吮的婴儿,宜在哺乳前 15 分钟滴鼻,使鼻腔畅通,保证吮吸。

3. 口腔护理　保持口腔清洁,婴幼儿可经常喂少量温开水,可用淡盐水漱口,以清洗口腔,防止口炎发生。咽部不适时可给予润喉含片或行雾化吸入。及时清除鼻腔及咽喉部分泌物,保证呼吸道通畅。

(四)心理护理

给予患儿更多的关爱,避免情绪激动及紧张的活动。气急发作时,抚摸和搂抱患儿,并鼓励患儿,不要紧张、害怕,促使其放松紧张的心理,缓解和消除其恐惧。允许患儿及家长表达感情,鼓励患儿及时将不适告诉医护人员,并尽量满足其合理的要求。

(五)健康教育

1. 增强体质　指导患儿合理营养、营造良好的生活作息制度、加强锻炼,尤其加强呼吸运动锻炼,提高对气温变化的适应能力。积极防治易并发呼吸系统急性炎症的疾病如营养不良、佝偻病等。

2. 卫生宣教　指导家长尽可能不要带患儿到公共场所去,以防交叉感染。注意室内通风,及时进行预防接种。

【护理评价】

1. 患儿是否恢复正常呼吸功能、声音嘶哑消失。

2. 患儿住院期间是否发生窒息等并发症。

3. 患儿体温是否恢复正常。

第三节　急性支气管炎

案例思考 7-2

请结合本节学习,思考回答:
1. 本案例患儿持续发热、咳嗽,如何对其进行病情观察?
2. 怎样保持本案例患儿的呼吸道通畅?

急性支气管炎(acute bronchitis)是指支气管黏膜的急性炎症,气管常同时受累,以咳嗽、啰音为主要症状。大多数继发于上呼吸道感染,亦常为肺炎的早期表现。

【病因】

病原为各种病毒、细菌,或二者混合感染。凡能引起上呼吸道感染的病原体皆可引起支气管炎。但多数是在病毒的感染基础上继发细菌感染。因此,病原多为各种病毒与细菌的混合感染。较常见的细菌有肺炎链球菌、溶血性链球菌。特异性体质、免疫功能失调、营养不良、佝偻病、鼻窦炎等患儿常易反复发生支气管炎。

【临床表现】

多先有上呼吸道感染症状,3～4天后出现咳嗽,咳嗽为主要症状,初为干咳,以后有痰。婴幼儿症状较重,常有发热、精神不振、食欲不佳或呕吐、腹泻等症状。

体征随疾病时期而异,肺部呼吸音粗糙,或有散在干、湿啰音。啰音的特点不固定,常在体位改变或咳嗽后随分泌物的排出而暂减少或消失,这是与肺炎听诊的鉴别要点。

婴幼儿可发生一种特殊类型的支气管炎,称为喘息性支气管炎(asthmatic bronchitis)。临床表现特点为:①年龄多见于3岁以下,虚胖,往往有湿疹或其他过敏病史。②常继发于上呼吸道感染之后,体温一般低热或中度发热,伴咳喘,一般无中毒症状。③体征:两肺布满哮鸣音及中啰湿音,伴呼气功性哮鸣,两肺过清音。④本病有反复发作倾向,随年龄增长,发病次数逐渐减少,程度减轻,多数于学龄期痊愈,少数反复发作多次后可发展为支气管哮喘。

【治疗原则】

主要是控制感染和对症治疗。

(一)控制感染

病毒感染时采用抗病毒药物治疗。对年幼体弱儿或有发热、痰多而黄,白细胞增多时须考虑为细菌感染,则使用抗生素。

(二)对症治疗

一般不用镇咳药物,以免抑制咳嗽反射,影响痰液排出。常用口服祛痰剂如复方甘草合剂、10% 氯化铵等。喘憋严重者可使用支气管扩张剂,如喘乐宁雾化吸入或行超声雾化吸入必要时用激素。

👥 **课堂讨论：**

今天上午家长向责任护士小王叙述,患儿昨晚至今咳嗽剧烈,咽喉部有痰咳不出,咳嗽时呼吸加快、嘴唇青紫。

请讨论：

1. 患儿存在护理问题是什么?

2. 应采取哪些护理措施?

【护理评估】

(一)健康史

询问患儿有无上呼吸道感染史,发病后有无治疗,效果如何。既往是否反复发作,有无湿疹、过敏史;是否为特异性体质;有无免疫功能失调、营养障碍性疾病。

(二)身体状况

1. 症状评估   询问发热、咳嗽等症状出现时间、特点等,有无呕吐、腹泻等其他表现。

2. 护理体检   测量体温、脉搏、呼吸等,观察患儿咳嗽、咳痰情况,痰液是否容易咳出及其性状;口唇、面色等是否发绀,有无三凹征等体征,听诊肺部有无痰鸣音、哮鸣音及湿性啰音。体检有无佝偻病体征、营养不良等。

3. 心理 - 社会状况   评估家长对本病发生、发展、预防、护理等知识的了解掌握程度,是否因担心患儿的病情而焦虑等;患儿常有无因咳嗽、咳痰等不适而烦躁、哭闹,有无因呼吸困难、住院环境陌生而恐惧。

(三)辅助检查

及时了解周围血象和胸部 X 线检查结果及其意义。由病毒引起的急性支气管炎,周围血白细胞总数正常或稍高;由细菌引起者或合并细菌感染时,白细胞数及中性粒细胞数均见增高。胸部 X 线检查多无异常改变,或有肺纹理增粗,肺门阴影增浓。

【常见护理诊断／问题】

1. 清理呼吸道无效   与痰液过多、黏稠、咳嗽无力、咳痰方法不当等导致气道分泌物堆积有关。

2. 体温过高   与细菌或病毒感染有关。

3. 潜在并发症：支气管肺炎。

【护理目标】

1. 患儿呼吸道通畅。

2. 体温逐渐恢复并维持在正常范围。

3. 不发生并发症。

【护理措施】

(一)生活护理

1. 环境   保持室内空气新鲜,温湿度适宜(温度 18～20℃左右,湿度 50%～60% 左右),以减少对支气管黏膜的刺激,利于排痰。

2. 饮食护理   保证充足水分及营养供给。给予易消化、营养丰富饮食,发热期间进食流质或半流质为宜。

3. 休息   患儿要适当休息,减少活动,增加休息时间。

（二）病情观察

密切观察体温和呼吸变化,若有体温升高,咳嗽加重,气促甚至出现呼吸困难、发绀等,应考虑是否病情加重发展为肺炎,应给予吸氧,立即报告医师并协助积极处理。

（三）配合治疗

1. 用药护理 使用抗生素类药物时如有青霉素、红霉素等,注意观察药物的疗效及不良反应;口服复方新诺明后,应多喝水,利于药物排泄,减轻对肾脏的损害;口服止咳糖浆后不要立即饮水,以便药物更好地发挥疗效;由于茶碱类药物的吸收和排泄有较大的个体差异,用药过程中应注意监测血药浓度,密切观察临床反应,以免过量或不足。

2. 保持呼吸道通畅 ①观察咳嗽、咳痰的性质,指导并鼓励患儿有效咳嗽;对咳嗽无力的患儿,经常更换体位,拍击背部,促使呼吸道分泌物排出,促进炎症消散,方法是五指并拢稍向内合掌,由下向上、由外向内地轻拍背部,边拍边鼓励患儿咳嗽。②给予超声雾化吸入或蒸汽吸入;若分泌物较多,可用吸痰器吸痰,及时清除痰液,保持呼吸道通畅。

3. 发热护理 密切观察体温变化,及时测量体温,体温超过 38.5℃时给予物理降温或遵医嘱给予药物降温,防止发生惊厥。

4. 喘息护理 注意观察呼吸变化,对哮喘性支气管炎的患儿,注意观察有无缺氧症状,若有呼吸困难、发绀,应给予氧气吸入,并协助医生积极处理。

（四）心理护理

接受患儿的焦虑反应,安慰患儿及家长,消除其恐惧心理;适当解释病情和预后,根据治疗情况说明操作目的,取得患儿和家长的配合;帮助其减轻焦虑,提高其心理上的安全感。

（五）健康教育

1. 预防宣教 加强营养,增强体质,指导家长及患儿适当参加户外活动,宣讲进行体格锻炼的基本方法及意义;根据季节气温变化增减衣服,避免受凉或过热,减少感冒发生次数;在呼吸道疾病流行期间,避免到人多拥挤的公共场所,以免交叉感染;积极预防营养不良、佝偻病、贫血和各种传染病,按时预防接种,增强机体的免疫能力。

2. 康复指导 根据患儿家长接受能力适当介绍患儿的护理要点,如注意休息、多饮水、给清淡易消化饮食及观察病情等。向家长讲解病情预后,减轻家长的焦虑。

【护理评价】

1. 患儿是否恢复正常呼吸功能、咳嗽消失。

2. 患儿住院期间是否发生肺炎等并发症。

3. 患儿体温是否恢复正常。

第四节 支气管肺炎

案例思考 7-3

请结合本节学习,思考回答:

1. 本案例患儿表现发热、咳嗽、呼吸急促、肺部有固定湿啰音,如何对其进行病情观察?

2. 本案例患儿的主要护理措施有哪些?

支气管肺炎(bronchopneumonia)系指不同病原体或其他因素所致的支气管肺部炎症。临床以发热、咳嗽、气促、呼吸困难和肺部固定湿啰音为主要临床表现。肺炎为婴幼儿时期的常见病,支气管肺炎是肺炎中最常见病理类型,是发展中国家 5 岁以内小儿疾病死因之首。一年四季均可发病,以冬春季节发病率为高。被卫生部列为小儿重点防治"四病"之一。

肺炎分类:按病理可分为支气管肺炎、大叶性肺炎、间质性肺炎;按病因可分为感染性肺炎和非感染性肺炎;按病程又分为急性肺炎(病程< 1 个月)、迁延性肺炎(病程 1 ~ 3 个月)、慢性肺炎(病程> 3 个月);按病情分为轻症肺炎、重症肺炎。

【病因与发病机制】

常见病原体为病毒和细菌。病毒以呼吸道合胞病毒常见,其次为腺病毒、流感病毒等。细菌以肺炎链球菌多见,还有葡萄球菌、链球菌、革兰阴性杆菌等。近年来肺炎支原体、衣原体和流感嗜血杆菌有增加趋势。营养不良、维生素 D 缺乏症、先天性心脏病、免疫缺陷等小儿易患本病,且病情严重,迁延不愈。

病原体多由呼吸道入侵,也可经血行入肺,引起支气管、肺泡的炎症。支气管因黏膜水肿、炎性渗出而管腔变窄,肺泡壁因充血水肿而增厚,肺泡腔内充满炎性渗出物,从而造成通气和换气功能障碍,导致低氧血症和高碳酸血症。由于缺氧,患儿出现代偿性呼吸与心率加快,出现鼻翼扇动和三凹征,严重时可发生呼吸衰竭。由于病原体毒素的作用,重症患儿常伴有毒血症,而引起不同程度的感染中毒症状。缺氧、二氧化碳潴留及毒血症共同作用可累及重要脏器,而导致循环系统、消化系统、神经系统的一系列症状及代谢性和呼吸性酸中毒、电解质紊乱。

1. 循环系统　循环系统受累常见心肌炎、心力衰竭及微循环障碍。缺氧使肺小动脉反射性收缩,致肺动脉高压,导致右心负担加重;病原体和毒素作用心肌,引起心肌炎。肺动脉高压和中毒性心肌炎是诱发心力衰竭重要因素。重症者可出现微循环障碍休克及弥散性血管内凝血(DIC)。

2. 中枢神经系统　缺氧和二氧化碳潴留不仅影响脑细胞的能量代谢,使 ATP 生成减少,乳酸堆积,引起脑细胞内水钠潴留,而且也使脑血管扩张,血流减慢、血管通透性增加。二者均可引起脑水肿和颅内高压。病原体毒素作用亦可致中毒性脑病。

3. 消化系统　缺氧和毒血症可使胃肠黏膜受损,发生黏膜糜烂、出血、上皮细胞坏死、脱落等应激反应,导致胃肠功能紊乱,严重者发生中毒性肠麻痹和消化道出血。

4. 水、电解质和酸碱平衡紊乱　重症肺炎患儿常出现混合性酸中毒。这是由于缺氧使体内有氧代谢发生障碍,酸性代谢产物增加,加之高热、进食少等因素而发生代谢性酸中毒;二氧化碳潴留,碳酸增加导致呼吸性酸中毒。缺氧和二氧化碳潴留致肾小动脉痉挛而引起水钠潴留;严重抗利尿激素分泌增加,使钠水重吸收增加,可造成稀释性低钠血症。

【临床表现】

(一) 轻症支气管肺炎

以呼吸系统症状和相应的肺部体征为主。主要表现为发热、咳嗽、呼吸急促和肺部有固定中细湿啰音。

1. 发热　热型不定,多为不规则热,但小婴儿及重度营养不良小儿可不发热,甚至体温不升。

2. 咳嗽　较频繁,初为刺激性干咳,而后有痰。

3. 气促　呼吸频率加快,多出现在发热、咳嗽、哭闹后,呼吸增快可达 40 ~ 60 次 / 分。

（二）重症肺炎

病情重，除呼吸系统症状外全身中毒症状明显，并可累及其他重要系统。

1. 循环系统　常见心肌炎和心力衰竭。

（1）心肌炎：表现为面色苍白，心动过速、心音低钝、心律不齐，心电图表现为 ST 段下移和 T 波低平、双向或倒置。

（2）心力衰竭：肺炎合并心力衰竭可表现为：①呼吸突然加快，安静时＞60 次/分以上。②心率增快，安静时婴儿＞180 次/分，幼儿＞160 次/分。③突然极度烦躁不安，面色苍白或青灰，且明显发绀。指（趾）甲微循环再充盈时间延长。④肝脏短期内迅速增大，达肋下 3cm 以上。⑤心音低钝或有奔马律，颈静脉怒张。⑥尿少或无尿，颜面、眼睑或下肢水肿。

2. 神经系统　常见脑水肿和中毒性脑病。患儿表现为：烦躁或嗜睡，哭声尖叫，眼球上翻、凝视，反复惊厥。前囟饱满、隆起。晚期出现意识障碍、呼吸节律不齐等。

3. 消化系统　常见中毒性肠麻痹和消化道出血。患儿表现为腹胀、肠鸣音减弱或消失。呕吐咖啡样物，便血。

4. 其他　发生循环衰竭及 DIC 时，表现为血压下降，四肢凉，脉搏细速而弱，以及皮肤、胃肠道出血。若诊断延误或病原体致病力强，则可引起脓胸、脓气胸、肺大疱等并发症。

【治疗原则】

应采取综合措施，治疗原则主要为积极控制炎症、改善肺的通气功能、对症治疗、防止和治疗并发症。

1. 积极控制感染　药物使用原则：①根据不同病原体选用敏感抗生素控制感染。肺炎链球菌首选青霉素或阿莫西林；流感嗜血杆菌首选阿莫西林加克拉维酸。肺炎支原体和衣原体首选大环内酯类抗生素如红霉素、罗红霉素及阿奇霉素。②早期、联合、足量使用抗生素，重者可选择静脉给药。③足疗程，肺炎链球菌、流感嗜血杆菌感染用药时间一般应持续至体温正常后 5～7 天，症状、体征消失后 3 天停药。

2. 改善肺通气功能　使用祛痰药、雾化吸入、吸氧。喘憋严重可选用支气管解痉剂，若中毒症状明显可加用肾上腺皮质激素。

3. 治疗并发症　中毒性肠麻痹者，应禁食、胃肠减压，静脉滴注酚妥拉明。发生感染中毒性休克、脑水肿和心肌炎者，应及时相应处理。脓胸和脓气胸者应及时进行穿刺引流，若脓液黏稠，经反复穿刺抽脓不畅或发生张力性气胸时，宜采用胸腔闭式引流。

课堂讨论：

护士小王今晚夜班。凌晨 2 点巡视病房时，发现 3 床患儿非常烦躁、哭闹、有气急。查体发现患儿口唇发绀，鼻翼扇动、三凹征阳性。呼吸 65 次/分、脉搏 170 次/分。患儿男，14 个月。今天刚收住入院。诊断：急性支气管肺炎。

请讨论：

1. 小王护士首先应该做什么？

2. 患儿目前需要观察的内容有哪些？

3. 护士小王配合医生要迅速采取哪些治疗措施？

【护理评估】

（一）健康史

详细询问患儿有无上呼吸道感染或支气管炎病史；有无麻疹、百日咳等病史；评估既往生长发育情况，有无反复呼吸道感染既往史以及营养障碍性疾病、先天性心脏病等疾病。

（二）身体状况

1. 症状评估 评估患儿面色、精神状态、体温、心率、呼吸变化。了解患儿咳嗽有无痰液、痰液黏稠度。评估有无气急、烦躁、发绀表现及三凹征。评估患儿每日食物的摄入量、进食次数、食欲等情况，了解大便的次数、性状。

2. 护理体检 重点检查患儿呼吸频率、节律，肺部有无啰音、哮鸣音或呼吸音减弱。了解胸部X线检查结果和动脉血气分析值。对突然烦躁不安、气喘加重的患儿则应检查患儿的心率有无加速、肝脏有无在短时间内急剧增大等急性心力衰竭表现；检查有无腹胀、肠鸣音减弱或消失等中毒性肠麻痹体征；检查患儿前囟是否有紧张、隆起等中毒性脑病等体征。

3. 心理-社会状况 本病病情较重，发病率、死亡率较高，病程较长，常需住院治疗，以及患儿因发热、咳嗽等不适害怕打针等，常有烦躁不安、哭闹、易怒不合作现象。家长因患儿住院，家庭的正常生活秩序被打乱，同时缺乏肺炎的预防、保健知识和护理知识，而产生的焦虑、自责、忧虑、抱怨等心理反应。同时，也应了解患儿既往有无住院经历，家庭居住环境和经济状况等。

（三）辅助检查

1. 外周血白细胞总数在病毒感染时大多正常或降低，细菌感染时增高。鼻咽、气管分泌物或血清学检查有助于病原学诊断。

2. 胸部X线检查 支气管肺炎早期肺纹理增粗。以后出现大小不等的斑片状阴影，可融合成片，以双肺下野、中内侧带居多。

【常见护理诊断/问题】

1. 清理呼吸道无效 与呼吸道分泌物过多，痰液黏稠、无力排痰有关。

2. 气体交换受损 与肺部炎症造成通气和换气障碍有关。

3. 体温过高 与肺部感染有关。

4. 营养失调：低于机体需要量 与发热、消化道功能紊乱、摄入不足有关。

5. 潜在并发症：急性充血性心力衰竭、中毒性脑病、中毒性肠麻痹或脓胸、脓气胸等。

【护理目标】

1. 患儿能有效咳痰，咳嗽、气促缓解至消失。

2. 患儿缺氧、呼吸困难改善。

3. 患儿体温恢复正常。

4. 患儿营养摄入充足，体重稳定。

5. 患儿住院期间避免或不发生并发症，一旦发生能及时发现配合医生处理。

【护理措施】

（一）生活护理

1. 环境 保持室内空气清新，温度在18～22℃左右，定时开窗通风，每次20～30分钟。同时做好呼吸道隔离，防止交叉感染。

2. 休息 急性期患儿应卧床休息，置患儿有利于呼吸的舒适体位，减少活动。护理操作应集中完成，保证患儿有足够的休息时间，并可减少刺激，避免哭闹，降低氧耗。

3. 饮食 保证营养的供给，发热期间给予易消化、营养丰富的流质或半流质饮食为宜，婴儿每日热量供给不少于230kJ(55kcal)/(kg·d),液体入量每日60～80ml/(kg·d)。应少量多餐,防止过饱而影响呼吸。哺喂时应耐心,每次喂食时将患儿头部抬高或抱起,防止呛入气管发生窒息。重症患儿不能进食时,采取静脉营养,静脉输液时,最好采用输液泵,滴注的速度应控制在5ml/(kg·h)以下。

(二)病情观察

观察病情,及时发现和处理并发症:

1. 心力衰竭　观察患儿呼吸、心率、肝脏的变化。如提示有心力衰竭的表现,应及时报告医生,遵医嘱正确使用强心药。

2. 中毒性脑病　观察患儿有无眼球凝视、惊厥、哭声尖叫等神经系统表现,监测其前囟、头围、瞳孔、肌张力改变,若提示中毒脑病的表现,应立即与医生共同抢救。

3. 中毒性肠麻痹　观察有无腹胀、肠鸣音减弱或消失;是否有呕吐咖啡样物,便血等,以便及时发现中毒性肠麻痹和消化道出血。

4. 脓气胸　并发脓气胸时,咳嗽、呼吸困难、突然加重,肺部听诊呼吸音减弱或消失,提示并发脓胸或脓气胸,应积极配合医生进行胸穿或胸腔闭式引流。

(三)治疗配合

1. 清除呼吸道分泌物,保持呼吸道通畅

(1)湿化痰液:①定时超声雾化吸入,每日2～3次。每次雾化吸入时间不超过20分钟,以免引起肺泡内水肿。吸氧时可让氧气温湿化(将氧气瓶装置的湿化瓶盛入60℃左右的温水),使痰液稀薄利于咳出。②提高病室湿度,维持55%～65%左右,以湿化空气。③保证充足水分供给,避免呼吸道黏膜干燥、分泌物黏稠。

(2)促进痰液引流:①经常变换患儿体位,并叩击背部。具体方法是五指并拢、稍向内合掌、由下向上、由外向内的轻拍背部,并指导、鼓励患儿有效咳嗽。病情许可时采取体位引流。②及时清理口、鼻腔分泌物,如分泌物较多影响呼吸或排出不畅时,可采用吸痰器清除痰液,吸痰时动作要轻柔,以防损伤呼吸道黏膜,且吸痰不能过频、动作过慢以免妨碍呼吸使缺氧加重。

(3)用药护理:遵医嘱使用祛痰药,如复方甘草合剂等,严重喘憋者给予支气管解痉剂,如氨茶碱等,由于氨茶碱的有效浓度与中毒浓度很接近,浓度过高、速度过快可强烈兴奋心脏和中枢神经系统,故氨茶碱静脉注射或静脉滴注时,抽吸剂量要精确、输入的速度应缓慢,防止中毒。

2. 纠正缺氧、改善呼吸困难　凡有呼吸困难、喘憋、口周发绀等情况应立即吸氧。给氧时应注意给氧浓度及流量,主张以低浓度、低流量、温湿化给氧为宜。纯氧吸入时间不应超过6小时,以防氧中毒损伤。

3. 发热护理　密切观察患儿体温变化并警惕热性惊厥的发生。高热可使机体代谢加快,耗氧量增加,使机体缺氧加重、消耗增加,若体温超过38.5℃时应采取物理降温、按医嘱给予退热剂。

(四)心理护理

对频繁咳嗽、气促的患儿除满足其生理需要外,应经常搂抱和安抚患儿,使其得到心理满足;了解患儿最依恋的人或玩具,允许将其熟悉的玩具、生活用品带进病室;对年长儿可用亲切、通俗的语言进行交流或讲故事,以此,消除患儿焦虑、恐惧的情绪。

(五)健康教育

1. 疾病知识指导　向家长讲解肺炎的护理要点,如保持患儿正确舒适的体位、经常变换卧位,患儿咳嗽时协助排痰等;同时使患儿保持安静,喂养时应少食多餐,避免呛咳;并向家长介绍患儿病情,安慰其不要过于紧张,指导其观察患儿病情;对年长儿说明住院和注射对疾病痊愈的重要性,鼓励患儿克服暂时的痛苦,配合治疗。

2. 增强体质   强调预防本病关键是增强体质。指导患儿合理营养,开展户外活动,进行体格锻炼,尤其加强呼吸运动锻炼,改善呼吸功能,提高对气温变化的适应能力。积极防治营养不良、佝偻病、先天性心脏病等易引起呼吸系统急性炎症的疾病。

3. 培养良好卫生习惯   教育患儿咳嗽时,用手帕或纸捂嘴,尽量勿使痰液、飞沫向周围喷射。不随地吐痰,防止病菌污染空气而传染他人。

4. 卫生宣教   在肺炎高发季节,对易患肺炎的高危儿加强卫生管理,嘱他们不要到公共场所去,以防交叉感染。注意室内通风,必要时用食醋熏蒸,进行房间空气消毒,每日一次,连续 3 ~ 5 日。

【护理评价】

1. 患儿咳嗽、气促、发绀消失,呼吸功能是否恢复正常。

2. 患儿体温是否恢复正常。

3. 患儿住院期间体重监测是否正常。

4. 患儿住院期间是否发生并发症

第五节   支气管哮喘

案例思考 7-4

请结合本节学习,思考回答:

1. 本案例患儿在出院 1 个月后因冷空气刺激出现喘憋、呼气时间延长,应怎样进行护理评估?

2. 出现上述情况应采取哪些护理措施?

支气管哮喘(bronchial asthma)简称哮喘,是在支气管高反应状态下,由于变应原或其他因素引起的可逆性的气道阻塞性疾病。主要表现为反复发作的咳嗽和带有哮鸣音的呼吸困难,常在夜间和(或)清晨发作加剧,可自行或经治疗后缓解。以 1 ~ 6 岁患病较多,大多在 3 岁以内起病。小儿哮喘如果诊治不及时,随病情延长可产生气道不可逆性狭窄和气道重塑,因此,早期防治非常重要。世界卫生组织与美国国立卫生研究院制定了全球哮喘防治倡议(Global Initiative For Asthma,GINE)方案,目前该方案不断更新,已成为全球防治哮喘重要指南。

【病因】

哮喘发病机制,尚未完全清楚,与免疫、神经、精神、内分泌因素和遗传学背景密切相关。

1. 免疫因素   特应质是发生哮喘的最确定危险因素,哮喘患者伴有高 IgE 血症、肥大细胞、嗜酸性粒细胞和 T 淋巴细胞浸润性慢性气道炎症,提示免疫反应在哮喘发病中具有重要意义。

2. 神经、精神和内分泌因素   哮喘患儿的 β - 肾上腺素能受体功能低下和迷走神经张力亢进,或同时伴有 α-肾上腺能神经反应性增强,从而发生气道高反应性。一些患儿哮喘发作与情绪有关,大哭大笑或激怒恐惧后可引起哮喘发作。约 2/3 的病儿于青春期哮喘症状完全消失,于月经期症状加重,均提示哮喘的发病可能与内分泌功能紊乱有关。

3. 遗传学背景　哮喘具有明显遗传倾向,病儿及其家庭成员患过敏性疾病和特应性体质者明显高于正常人群。患儿大多是过敏体质,既往有婴儿湿疹、变应性鼻炎、食物或药物过敏史,不少患儿有家族史。

4. 诱发因素　常见诱因有以下几种:①感染,如呼吸道感染;②非特异性刺激物,如油烟、汽油、杀虫剂、油漆、家庭装修造成的室内空气污染等;③过敏原,如尘螨、花粉、真菌、动物毛屑等;④气候变化,如寒冷刺激、空气干燥、大风等;⑤食物,如牛奶、鸡蛋、鱼虾、食品添加剂等;⑥药物,如阿司匹林、磺胺类药物等;⑦精神因素,有些小儿过度兴奋、大哭大笑、剧烈运动后可诱发。

【临床表现】

1. 咳嗽和喘息　呈阵发性发作,以夜间和清晨为重。发作前可有流涕、打喷嚏和胸闷,发作时呼吸困难、呼气延长伴有喘鸣声。严重者被迫采取端坐呼吸、恐惧不安,大汗淋漓,面色青灰。

2. 查体　可见桶状胸、三凹征,肺部满布哮鸣音。重者患儿气道广泛阻塞,哮鸣音反而消失,呼吸音减弱。

3. 哮喘持续状态　哮喘发作在合理应用常规缓解药物治疗后,仍不能在 24 小时内缓解,称为哮喘持续状态。

【治疗原则】

治疗原则为:①去除病因;②控制发作和预防复发;③实施长期、持续、规范和个体化治疗。急性发作时采用多种措施缓解支气管痉挛,改善肺通气功能,以快速缓解症状;缓解期坚持长期抗炎和自我保健,避免接触诱发因素。常用药物有支气管扩张剂、肾上腺糖皮质激素等。

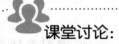
课堂讨论:

责任护士小王,今天上午发现 2 室 3 床患儿突然痛苦面容、大汗淋漓、端坐呼吸、呼吸困难。患儿 2 天前因为支气管哮喘入院。

请讨论:

1. 患儿发生痛苦面容、端坐呼吸、呼吸困难的原因是什么?

2. 患儿目前需要观察的内容有哪些?

3. 首先要帮助患儿解决什么问题?

【护理评估】

(一)健康史

仔细询问病史,如发病年龄、发病季节、发病次数、频度。夜间发作情况,居室环境和喂养方式等情况。近期发病前有无呼吸道感染和其他的诱发因素。患儿特应性疾病病史,如既往有无哮喘发作,有无湿疹、变应性鼻炎病史,有无食物或药物过敏史。详细询问其一、二级亲属的过敏史。通过询问健康史可以帮助小儿哮喘的诊断,还为发现哮喘诱因提供重要线索。

（二）身体状况

1. 症状评估   评估患儿生命体征和精神状态；评估有无咳嗽、胸闷、喘息和呼吸困难的典型症状。

2. 护理体检   观察有无发绀、三凹征。听诊肺部有无哮喘音和呼气音延长等。了解胸部 X 线检查结果、动脉血气分析值，评估血气分析 PaO_2、$PaCO_2$、SaO_2 的程度及变化。

3. 心理 - 社会状况   本病呈慢性反复发作，发作时呼吸困难较为严重，使患儿及家长产生恐惧感。年龄较大的患儿因为反复就医，正常的生活、学习会受到不同程度的影响，从而产生紧张、抑郁、焦虑、否认、自卑等心理。患儿及家长对疾病的反复发作会产生失望、情绪低落、沮丧等心理反应。评估家长对患儿疾病知识的了解程度和家庭经济状况。

（三）辅助检查

外周血嗜酸性粒细胞增高。胸部 X 线检查示过度肺充气。肺功能测定显示换气流率和潮气量降低，残气量增加。用多种吸入性过敏原或食物性过敏原提取液所做的过敏原皮肤试验，可提示患儿对该过敏原是否过敏。

【常见护理诊断 / 问题】

1. 低效性呼吸型态   与支气管痉挛、气道阻力增加有关。

2. 清理呼吸道无效   与呼吸道分泌物多且黏稠有关。

3. 焦虑   与哮喘反复发作有关。

4. 知识缺乏：家长缺乏哮喘治疗和预防的相关知识。

【护理目标】

1. 患儿能够呼吸平稳，口唇无发绀，血气分析指标恢复正常。

2. 患儿呼吸道分泌物减少，能有效排除痰液。

3. 患儿精神放松，情绪稳定。

4. 患儿家长能说出发病的原因及护理知识。

【护理措施】

（一）生活护理

1. 环境   提供安静、舒适环境。保持病室环境清洁，空气清新、流通，室温维持在 18 ~ 22℃，湿度为 60% 左右。病室内布局力求简单，不宜布置花草，枕头内不宜填塞羽毛，避免接触刺激性物质和有害气体。

2. 休息   给患儿取舒适体位或半坐卧位，以利呼吸。教会患儿作深而慢的呼吸运动，并给予鼓励。护理操作尽可能集中在一起进行，以保证患儿的休息。

3. 饮食   给予易消化、营养丰富流质或半流质饮食，少量多餐，以免过饱影响呼吸。哺喂时应耐心，防止呛咳。保证患儿充足水分供给，以防呼吸道分泌物黏稠。

（二）病情观察

密切观察患儿哮喘发作的症状及持续时间，观察患儿有无发绀、三凹征。听诊肺部有无哮鸣音及哮鸣音减弱或消失等变化。当呼吸困难突然加重时，应警惕心力衰竭等并发症发生，观察患儿呼吸、心率、肝脏的变化，若一旦发生，应立即吸氧，给予半坐卧位，协助医生共同处理。

（三）治疗配合

1. 缓解呼吸困难、维持气道通畅

　　(1)用药护理:①支气管扩张剂:β_2肾上腺素受体激动剂类,常用的药物有沙丁胺醇、特布他林等。可采用吸入、口服等方式给药,其中吸入治疗具有用药量少、起效快、副作用少等优点,是首选的药物治疗方法。使用时可嘱患儿充分摇匀药物,在按压喷药于咽喉部的同时,闭口屏气10秒,用鼻腔缓缓呼气,最后清水漱口,将获较好效果;茶碱类,常用的药物有氨茶碱,可采用口服、静脉滴注等方式,由于氨茶碱的有效浓度与中毒浓度很接近,故用药过程中应注意监测血药浓度,防止中毒。②肾上腺糖皮质激素类,可对抗炎症反应和降低气道高反应性,吸入疗法具有局部抗炎作用强、剂量小、疗效高,副作用少的优点,是目前治疗哮喘最有效的药物。

　　(2)清除呼吸道分泌物:保证充足水分供给,定时超声雾化吸入以湿化痰液。经常变换患儿体位,轻叩背部,鼓励患儿有效的咳嗽,促进痰液引流。

　　2.给氧护理:给予氧气吸入,浓度以40%为宜,监测患儿呼吸、血气分析,及时调整氧流量,使动脉氧分压保持在9.3~12.0kPa(70~90mmHg)。同时做好气管插管的准备,必要时立即给予机械呼吸。

(四)心理护理

　　1.哮喘发作时应安抚并鼓励患儿,不要紧张、害怕,减轻患儿的恐惧及烦躁不安情绪,促使其放松,有利于哮喘症状的缓解。所有的护理操作应尽可能地集中进行。

　　2.允许患儿及家长表达感情,鼓励患儿及时将不适告诉医护人员,并尽量满足其合理的要求。

(五)健康教育

　　1.指导患儿及家长认识哮喘主要诱发因素,避免接触各种可能的致病危险因素。加强体格锻炼,增强体质,预防呼吸道感染。

　　2.教会患儿及家长辨认哮喘发作的早期征象并能作出适当的处理。告诉家长通过观察呼吸、面色等表现,评估患儿哮喘发作的早期征象、严重程度,使其能及时就医,控制哮喘严重的发作。

　　3.教会患儿及家长选用长期预防和快速缓解哮喘的药物,并能正确、安全使用。由于哮喘多数是在夜间、清晨突然发作,因而指导家长或患儿以积极的态度去应对疾病发作,并能正确、安全使用药物,充分调动患儿和家长自我护理、预防复发的主观能动性。

【护理评价】

　　1.患儿是否呼吸平稳,口唇无发绀,血气分析指标恢复正常。

　　2.患儿能否有效排痰。

　　3.患儿是否精神状态良好,能积极配合治疗。

　　4.患儿家长能够说出诱发本病发病的常见原因及相关的预防、护理知识。

(刘　靖)

思 与 练

一、选择题

1.关于小儿呼吸系统解剖、生理特点叙述正确的是

　A.咽鼓管相对窄、短,弯曲,易患中耳炎　　　　　　B.年龄越小,呼吸频率越快

  C. 婴幼儿呈胸腹式呼吸   D. 婴幼儿缺乏 SIgE,易反复呼吸道感染

  E. 婴幼儿易患扁桃体炎

2. 婴幼儿易感上并发中耳炎的原因是

  A. 咽鼓管细、长、平   B. 咽鼓管短、平、粗

  C. 血 IgM 含量不足   D. 血 SIgA 含量不足

  E. 炎症易经淋巴组织蔓延

3. 小儿扁桃体炎发病年龄的高峰是

  A. 新生儿   B. 1 岁内   C. 2～3 岁

  D. 4～10 岁   E. 12 岁以后

4. 正常 1 岁小儿每分钟呼吸次数为

  A. 15～25 次   B. 20～25 次   C. 30～40 次

  D. 40～45 次   E. 55～65 次

5. 婴幼儿易发生呼吸道感染的原因之一是呼吸道黏膜缺乏

  A. 黏液腺   B. 纤毛   C. 鼻毛

  D. IgG   E. SIgA

6. 小儿急性上呼吸道感染常见的病原体是

  A. 病毒   B. 支原体   C. 真菌

  D. 链球菌   E. 葡萄球菌

7. 婴儿上感早期突发高热最易引起

  A. 惊厥   B. 中耳炎   C. 结膜炎

  D. 支气管炎   E. 咽后壁脓肿

8. 婴幼儿上呼吸道感染的临床特点是

  A. 以鼻咽部症状为主   B. 以呼吸道症状为主

  C. 全身症状轻微,仅有发热头痛   D. 全身症状重,呼吸道症状不明显

  E. 以消化道症状为主

9. 疱疹性咽峡炎的病原体是

  A. 柯萨奇 A 组病毒   B. 呼吸道合胞病毒   C. 腺病毒

  D. 鼻病毒   E. 冠状病毒

10. 咽结合膜热的病原体是

  A. 柯萨奇 A 组病毒   B. 呼吸道合胞病毒   C. 腺病毒

  D. 鼻病毒   E. 冠状病毒

11. 哮喘性支气管炎患儿发作时的主要护理问题是

  A. 体温升高   B. 焦虑   C. 低效型呼吸型态

  D. 有体液不足的危险   E. 惊厥

12. 王某,3 岁,急性支气管炎,体温 39℃,脉搏 100 次 / 分,呼吸 26 次 / 分。医嘱:小儿 百服宁 1/4 片、q6h、prn,头孢唑林钠过敏试验阴性后肌内注射 0.25g、2 次 / 日,小儿止咳糖浆每次 5ml,3 次 / 日,应

  A. 饭前服用,服后多饮水   B. 饭后服用,服后多饮水

  C. 睡前服用,服后多饮水   D. 咳嗽时服用,服后多饮水

  E. 在所有的药物后服用,服后不饮水

13. 当急性上感婴幼儿体温超过 39℃时,立即降温处理的主要目的是

  A. 减少水分丢失   B. 降低机体代谢率   C. 防止惊厥发作

  D. 防止组织损伤   E. 减轻家长焦虑

14. 针对上呼吸道感染预防宣教最基本的内容是

    A. 避免受凉   B. 避免劳累   C. 增加机体抵抗力

    D. 加强隔离   E. 加强营养

15. 支气管肺炎与支气管炎护理观察的主要不同点是

    A. 发热的高低   B. 咳嗽的轻重

    C. 痰液的多少   D. 肺部是否有固定的中小水泡音

    E. 血白细胞的高低

16. 支气管哮喘的基本特征和基本病变是

    A. 气道慢性炎症,气道低反应性   B. 气道急性炎症,气道高反应性

    C. 气道急性炎症,气道低反应性   D. 气道慢性炎症,气道高反应性

    E. 气道非特异性炎症,气道低反应性

17. 4 岁女孩,咳喘 3 天,加剧 1 天。查体:体温正常,精神稍差,呼吸困难,两肺多哮鸣音,无水泡音,有过敏性鼻炎。应立即选择哪种治疗

    A. 糖皮质激素吸入   B. 静滴糖皮质激素

    C. β_2 肾上腺素能受体激动剂吸入   D. 茶碱类药物静推

    E. 5% 碳酸氢钠静推

18. 小儿支气管肺炎最常见的病原体为

    A. 链球菌   B. 肺炎链球菌   C. 金黄色葡萄球菌

    D. 呼吸道合胞病毒   E. 流感病毒

19. 区别轻症与重症肺炎最重要的依据是

    A. 发热程度   B. 呼吸困难程度

    C. 患儿年龄、性别   D. 除呼吸系统表现外有其他系统受累表现

    E. 肺部啰音多少

20. 肺炎链球菌肺炎治疗应首选

    A. 大剂量青霉素   B. 氯霉素   C. 庆大霉素

    D. 红霉素   E. 林霉素

21. 支原体肺炎治疗应选择的抗生素是

    A. 青霉素   B. 氨苄西林   C. 头孢噻肟

    D. 庆大霉素   E. 红霉素

22. 护士指导肺炎患儿家长体位引流的方法,其拍背的顺序应是

    A. 由下向上、由外向内   B. 由上向下、由外向内   C. 由下向上、由内向外

    D. 由下向上、由左向右   E. 由上向下、由右向左

23. 肺炎患儿宜采用

    A. 头低位   B. 平卧位   C. 半卧位

    D. 侧卧位   E. 坐位

(24 ~ 26 题共用题干)

2 个月男婴,以"咳喘 3 天,加重 1 天"入院,入院前食乳差,无尿,入院查体:体温 39.7℃,心率 180 次 / 分,心音低钝,呼吸 70 次 / 分,呼吸急促,鼻翼扇动,口唇发绀,两肺呼吸音粗糙,满布细湿啰音,心音低钝,腹软,肝肋 3.5cm。

24. 最可能发生

    A. 脓气胸   B. 肺不张   C. 心肌炎

    D. 心力衰竭   E. 中毒性脑病

25. 下列应急处理最为重要的是

A. 立即更换体位以减轻肺部淤血   B. 镇静,吸氧

C. 吸痰,通畅呼吸道   D. 使用快速洋地黄制剂

E. 使用强力利尿剂

26. 该患儿在用强心苷药物治疗时,应及时停止用强心苷药物的指征是

A. 尿量增多   B. 心动过缓   C. 肝脏回缩

D. 水肿消退   E. 呼吸困难

二、思考题

1. 患儿,女,年龄 6 个半月。发热、咳嗽 3 天,伴气急,烦躁不安 2 天入院。查体:体温 39.8℃,体重 8kg。精神萎靡,阵发性烦躁、气急、面色苍白、口周发绀、鼻翼扇动、三凹征明显。呼吸 70 次 / 分,两肺闻及广泛中细湿啰音。心音低钝,心率 180 次 / 分。腹软,肝肋下 4.5cm。四肢无异常。

请问:

(1) 患儿护理评估主要内容?

(2) 列出主要的护理诊断。

(3) 提出相应的护理措施。

2. 患儿,男,1 岁 3 个月。2 天前出现发热、咳嗽、烦躁不安。发病后食欲差,呕吐 2 次。查体:体温 39.8℃,咽喉部充血,扁桃体Ⅰ度大,双肺呼吸音清晰、未闻及干湿啰音。

请问:

(1) 提出主要的护理诊断及相关护理措施?

(2) 最常见的潜在并发症是什么?

第八章

循环系统疾病患儿的护理

学习目标

1. 掌握先天性心脏病和病毒性心肌炎的临床表现、护理评估及护理措施。
2. 熟悉先天性心脏病治疗原则、护理诊断、护理目标、护理评价。
3. 了解小儿循环系统解剖生理特点;先天性心脏病、病毒性心肌炎的病因。
4. 学会运用护理程序,对先天性心脏病患儿进行整体护理。
5. 在护理工作中具有良好的沟通能力,爱护、尊重患儿及家长,以达到护理预期目标。

案例导入与分析

案　例

小强,男,2岁半,生后3个月出现青紫,哭闹、活动后青紫明显加重,生长发育落后,喜蹲踞,有杵状指,心前区有明显杂音,无咯血、水肿,食欲尚可,大小便正常。出生后常有发热,咳嗽,并因肺炎住院5次;患儿母亲孕期2个月时患过"感冒"。

查体:T 37.2℃,P 120次/分,R 24次/分,BP 12.7/5.2 kPa。发育营养较差,无鼻翼扇动,口唇发绀,杵状指,全身浅淋巴结不大,双肺呼吸音清晰,未闻及啰音,心前区稍隆起,胸骨左缘第2～3肋间可闻及Ⅱ～Ⅲ级喷射性收缩期杂音。

胸片:肺纹理减少,透亮度增加,靴形心。

心电图:电轴右偏,右室肥大。

第一节   小儿循环系统解剖生理特点

一、心脏胚胎发育

胚胎第2周开始形成原始心脏。原始心脏是个纵直管道,由外表收缩环把它分为心房、心室和心球三部分。在胚胎第4周形成共腔的房室,第4周后开始形成间隔,至第8周房室中隔完全长成,即成为四腔心脏。

所以胚胎期心脏发育的关键时期在第2~8周,也是预防先天性心脏畸形发生的重要时期。

二、正常胎儿血液循环及出生后的改变

(一)正常胎儿血液循环

胎儿的营养代谢与气体交换,是通过胎盘与母体进行交换的。胎盘的动脉血经脐静脉进入胎儿体内,至肝脏下缘分为两支:一支经静脉导管进入下腔静脉,与来自下半身的静脉血混合后入右心房,大部分经卵圆孔入左心房,再经左心室流入升主动脉,主要供应心、脑及上肢。另一支入肝与门静脉汇合后进入下腔静脉,到达右心房后进入右心室,流入肺动脉,由于胎儿的肺尚无呼吸功能,所以仅有少量血液入肺,大部分血液经动脉导管流入降主动脉,与来自升主动脉的血汇合,供应腹腔器官和下肢。最后血液经脐动脉回到胎盘,换取营养及氧气(图8-1)。

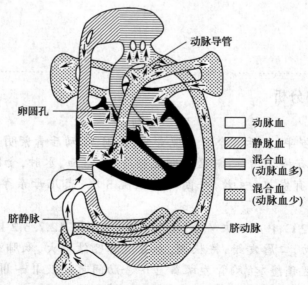

图 8-1   正常胎儿血液循环示意图

正常胎儿血液循环特点:

1. 营养和气体交换是通过脐血管和胎盘与母体之间以弥散的方式进行的。

2. 胎儿体内循环血液,大多是动脉与静脉血混合,只是混合成分的比例不同,其中肝脏含氧量最高,脑、心和上肢次之,腹腔脏器和下肢含氧量最低。

3. 胎儿时期左右循环系统都向全身供血,由于肺尚没建立呼吸,故只有体循环,几乎没

有肺循环。

4. 胎儿血液循环中有三个特殊通道,静脉导管、卵圆孔和动脉导管。

(二) 出生后血液循环的改变

出生后脐血管结扎,呼吸建立,肺循环阻力下降,从右心经肺动脉入肺的血液增多,心房压力增高,当左心房压力超过右心房时,卵圆孔发生功能性关闭,生后 5 ～ 7 个月可形成解剖上的关闭。同时,由于肺循环压力降低与体循环压力的上升,流经动脉导管的血流逐渐减少,最后停止。约 80% 的足月儿在生后 24 小时发生功能性关闭,约 80% 婴儿在生后 3 个月、95%婴儿在出生后 1 年内形成解剖上的关闭。脐血管则在血流停止后 6 ～ 8 周完全闭锁形成韧带。

三、正常小儿心脏、心率、血压的特点

(一) 心脏大小和位置

小儿心脏体积相对比成人大,新生儿心脏重量占体重的 0.8%(成人占 0.5%),且左、右心室增长不平衡。胎儿的右心室负荷大,出生时两侧心室壁厚度几乎相等,随着小儿的成长,体循环量日趋增加,左心室负荷明显增加,故左心室壁较右心室壁增厚更快。

小儿心脏的位置随年龄增长而变化。2 岁以下幼儿心脏多呈横位,心尖搏动位于胸左侧第 4 肋间、锁骨中线外。2 岁以后随着直立行走,肺和胸部的发育和横膈的下降等,心脏由横位逐渐转为斜位。新生儿和小于 2 岁的婴幼儿心尖搏动位于胸左侧第 4 肋间,锁骨中线外侧。3 ～ 7 岁时心尖搏动已位于胸左侧第 5 肋间、锁骨中线处,7 岁以后心尖搏动位置逐渐移至锁骨中线以内 0.5 ～ 1cm。

(二) 心率

由于小儿新陈代谢旺盛、交感神经兴奋性较高,故心率较快,随着年龄增长心率逐渐减慢。小儿心率易受各种内外因素的影响,如哭闹、活动、进食、发热或精神紧张,心率可明显加快。一般体温每增高 1 ℃,心率每分钟增加约 15 次。睡眠时心率每分钟可减少 20 次左右。因此,宜在小儿安静或睡眠时测量心率(表 8-1)。

表 8-1　各年龄段心率、血压参考值

年龄	心率（次 / 分）	收缩压（kPa）	舒张压（kPa）
新生儿	120 ～ 140	8.0 ～ 9.3	5.3
＜1 岁	110 ～ 130	9.3 ～ 10.6	6.7
2 ～ 3 岁	100 ～ 120	10.6 ～ 12.0	6.7
4 ～ 7 岁	80 ～ 100	11.3 ～ 12.6	6.7 ～ 8.0
8 ～ 14 岁	70 ～ 90	12.0 ～ 17.3	8.0 ～ 12.0

注:1 kPa = 7.5 mmHg

(三) 血压

动脉血压(简称血压)高低主要取决于心搏出量和外周血管阻力。由于小儿心搏出量较少,动脉壁的弹性较好和血管口径相对较大,故动脉血压较低,但随着年龄增长而逐渐升高。

2 岁以后收缩压可按公式计算:

收缩压 = 年龄 ×0.26+10.7kPa(年龄 ×2+80mmHg)。舒张压为收缩压的 2/3。

收缩压高于此标准 2.6 kPa(20mmHg)考虑为高血压;低于此标准 2.6 kPa(20 mmHg)可

考虑为低血压。

正常下肢血压比上肢约高 2.6～5.3 kPa(20～40 mmHg)。脉压为收缩压与舒张压之差，正常为 4.0～5.2 kPa(30～40 mmHg)。

小儿血压受诸多外界因素的影响，如哭叫，体位变动，情绪紧张皆可使血压暂时升高。故测量血压要保持绝对安静，并注意测量时的体位和血压计袖带的宽度。血压计袖带的宽度约为上臂长度的 2/3，袖带过宽测得的血压偏低，过窄测得的血压偏高。

第二节　常见先天性心脏病

案例思考 8-1

请结合本节学习，思考回答：

1. 本案例中患儿常于哭闹、活动后，青紫明显加重，生长发育落后，喜蹲踞，活动量不如同龄小儿，如何对其进行病情观察？

2. 本案例患儿主要护理措施有哪些？

先天性心脏病(congenital heart disease,CHD)简称先心病，是胎儿期心脏及大血管发育异常而致的先天畸形，是小儿最常见的心脏病。先天性心脏病患儿轻者无症状，重者可有活动后呼吸困难、晕厥、发绀等，甚至心功能不全，年长儿可有生长发育迟缓。

随着超声心动图、心导管和心血管造影术、放射性核素造影、计算机断层扫描及磁共振成像等新技术迅速发展，较复杂的先天性心血管畸形在新生儿期即可作出诊断。治疗上，低温麻醉、体外循环下心脏直视手术的发展，介入性导管术用于堵塞动脉导管、关闭房间隔及室间隔缺损、瓣膜和血管扩张等，使临床上先天性心脏病诊断、治疗和预后都有了显著的进步，先天性心脏病的预后大为改善，病死率显著下降。

【病因】

先天性心脏病的病因目前还不完全明了。但已公认其发病主要是由遗传和环境因素相互作用的结果。

1. 环境因素(外在因素)　较为重要的是宫内感染，尤其为妊娠早期病毒感染，如风疹、流感等病毒感染。其他包括孕母缺乏叶酸、接触放射线、药物影响(抗癌药、抗癫痫药等)、代谢性疾病(糖尿病、高钙血症等)以及宫内慢性缺氧、妊娠早期酗酒或吸食毒品等。

2. 遗传因素(内在因素)　可由常染色体畸变或多基因突变引起。如 21-三体综合征、马方综合征等可合并心血管畸形。

【分类】

临床常根据左、右心腔及大血管之间有无分流分为三大类，左向右分流、右向左分流型、无分流。

1. 左向右分流型(left-to-right shunt lesions)(潜伏青紫型)　是临床上最常见类型。在左、右心之间或主动脉与肺动脉之间有异常通路，由于左心压力高于右心压力，主动脉压力高于肺动脉压力，血流方向由左向右，因此，平时不出现青紫，在特殊情况下，如肺炎、哭闹、右心衰竭时，右心室或肺动脉压力大于左心室时，血流方向由右向左，出现暂时性青紫。常见的有室间隔缺损、房间隔缺损和动脉导管未闭等。

2. 右向左分流型(right-to-left shunt lesions)(青紫型)　为先天性心脏病中最严重、死亡率高的类型。由于畸形的存在,造成右心压力增高超过左心,使血液从右向左分流,或大血管起源异常,使大量静脉血流入体循环,出现持续性青紫。以法洛四联症和大血管错位畸形最常见。

3. 无分流型(non-shunt lesions)(无青紫型)　指心脏左右两侧或动静脉之间不存在异常通道或分流,如肺动脉狭窄和主动脉缩窄等。

【常见先天性心脏病的特点】

(一)室间隔缺损

室间隔缺损(ventricular septal defect,VSD)是先天性心脏病中最常见类型。占先天性心脏病发病总数25%~40%。根据缺损位置不同,可分为:①膜部缺损(最为常见);②漏斗部缺损(较常见);③三尖瓣后方;④肌部缺损(较少见)。根据缺损大小不同还可分为三型:①小型缺损,缺损直径<0.5 cm,常见于肌部,又称为Roger病;②中型缺损,缺损直径为0.5~1cm;③大型缺损,缺损直径>1cm。

1. 病理生理　室间隔缺损在早期因左心室压力高于右心室压力,其分流为左向右分流,所以一般无青紫。分流造成右心室血量增加、流至肺循环血量增加、左心室舒张期负荷过重而产生左右心室增大。左向右分流体循环血量减少,肺循环血流量增加,出现容量性肺动脉高压,晚期可导致肺小动脉肌层及内膜改变,管腔壁增厚、管腔狭窄导致不可逆的肺动脉高压,当右心室压力超过左心室压力时,左向右分流变为双向分流或右向左分流,临床上出现持续青紫,称为艾森曼格综合征(Eisenmenger syndrome)。这一阶段的患儿已失去手术机会,唯一等待的是心肺联合移植,大多数在40岁以前死亡(图8-2)。

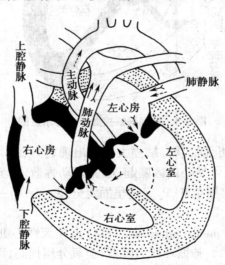

图8-2　室间隔缺损血液循环示意图

2. 临床表现　患儿临床表现出现早晚、轻重,取决于缺损大小及肺循环阻力。小型缺损常无明显症状,生长发育不受影响。中、大型缺损分流量大者,因体循环血量明显减少,可影响生长发育,患儿出现消瘦、乏力、面色苍白;而肺循环内明显充血,患儿出现喂养困难(哺乳时因气促、发绀、大汗而有停歇)、活动后心慌、气急,易患肺部感染。肺动脉扩张可压迫喉返神经,引起声音嘶哑。

体检心前区隆起,心尖搏动弥散,心界扩大。胸骨左缘 3、4 肋间有响亮、粗糙的Ⅲ～Ⅳ级以上全收缩期杂音,杂音最响处可触及收缩期震颤,肺动脉瓣第二音(P₂)亢进。分流量较大时,肺静脉回流入左心房血量过多,可于心尖部听到舒张期隆隆样杂音。

(二) 房间隔缺损

房间隔缺损(atrial septal defect,ASD)为小儿常见先天性心脏病。根据病理解剖部位的不同可分为:①原发孔缺损;②继发孔缺损(较原发孔缺损多见);③静脉窦性缺损。部分房间隔缺损可在 1 岁内闭合,1 岁后自然闭合的可能性极小。

1. **病理生理**　生后因左心房压力高于右心房压力,房间隔缺损时则出现左向右分流,分流量与缺损大小、两侧心房压力差及心室的顺应性有关。分流造成右心房和右心室负荷过重而产生右心房和右心室增大,肺循环血量增多和体循环量减少,晚期可发展成为不可逆的肺动脉高压时,当右心房压力超过左心房压力时,则可产生右向左分流,出现艾森曼格综合征(图 8-3)。

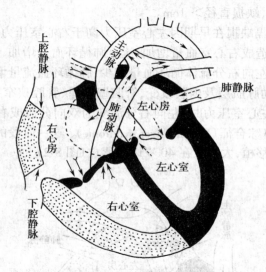

图 8-3　房间隔缺损血液循环示意图

2. **临床表现**　缺损小可无症状。缺损大时可出现乏力、活动后气急、心悸、生长发育落后,易患呼吸道感染。体检可见心前区隆起,心尖搏动弥散,心界扩大。胸骨左缘 2～3 肋间闻及Ⅱ～Ⅲ级喷射性收缩期杂音,P₂ 亢进呈固定分裂。

(三) 动脉导管未闭

动脉导管未闭(patent ductus arteriosus,PDA)占先天性心脏病发病总数 15%～20%。小儿出生后,随着呼吸的开始,肺循环压力降低,血氧分压提高,动脉导管于生后出现功能性关闭。80% 在生后 3 个月左右解剖性关闭。若持续开放并出现左向右分流者即为动脉导管未闭。根据未闭的动脉导管大小、长短、形态的不同分管型、漏斗型及窗型三种类型。

1. **病理生理**　动脉导管未闭分流量大小,与主动脉、肺动脉之间的压力差和导管内径的粗细有关。由于主动脉压力高于肺动脉压力,所以血液自主动脉向肺动脉分流,肺循环血量增加,回流至左心房和左心室的血量也增多,出现左心房、左心室增大。由于长期大量血流向肺循环的冲击,可致肺动脉高压,当肺动脉压力超过主动脉压力时,产生右向左分流,血液自肺动脉逆向流入主动脉,患儿表现为下半身青紫,左上肢轻度青紫,右上肢正常,即为差异性青紫(differential cyanosis)(图8-4)。

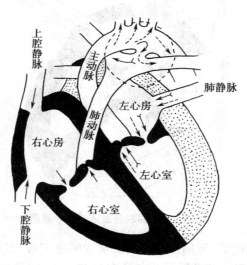

图8-4 动脉导管未闭血液循环示意图

2. 临床表现 分流量小可无症状,分流量大者有体循环供血不足的表现(消瘦、乏力、生长发育落后等),肺循环充血的表现(反复的呼吸道感染等),肺动脉扩张压迫喉返神经引起的声音嘶哑等。体检心尖搏动弥散,心界扩大。胸骨左缘第2肋间闻及粗糙响亮的连续性机器样杂音,向左锁骨下、颈部和腋下传导。P_2亢进。婴幼儿期、肺动脉高压、心力衰竭或哭闹时,主动脉与肺动脉舒张期压力差很小,可仅听到收缩期杂音。由于肺动脉分流使舒张压降低,而收缩压多正常,当脉压大于5.3kPa(40 mmHg),可表现周围血管征,如水冲脉、毛细血管搏动和股动脉枪击音等。有显著肺动脉高压时,产生右向左分流,出现差异性青紫。

(四)法洛四联症

法洛四联症(tetralogy of Fallot,TOF)是存活婴儿中最常见的青紫型心脏病。由四种畸形组成:①肺动脉狭窄(漏斗部狭窄多见);②室间隔缺损(膜部缺损);③主动脉骑跨(主动脉骑跨于室间隔);④右心室肥厚(肺动脉狭窄后右心室负荷增加的结果)。四种畸形中以肺动脉狭窄最重要。

1. 病理生理 由于肺动脉狭窄,血液进入肺循环受阻,引起右心室代偿性肥厚,右心室压力增高,当右心室压力超过左心室压力时,右心室血液大部分进入骑跨主动脉。由于主动脉骑跨于左、右心室之上,同时接受左、右心室血液输送全身,因而出现发绀。由于肺动脉狭窄,肺循环血流量减少,更加重了发绀(图8-5)。

2. 临床表现

(1)发绀:生后发绀逐渐加重为主要表现。发绀的程度和出现时间的早晚与肺动脉狭窄程度有关。发绀常见于毛细血管丰富的部位,如口唇、指(趾)甲、球结膜、耳垂等,患儿在哭闹、情绪激动及活动后,气促及发绀加重。

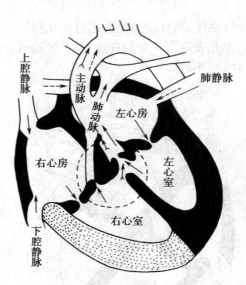

图 8-5 法洛四联症血液循环示意图

（2）缺氧发作：患儿在吃奶、哭闹或用力时可突发呼吸困难、发绀加重，重症可出现晕厥、抽搐，甚至死亡。这是由于在肺动脉漏斗部狭窄的基础上，突然发生该处肌部痉挛，引起一时性肺动脉梗阻，使脑缺氧加重所致。

（3）蹲踞现象：患儿在行走、活动中常自行下蹲片刻。蹲踞时因下肢屈曲，使静脉回心血量减少，可减轻心脏负荷，同时下肢动脉受压，体循环阻力增加，使右向左分流减少，缺氧的症状得以暂时缓解。

（4）其他表现：长期缺氧使侧支循环增多，出现杵状指、眼结膜充血等表现。长期缺氧还使红细胞代偿性增多，血液黏稠度增高，易并发脑血栓，若为细菌性血栓，引起脑脓肿。

（5）查体：体格发育落后。心前区可隆起，抬举性心尖搏动，胸骨左缘 2～4 肋间可闻及 Ⅱ～Ⅲ 级喷射性收缩期杂音。杂音响度取决于肺动脉狭窄程度，严重的狭窄使流经肺动脉的血液减少，杂音则轻而短。部分伴有收缩期震颤。肺动脉瓣区第二音减弱或消失。

【治疗要点】

1. 内科治疗　目的使患儿能安全到达适宜手术的年龄。措施有：①建立合理的生活制度，保护心功能；②预防感染、防治并发症。

新生儿、早产儿可生后 2～7 天内试用吲哚美辛（消炎痛）治疗，促使动脉导管关闭。

2. 外科治疗　原则上是以手术根治为主。手术时间一般选择学龄前期 4～6 岁较适宜。反复患肺炎、缺损较大影响生长发育、难以控制充血性心力衰竭者，则应及早手术治疗。小型缺损、膜部、肌部的室间隔缺损有自然闭合的可能，所以，可先在门诊随访至学龄前期，再决定是否手术。房间隔缺损一般均需手术。法洛四联症如肺血管发育差则以姑息手术为主，年长后一般情况改善后再行根治术。

3. 介入疗法　为微创手术，通过介入性封堵装置关闭缺损，使单纯的动脉导管未闭、室间隔缺损、房间隔缺损的手术年龄大大的提前。

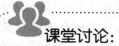

课堂讨论：

丫丫，女，2 岁，其责任护士小李，在巡视病房过程中发现丫丫气促、烦躁、心率加快，查体发现为丫丫呼吸频率 58 次 / 分，心率 150 次 / 分，心音低钝，奔马律。

请讨论：

1. 患儿发生这些现象的原因是什么？

2. 患儿目前需要观察的内容有哪些？

3. 护士如何护理该患儿？

【护理评估】

（一）健康史

1. 了解母亲妊娠史，尤其是孕期最初 2 ～ 3 个月内有无病毒感染、放射线接触和服用过影响胎儿发育的药物。母亲是否有代谢性疾病。

2. 了解家族史，家族中是否有先天性心脏病病史。

3. 了解患儿出生史，出生时有无缺氧、发绀、心脏杂音等。出生后各阶段生长发育状况以及是否有喂养困难、哭声嘶哑、气促、咳嗽、蹲踞现象和突发性昏厥，是否经常反复呼吸道感染等。

（二）身体状况

1. 症状评估　评估患儿活动耐力，是否有喂养困难、活动后气促、乏力。评估发绀的表现及出现的时间。有无哭声嘶哑等。

2. 护理体检　观察患儿体位，检查体重、身高等生长发育状况。主要检查心界的大小、听诊心脏杂音的位置、性质。有无发绀及有无杵状指（趾）。并了解各项辅助检查的结果和临床意义。有无特殊面容（提示染色体及遗传代谢性疾病）等。

3. 心理 - 社会状况　评估患儿正常活动、游戏、学习受到何种程度的限制和影响。是否因疾病受周围人歧视而出现抑郁、焦虑、自卑及恐惧等心理。评估是否因疾病的检查和治疗比较复杂、风险较大、预后难以预测、医疗费用高而对家庭经济造成压力，家长出现焦虑和恐惧感等。

（三）辅助检查

1. 心电图检查　房间隔缺损患者多见于右心房右心室肥大，室间隔缺损多见于左室轻中度肥厚，动脉导管未闭可见导管粗、分流大者有左心室和左心房肥大，合并肺动脉高压时右心室肥厚；法络四联症患者可见电轴右偏，右心室肥大。

2. X 线检查　房间隔缺损患者多见心脏外形呈轻中度扩大，以右心房右心室增大为主，肺动脉段突出，肺野充血，主动脉心影缩小。可见肺门 "舞蹈" 征；室间隔缺损患者，小、中型缺损者心影大致正常或轻度左房、左室增大。大缺损者，肺纹理明显增粗增多，左室、右室均增大。重度肺动脉高压时，以右心室增大为主，肺动脉段明显凸出，肺野明显充血；动脉导管未闭患者可见分流小者可正常，分流大时左房左室增大，肺动脉段突出，肺野充血；法洛四联症，心影呈靴形，两侧肺纹理减少，透亮度增加。

3. 超声心动图　多普勒彩色血流显像可显示分流的位置、方向，且能估计分流大小。

4. 心导管检查   室间隔缺损患者对于合并有其他心脏畸形或重度肺动脉高压,以及对解剖有疑点者,须做右心导管检查。如右心室的血氧含量比右心房高 1% 容积有诊断意义;心导管检查对于房间隔缺损诊断有很大的价值,若右心房平均血氧容量较上、下腔静脉血氧含量增高达 2% 容积时,即可证明有本畸形存在;对于动脉导管未闭患者典型病例无须做心导管检查;法洛四联症患者若导管自右心室直接插进主动脉,即可证明主动脉右移,如导管自右心室插进左心室,则显示室间隔缺损的存在,若心导管自肺动脉撤回至右心室时,收缩压突然增高而舒张压减低,则为肺动脉瓣狭窄的指征。

5. 血液检查   法洛四联症患者可见周围红细胞计数增多,血红蛋白和红细胞压积增大。

【常见护理诊断 / 问题】

1. 活动无耐力   与先天性心脏病体循环血量减少或氧饱和度下降有关。

2. 生长发育迟缓   与喂养困难及体循环血量减少有关。

3. 有感染的危险   与肺循环血量增多、机体免疫力降低及心脏畸形、心内膜损伤有关。

4. 潜在并发症:肺炎、心内膜炎、心力衰竭、脑血栓等。

5. 焦虑   与担心疾病的预后、对手术或检查的担忧有关。

【护理目标】

1. 患儿活动量能得到适当控制,满足基本生活所需。

2. 使患儿能获得足够的营养,满足生长发育所需。

3. 患儿住院期不发生并发症,或发生能及时发现和处理。

4. 患儿及家长能获得本病的相关知识及心理支持,减轻或消除焦虑。

【护理措施】

(一)生活护理

1. 环境   病室阳光充足、空气新鲜、安静,定时通风、消毒;与感染性疾病患儿分室居住,防止交叉感染。

2. 休息   休息可改善心功能,减轻心脏负荷。根据患儿活动耐力安排适度活动量。方法:①活动前测量生命体征。②活动后立即测量其生命体征、观察其有无缺氧表现。③休息 3 分钟后再测量其生命体征。如呼吸、血压恢复到活动前水平,脉率增快不超过 6 次 / 分,则说明活动耐力适度。活动耐力适度应与正常小儿一样生活,活动无耐力的患儿应限制活动,严重者应卧床休息。集中护理,避免哭闹,保证休息。

3. 饮食

(1)满足营养:供给高蛋白、高热量、高维生素饮食。注意营养搭配,保证营养需要。对有水肿或有心力衰竭者,根据其程度,适当限制食盐摄入。

(2)耐心哺喂:对喂养有困难患儿,吃奶前先给予吸氧,每次哺乳时间可适当延长,以免呛咳和呼吸困难。必要时滴管喂养或静脉补充营养,哺喂应少量多餐,防止过饱。

(二)病情观察

住院期间观察和记录心率、心律、呼吸、血压及心脏杂音的变化,必要时使用心电监护仪监测;注意体温的变化,及时发现感染征象;观察有无气促、烦躁、心率加快等心力衰竭表现;观察法洛四联症患儿有无偏瘫等脑血栓形成和脑缺氧发作的表现。

(三)治疗配合

1. 预防感染   做好个人卫生防护,衣服穿着冷热适宜,避免受凉引起呼吸道感染;应避免与感染性疾病患儿接触,避免去公共场所,防止院内交叉感染;护理中严格无菌操作。

2. 防治心力衰竭

(1) 减轻心脏负荷,保护心功能:给予患儿妥善的生活照顾,避免患儿情绪激动和大哭,保持大便通畅,护理操作应尽可能集中进行,静脉输液速度宜慢,以每小时 < 5ml/kg 为宜。

(2) 一旦发现患儿有心力衰竭征象应立即报告医生,立即吸氧,置患儿于半卧位,并保持安静。遵医嘱使用洋地黄类药物时,应注意观察、记录副作用及疗效,避免洋地黄中毒。

3. 防治脑血栓和脑缺氧发作

(1) 法洛四联症患儿由于血液黏稠度高,可因发热、多汗、吐泻导致体液减少,加重血液浓缩,易形成血栓,有重要器官栓塞的危险,因此,应注意供给充足的水分,尤其是夏天患儿不显性失水增加、大量出汗时更应注意多饮水。

(2) 法洛四联症患儿在哭闹、进食、活动、排便时易引起脑缺氧发作,所以应注意以上诱发因素。保护患儿"蹲踞现象"(婴幼儿喜欢膝胸位卧位),蹲踞时不应强行拉起,让其自然蹲踞和起立。一旦脑缺氧突发性昏厥发作,应立即使患儿取膝胸卧位,吸氧、通知医生,同时准备好普萘洛尔、吗啡等急救药品。

(四) 心理护理

先心病的治疗需要一个较长的过程,家长可能缺乏这方面的信息支持,护士应关心、爱护患儿,在建立起良好的护患关系基础上,耐心向家长和患儿解释先心病的相关知识,介绍心脏外科手术的进展及同类疾病治愈的病例,以消除其焦虑、紧张的情绪,树立信心、配合治疗。

(五) 健康教育

指导家长掌握先天性心脏病的日常护理,建立合理的生活制度;预防感染和其他并发症,做小手术(如拔牙)时,应给予足量的抗生素预防感染;定期复查,合理用药,维持心功能正常,使患儿能安全到达合适的手术年龄,通过手术彻底根治。

【护理评价】

1. 患儿活动耐力是否得到改善。

2. 患儿营养状况改善,体重是否增加。

3. 患儿住院期间是否发生感染或其他并发症。

4. 患儿或家长是否了解相关疾病的知识,消除焦虑、能积极配合治疗。

第三节　病毒性心肌炎

案例思考 8-2

小强通过治疗出院后,2 周前因受凉出现感冒症状,近 3 天因乏力、胸闷、气短又再次收住入院。查体:体温 38.5℃,脉搏 110 次/分,呼吸 20 次/分,血压 11.7/7.8 kPa,血常规:WBC 1.02×10^9/L,N 0.50,L 0.69。血生化:心肌酶谱测定增高。诊断为病毒性心肌炎。

请结合本节学习,思考回答:

1. 本案例患儿目前主要护理问题有哪些?

2. 本案例患儿主要护理措施有哪些?

病毒性心肌炎（viral myocarditis）是病毒侵犯心脏所致，以心肌炎性病变为主要表现的疾病，有的可伴有心包炎和心内膜炎。本病临床表现轻重不一，多数病例属轻症，预后良好，但重症可发生心力衰竭、心源性休克，甚至猝死。

【病因】

引起心肌炎的病毒有柯萨奇病毒、埃可病毒、脊髓灰质炎病毒、腺病毒、流感和副流感病毒、流行性腮腺炎病毒、麻疹病毒、风疹病毒及疱疹病毒等。本病发病机制尚不完全清楚，一般认为与病毒及其毒素早期直接侵犯心肌细胞有关，病毒感染后的变态反应和自身免疫也与发病有关。

【临床表现】

各年龄均发病，但以学龄前及学龄儿童多见，好发于夏秋季。多数病例在起病前1～2周或同时有上呼吸道感染或消化道感染的前驱病史。临床表现轻重不一，轻者仅"感冒"样表现，典型病例有疲乏、头晕、面色苍白、恶心、呕吐、气促、心悸和心前区不适等表现。查体可发现心脏扩大，第一心音低钝，部分有奔马律、心包摩擦音。可有心律失常，以房性和室性期前收缩最常见。重者可出现心力衰竭、心源性休克，甚至猝死。

【治疗要点】

目前无特殊治疗，治疗原则主要在于：①保证患儿充分休息，减轻心脏负荷。②改善心肌代谢，促进心肌修复。给予大剂量维生素C和能量合剂。对重者有心律失常、心源性休克、心力衰竭患儿早期应用肾上腺皮质激素。③防治并发症。心力衰竭时，可根据病情联合应用利尿剂、洋地黄、血管活性药物。由于心肌炎对洋地黄制剂较敏感，一般用饱和剂量的1/2～2/3量。心源性休克时静脉大剂量滴注肾上腺皮质激素或静脉推注大剂量维生素C常可取得较好的效果，效果不满意时可应用多巴胺、异丙肾上腺素、间羟胺等加强心肌收缩、维持血压和改善微循环。

课堂讨论：

小玉，女，8岁，今天责任护士小李值夜班，发现小玉突然出现面色苍白、四肢厥冷、脉搏细速、血压下降，小李立即给予吸氧，并通知值班医生。

请讨论：

1. 患儿出现面色苍白、四肢厥冷、脉搏细速、血压下降的原因是什么？
2. 患儿目前主要护理措施有哪些？

【护理评估】

（一）健康史

应详细询问发病诱因，了解近期有无呼吸道或消化道病毒感染史；有无传染病接触史；尤其是有无发热、咽痛、肌痛等前驱症状；还应注意询问饮食、睡眠和活动等情况。

（二）身体状况

1. 症状评估　轻者可无明显症状，常在体检时发现有心律的异常；典型患儿可有发热、疲乏、气促、心悸和心前区不适等表现。重者患儿有心率加快、呼吸困难、发绀、肝脏增大等心力衰竭表现，评估应观察有无面色苍白、脉搏细速、尿量减少、血压下降等心源性休克表现。

2. 护理体检　评估患儿心率、心律、心音、血压的变化。检查心脏有无扩大,听诊心律有无失常。了解相关 X 线、心电图,血清心肌酶谱等检查和测定,观察心肌受累的改变。

3. 心理 - 社会状况　应注意评估患儿及家长对本病的了解程度,能否配合医院的治疗和护理,是否存在焦虑和恐惧,家庭经济情况如何等。

(三) 辅助检查

1. 血象及血沉　急性期白细胞总数多增高,以中性粒细胞为主;部分患儿血沉轻度增高。

2. 血清心肌酶谱测定　病程早期血清肌酸激酶(CK)及其同工酶(CK-MB)、乳酸脱氢酶(LDH)及其同工酶(LDH1)、血清谷草转氨酶(SGOT)均增高。

3. 心电图检查　持续性心动过速,多导联 ST 段偏移和 T 波低平、双向或倒置、QRS 波低电压。重症出现 QT 间期延长。心律失常以室性早搏最多见,可有阵发性心动过速、心房扑动、房室传导阻滞、室内传导阻滞等。

4. X 线检查　心影正常或普遍扩大。

5. 病毒学诊断　早期可从咽拭子、咽冲洗液、粪便、血液、心包液中分离出病毒,但需结合血清抗体测定才更有意义。

【常见护理诊断 / 问题】

1. 活动无耐力　与心肌收缩力下降,组织供氧不足有关。

2. 潜在并发症:心力衰竭、心律失常、心源性休克等。

【护理目标】

1. 患儿活动量能得到适当控制,满足基本生活所需。

2. 患儿在住院期间不发生并发症,或一旦发生能及时发现、配合医生处理。

【护理措施】

(一) 生活护理

1. 环境　病室阳光充足、空气新鲜、安静,定时,通风、消毒。

2. 休息　卧床休息可改善心功能,减轻心脏负荷。故急性期应强调卧床休息,至热退后3 ~ 4 周;恢复期避免剧烈活动,继续限制活动,一般总休息时间不少于 6 个月;有心力衰竭及心脏扩大者应绝对卧床休息,并延长卧床休息时间,直至心脏大小和心功能恢复正常后,根据具体情况逐渐增加活动量(以不出现心悸为宜)。

3. 饮食　参阅本章第二节中的"生活护理"。

(二) 观察病情

1. 观察、记录心率、血压、体温、呼吸等生命体征的变化。尤其是观察心率、心律变化,对严重心律失常者应持续进行心电监护。发现多源性期前收缩、心动过速、心动过缓、心房颤动等,应立即通知医生并采取紧急措施。

2. 观察并发症

(1)心力衰竭:观察患儿心率、呼吸、肝脏等变化,若患儿出现烦躁、胸闷、气促、心率加快、肝脏短时间增大等表现,提示出现心力衰竭。

(2)心源性休克:观察血压、脉搏、尿量、皮肤黏膜的变化,若患儿出现面色苍白、四肢厥冷、脉搏细速、血压下降等表现,提示出现心源性休克。

(三) 治疗配合,防治并发症

(1)心力衰竭:减轻心脏负荷,避免患儿哭吵、情绪激动;避免过食饱餐;避免用力排便;

控制静脉输液速度等,以预防心力衰竭的发生。一旦发生,应立即报告医生,同时给氧,置患儿于半卧位,并保持安静。使用洋地黄类药物时应仔细核对剂量,抽吸药物要精确,密切观察药物毒副作用,若出现心率过慢、心律失常;恶心、呕吐;色觉异常等洋地黄中毒症状,应立即停药,报告医生。

(2)心源性休克:若患儿出现休克症状时,应立即配合医生采取紧急措施,使用血管活性药物时,应密切观察心率和血压的变化,要注意控制血管活性药物的滴速,最好使用输液泵,以防血压波动过大。

(四)心理护理

给予患儿良好的休息环境,关心体贴患儿,做到态度亲切、和蔼、耐心,以减轻患儿分离性焦虑,对年长儿可用通俗语言说明卧床休息对治疗的重要性,根据不同年龄患儿的特点进行有效的沟通,耐心解答问题。关注患儿及家长的心理需求,向家长讲明患儿的病情、治疗方案及预后,减少患儿及家长的焦虑和恐惧,给予家属以心理支持。

(五)健康教育

1. 预防本病最根本的措施是加强锻炼、增强体质,预防呼吸道、消化道等病毒感染。疾病流行期间应尽量少带患儿到公共场所,一旦发病应及时就诊治疗。

2. 严格按心功能状况保证休息,强调休息对心肌炎恢复的重要性,使其能配合治疗。

3. 带药出院的患儿,应让患儿和家长了解药物的名称、剂量、用药方法及副作用,出院后应定期门诊随访。

【护理评价】

1. 患儿活动耐力是否得到改善,满足基本生活所需。

2. 患儿住院期间是否发生并发症。

(余 凡)

思与练

一、选择题

1. 心脏胚胎发育的关键时期是胚胎的
   A. 第2～4周　　　　　　B. 第2～8周　　　　　　C. 第2～6周
   D. 第3～6周　　　　　　E. 第4～6周

2. 心脏胚胎发育的开始和完成时间是
   A. 自胚胎从第2周开始第8周完成　　　　　B. 自胚胎从第4周开始第10周完成
   C. 自胚胎从第6周开始第12周完成　　　　　D. 自胚胎从第10周开始第20周完成
   E. 自胚胎从第12周开始第20周完成

3. 先天性心脏病最主要的病因是
   A. 染色体畸变　　　　　　B. 宫内感染　　　　　　C. 孕妇与大剂量放射线接触
   D. 妊娠期服致畸药　　　　E. 遗传

4. 胎儿血液循环中血氧饱和度最高的部位是
   A. 脐动脉　　　　　　　　B. 主动脉　　　　　　　C. 脐静脉
   D. 左心室　　　　　　　　E. 右心室

5. 下列属于右向左分流型先心病的是

A. 法洛四联症 　　B. 室间隔缺损 　　C. 动脉导管未闭

D. 房间隔缺损 　　E. 肺动脉狭窄

6. 法洛四联症最重要的畸形是

A. 肺动脉狭窄 　　B. 室间隔缺损 　　C. 主动脉骑跨

D. 右心室肥厚 　　E. 动脉导管未闭

7. 胸部透视有肺门舞蹈的先心病是

A. 法洛四联症 　　B. 肺动脉狭窄 　　C. 主动脉狭窄

D. 房间隔缺损 　　E. 大血管错位畸形

8. 卵圆孔解剖上关闭的年龄大多是

A. 1～2个月 　　B. 2～4个月 　　C. 5～7个月

D. 8～10个月 　　E. 12～18个月

9. 动脉导管约80%解剖上关闭的时间是

A. 3个月 　　B. 6个月 　　C. 9个月

D. 12个月 　　E. 18个月

10. 关于小儿心率,下列**错误**的是

A. 新生儿平均为120～160次/分 　　B. 2～3岁小儿为100～120次/分

C. 4～7岁小儿为80～100次/分 　　D. 8～14岁小儿为70～90次/分

E. 14～16岁小儿为80～90次/分

11. 关于小儿血压,下列**错误**的是

A. 新生儿期收缩压平均为7.8～9.1 kPa 　　B. 1岁儿收缩压为9.1～10.4 kPa

C. 2岁以后小儿收缩压为[(年龄×2)+10.4] kPa 　　D. 舒张压相当于收缩压的1/3左右

E. 下肢血压比上肢血压约高2.6 kPa

12. 右向左分型先心病的是

A. 室间隔缺损 　　B. 房间隔缺损 　　C. 动脉导管未闭

D. 法洛四联症 　　E. 主动脉骑跨

13. 先心病无创性诊断方法最重要的是

A. 心脏X线摄片 　　B. ECG检查 　　C. 超声心动图检查

D. 心导管和心血管造影 　　E. 动态心电图检查

14. 左向右分型先心病最常见并发症是

A. 支气管肺炎 　　B. 脑栓塞 　　C. 喉返神经麻痹

D. 咯血 　　E. 咳嗽

15. 法洛四联症患儿喜蹲踞是因为

A. 缓解漏斗部痉挛 　　B. 使心脑供血增加

C. 使腔静脉回心血量增加 　　D. 增加体循环阻力,减少右向左分流量

E. 减少左向右分流

16. 法洛四联症患儿突然昏厥抽搐的常见原因是

A. 长期缺氧所致 　　B. 血液黏稠,血流缓慢致脑血栓 　　C. 肺动脉漏斗部肌肉痉挛

D. 合并脑脓肿 　　E. 合并心衰

17. 先天性心脏病中最常见的类型是

A. 房间隔缺损 　　B. 室间隔缺损 　　C. 动脉导管未闭

D. 法洛四联症 　　E. 主动脉骑跨

18. 下列**不是**法洛四联症的畸形组成的是

A. 室间隔缺损 　　B. 房间隔缺损 　　C. 主动脉骑跨

D. 肺动脉狭窄　　　　　　　　　　E. 右心室肥厚

19. 与先天性心脏病患儿**不相符**的饮食护理是

A. 给蛋白质、维生素丰富的易消化食物　　　　　B. 经常调换品种增进食欲

C. 鼓励小儿每餐多进食以纠正营养失调　　　　　D. 适当限制食盐的摄入

E. 供给适量的蔬菜、水果

20. 正常 7 岁小儿的血压为

A. 11.7/7.8 kPa　　　　　　B. 11.9/7.8 kPa　　　　　　C. 12.2/8.0 kPa

D. 13.3/8.8 kPa　　　　　　E. 13.5/9.0 kPa

21. 某 3 岁男孩,婴儿期开始发现发绀,逐渐加重,有昏厥及抽搐史。查体:胸骨左缘第 3 肋间有Ⅱ级收缩期杂音,P2 减弱,有杵状指。最可能的诊断是

A. 房间隔缺损　　　　　　B. 室间隔缺损　　　　　　C. 动脉导管未闭

D. 法洛四联症　　　　　　E. 肺动脉狭窄

22. 方方,女,2 岁。平日食欲差,哭闹后青紫明显,体格发育落后,胸骨左缘闻及心杂音,胸片 X 线检查显示左心房、左心室、右心室增大。最可能的疾病是

A. 房间隔缺损　　　　　　B. 室间隔缺损　　　　　　C. 动脉导管未闭

D. 法洛四联症　　　　　　E. 肺动脉狭窄

23. 强强,男,18 个月。临床诊断为动脉导管未闭合并心力衰竭,按医嘱应用洋地黄类药物时,不妥的方法是

A. 精确抽吸药液　　　　　　B. 缓慢静脉推注药液　　　　　　C. 观察药物疗效及副作用

D. 脉率＜60 次/分时应停用　　　E. 避免与钙剂同用

24. 冰冰,男,2 岁半。生后 3 个月出现发绀,哭闹、活动后发绀明显加重,生长发育落后,有杵状指,胸骨左缘第 2 肋间有连续性杂音。可能患的疾病是

A. 室间隔缺损　　　　　　B. 房间隔缺损　　　　　　C. 动脉导管未闭

D. 肺动脉狭窄　　　　　　E. 法洛四联症

(25～26 题共用题干)

3 岁患儿,气促、发绀 2 年余,活动时喜蹲踞,诊断为法洛四联症。现患儿哭闹后突然出现呼吸困难,随即昏厥、抽搐。

25. 患儿昏厥最可能的原因是

A. 脑栓塞　　　　　　B. 肺栓塞　　　　　　C. 脑脓肿

D. 缺氧发作　　　　　E. 急性心力衰竭

26. 此时应采取

A. 仰卧位　　　　　　B. 俯卧位　　　　　　C. 膝胸位

D. 左侧卧位　　　　　E. 右侧卧位

二、思考题

1. 李某,男,1 岁 8 个月,平日哭闹、屏气后会出现口周青紫。因发热、咳嗽、气促 3 天入院。体检:T38.5℃,R60 次/分,P176 次/分,口周青紫,两肺下部可闻及细湿啰音,心音低钝,胸骨左缘 3～4 肋间可闻及Ⅳ级粗糙的全收缩期杂音,并广泛传导,可于杂音最响处触及收缩期震颤,肺动脉瓣区第 2 心音亢进,肝肋下 3.0cm。初步诊断为:室间隔缺损合并支气管肺炎、心力衰竭。

请问:

(1)列出该患儿的主要护理诊断。

(2)针对该患儿的主要护理措施有哪些?

2. 患儿,男,6 岁。2 周前患呼吸道感染,近 3 天因乏力、胸闷、气短收住入院。查体:面色苍白,第一心音低钝,有心律不齐。心肌酶谱测定增高。诊断为病毒性心肌炎。治疗过程中患儿出现烦躁不安,呼吸困难、颈

静脉怒张、水肿、心率增快、呈奔马律,双肺布满湿性啰音,肝脏肋下 3cm。

　　请问:

　　(1)该患儿最可能医疗诊断有哪些?

　　(2)该患儿应立即采取体位是什么?

　　(3)遵医嘱使用强心药时,应注意哪些事项?

第九章

泌尿系统疾病患儿的护理

 学习目标 ～～～～～～～～～～～～～～～～～～～～～～～～～～～～～～～

1. 掌握急性肾小球肾炎、肾病综合征的临床表现、护理评估、护理措施。
2. 熟悉急性肾小球肾炎、肾病综合征的治疗原则、护理诊断、预期目标、护理评价。
3. 了解急性肾小球肾炎、肾病综合征的病因。
4. 学会对急性肾小球肾炎、肾病综合征患儿进行整体护理。
5. 在护理工作中具有爱心、细心、热心和诚心,能体谅患儿及家长心情。

 案例导入与分析

案　　例

患儿,男,7岁,因"眼睑水肿3天,血尿1天"入院。

3天前患儿无诱因出现晨起眼睑水肿,1天后出现面部水肿加重,伴血尿3次。患儿2周前曾发生皮肤疖肿,已经痊愈。患儿近日食欲减退,尿量减少,无头痛、恶心。今门诊收入住院。

体格检查:T37.8℃,P84次/分,R20次/分,BP20/14.6kPa。患儿神志清楚,精神尚可,营养发育中等,双眼睑、面部水肿。双肺未闻及中、小水泡音。心率84次/分,律齐,心音有力,无杂音。腹部平坦,肝脾肋缘下未触及。双下肢无水肿,活动自如。生殖器无畸形,无病理反射。

辅助检查:尿RBC(+++),尿蛋白(+),血浆尿素氮、肌酐正常。

第一节　小儿泌尿系统解剖生理特点

(一)解剖特点

1. **肾脏**　小儿年龄越小,肾脏相对越大。婴儿期肾脏位置较低,下极位于髂嵴以下达第

4 腰椎,2 岁以后才达髂嵴以上,故 2 岁以内小儿腹部触诊时容易扪及。

2. 输尿管　婴幼儿输尿管长而弯曲,管壁肌肉及弹力纤维发育不良,容易受压及扭曲而导致梗阻,易发生尿潴留而诱发感染。

3. 膀胱　婴幼儿膀胱位置较高,其底部在尿液充盈时,易在腹腔扪及;随着年龄增长,膀胱逐渐降入盆腔。

4. 尿道　新生儿女婴尿道仅长 1cm(性成熟期 3 ～ 5cm),外口暴露且接近肛门,易受粪便污染,故上行性感染比男婴多。男婴尿道长,但常有包茎,积垢时也可引起上行性细菌感染。

(二)生理特点

1. 肾功能　婴儿肾脏发育尚未成熟,调节能力较弱,并且年龄越小,肾小球滤过率越低,尿浓缩能力也差,所以体内的过量水分和溶质不能有效及时排出,容易发生水、钠潴留。一般到 1 ～ 1.5 岁时达成人水平。

2. 排尿次数及尿量　约93%的新生儿在出生后 24 小时内,99% 在 48 小时内开始排尿。小儿每日尿量个体差异大(表 9-1)。

表 9-1　不同年龄小儿的每日尿量

	婴儿(ml)	幼儿(ml)	学龄前小儿(ml)	学龄小儿(ml)
正常	400 ～ 500	500 ～ 600	600 ～ 800	800 ～ 1400
少尿	< 200	< 200	< 300	< 400
无尿	< 50	< 50	< 50	< 50

3. 尿液特点　出生后前几天尿液色较深,稍混浊,放置后有红褐色沉淀,为尿酸盐结晶。正常婴幼儿尿液淡黄透明,但在寒冷季节放置后可出现乳白色沉淀,此为盐类结晶而使尿液变混。正常小儿尿蛋白定性试验阴性,定量不超过每天 $100mg/m^2$,清洁新鲜尿液离心后沉渣镜检,红细胞 < 3 个/HP,白细胞 < 5 个/HP,管型一般不出现,12 小时尿细胞计数(Addis 计数)蛋白含量 < 50mg,红细胞 < 50 万,白细胞 < 100 万,管型 < 5000 个。

第二节　急性肾小球肾炎

案例思考 9-1

请结合本节学习,思考回答:

1. 本案例患儿表现水肿、血尿、高血压,如何对其进行病情观察?

2. 本案例患儿主要护理措施有哪些?

急性肾小球肾炎(acute glomerulonephritis,AGN)简称急性肾炎,是一组由不同病因所致的感染后免疫急性弥漫性肾小球炎性病变,多见于 5 ～ 10 岁小儿,男孩多于女孩。

【病因】

本病为免疫复合物性疾病,病前 1 ～ 3 周常有 A 组 β 溶血性链球菌感染,溶血性链球菌中的致肾炎菌株引起上呼吸道或皮肤感染所致,但病毒、真菌感染等也可引起发病。

【临床表现】

急性肾炎多发生于小儿及青少年,以 5 ～ 10 岁多见,男孩略多。其链球菌感染灶以上呼吸道或皮肤脓疱疮为主,感染后 1 ～ 3 周急性起病,主要表现为血尿、水肿、高血压,程度不等的肾功能损害。重者在病期两周以内可出现循环系统充血、高血压脑病、急性肾衰竭而危及生命。

1. 一般病例

(1)水肿、尿少:多数为轻、中度水肿,先自眼睑水肿,渐及全身,为非凹陷性,同时出现尿少。随着尿量增多,水肿逐渐消退。

(2)血尿:起病时几乎都有血尿,其中肉眼血尿占 30% ～ 50%,呈洗肉水样或茶色,轻者仅镜下血尿。肉眼血尿多在 1 ～ 2 周消失,少数持续 3 ～ 4 周,而镜下血尿一般持续数月,运动后或并发感染时血尿可暂时加剧。

(3)高血压:30% ～ 80% 患儿有高血压,发病后 1 周左右轻至中度增高,大多在第 2 周后随尿量增多而降至正常。

2. 严重病例

(1)严重循环系统充血:由于水钠潴留,血浆容量增加而出现循环系统充血。轻者仅有轻度呼吸增快,肝脏肿大。严重者表现明显气急,端坐呼吸,频咳,咳泡沫痰甚至带粉红色。心率增快,有时呈奔马律,肝大。危重病例可因急性肺水肿于数小时内死亡。

(2)高血压脑病:血压急剧增高,可出现高血压脑病。表现为头痛、呕吐、一过性视力障碍,并可突然发生惊厥及昏迷。若能及时控制高血压,高血压脑病的症状可迅速消失。

(3)急性肾衰竭:严重少尿或无尿患儿可出现暂时性氮质血症、电解质紊乱和代谢性酸中毒。一般持续 3 ～ 5 日,在尿量逐渐增多后,病情好转。若持续数周仍不恢复,则预后严重。

【治疗原则】

本病为自限性疾病,无特异疗法。主要是对症处理,加强护理,注意观察严重症状的出现并及时护理。

1. 控制链球菌感染和清除病灶   一般应用青霉素肌注 7 ～ 10 天。

2. 对症治疗

(1)利尿:有明显水肿、少尿、高血压及全身循环充血者,应用利尿剂,可选用氢氯噻嗪或呋塞米口服,重症要用呋塞米肌注或静脉注射。

(2)降压:如舒张压持续升高在 12.0kPa(90mmHg) 以上时,可用利血平口服或肌注,必要时加用卡托普利口服,也可应用硝苯地平(心痛定)口服或舌下含服。

(3)高血压脑病:①降压:选择降压效力强而迅速的药物如硝普钠。②止痉:选用水合氯醛、苯巴比妥或地西泮(安定)。③必要时可用脱水剂或速效利尿剂。

(4)严重循环充血的治疗:首先是严格限制水、钠入量,尽快降压、利尿,可给予呋塞米静脉注射。严重循环充血如同时有高血压可静脉注射硝普钠。必要时可辅以去乙酰毛花苷,剂量宜偏小,症状好转后及时停药,注意毒性反应。

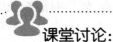

课堂讨论：

责任护士小李,今天上午发现5床患儿突然抽风1次,抽风时口吐泡沫,四肢频繁抽动,大小便失禁,持续约1分钟。患儿2天前因为急性肾小球肾炎入院。

请讨论：

1. 患儿发生惊厥的原因是什么?

2. 患儿目前需要观察的内容有哪些?

3. 首先要帮助患儿解决什么问题?

【护理评估】

（一）健康史

询问患儿发病前1～3周有无上呼吸道或皮肤感染史,如咽峡炎、扁桃体炎、皮肤脓疱疮等;了解以往有无类似疾病发生。

（二）身体状况

1. 症状评估　询问患儿是否有水肿,了解水肿开始时间、发生部位、持续时间、发展顺序及程度;了解患儿24小时排尿次数、尿量及尿颜色;了解起病的急缓和诱因;询问目前药物治疗情况。

2. 护理体检　对患儿进行全面体检,包括体温、脉搏、呼吸、血压和神志等,检查水肿的部位、性质和程度,有无凹陷;观察有无颈静脉怒张、端坐呼吸、肺部啰音及胸腔积液的体征;有无心率增快及奔马律、血压升高、心悸、气短、不能平卧等循环充血表现。尿常规检查观察是否有血尿、蛋白尿。

3. 心理-社会状况　较小患儿往往对卧床休息难以配合,可产生焦虑、失望、否认、对抗等心理,表现为隐瞒、说谎及不合作。年长儿因中断日常与同伴玩耍、游戏或上学而担心学习成绩下降等,会产生紧张、忧虑、抑郁、抱怨等心理,表现为情绪低落、烦躁、易怒等情绪。家长因缺乏对本病的了解,担心转为慢性肾炎而影响患儿日后的健康,还顾虑学龄小儿因住院、长期休息耽误学业影响未来前途,他们渴望寻求治疗方法,愿意接受健康指导并与医务人员合作。

（三）辅助检查

1. 尿液检查　分析检查结果注意有无血尿、蛋白尿。

2. 血液检查　注意有无血沉增快,抗链球菌溶血素"O"升高;有无低补体血症;血浆尿素氮、肌酐有时升高等。

【常见护理诊断/问题】

1. 体液过多　与肾小球滤过率下降,钠、水潴留有关。

2. 活动无耐力　与水肿、高血压有关。

3. 潜在并发症:严重循环充血、高血压脑病、急性肾功衰竭。

4. 焦虑　与病程长、医疗性限制及知识缺乏等有关。

5. 知识缺乏:患儿及家长缺乏急性肾炎的护理和预防基本知识。

【护理目标】

1. 患儿水肿明显减轻或消退。

2. 患儿食欲增强,进食量增加,摄入量达到患儿的需要量。

3. 患儿住院期间不发生严重循环系统充血、高血压脑病、急性肾衰竭,发生时能被及时发现。

4. 患儿焦虑程度减轻或消失。

5. 患儿及家长理解休息及饮食调整的重要性,配合治疗及护理,对康复有信心。

【护理措施】

（一）生活护理

1. 休息　强调发病 1～2 周内绝对卧床休息,直至水肿消退、血压降至正常、肉眼血尿消失,可下床轻微活动;病后 2～3 个月离心尿红细胞＜10 个 /HP,血沉恢复正常可上学,但仍需避免体育活动;Addis 计数正常后方恢复正常生活。

2. 饮食

（1）限制钠、水摄入:急性期 1～2 周内,由于肾小球滤过率下降,钠水潴留,使循环血量增多,出现水肿、少尿,为了减轻水肿,减轻循环充血和肾脏的负荷,每日食盐量以 1～2g 为宜。水分一般以不显性失水加尿量计算。水肿消退后每日给 3～5g 钠盐。

（2）食物要求:给予高糖、高维生素、适量蛋白和脂肪、易消化的饮食,少量多餐以减轻水肿的胃肠道负担。有氮质血症时应限制蛋白质摄入量,每日 0.5g/kg;尿量增加,水肿消退,血压正常后,可恢复正常饮食。急性期 1～2 周内,停止进食香蕉、橘子等含钾高的食物,预防高钾血症;要保证足够热量摄入,防止蛋白质分解引起的氮质血症。

3. 环境　病室阳光充足、空气新鲜、安静、保持良好的通风。要与感染性疾病患儿分室居住。

（二）病情观察

1. 观察尿量、尿色　准确记录 24 小时液体出入量,应用利尿剂时每日测体重,动态了解水肿消失情况。

2. 并发症观察　密切观察呼吸、心率及节律变化,警惕严重循环充血;如出现血压突然升高、剧烈头痛、恶心、呕吐、复视或一过性失明、抽搐、昏迷等,提示高血压脑病;观察有无恶心、呕吐、乏力、嗜睡、惊厥、昏迷等氮质血症的表现;注意有无四肢软弱无力、心音低钝、腹胀、肠鸣音减弱、呼吸困难、膝腱反射减弱等低血钾表现。如尿量持续减少,要警惕急性肾衰竭。

（三）治疗配合

1. 观察药物疗效和副作用　护士除观察药物的疗效外,还应熟悉常用利尿剂、降压药的种类、适应证、剂量和副作用。

（1）利尿剂

1）氢氯噻嗪:适用于控制钠、水摄入后仍水肿少尿者。口服剂量为 2～3mg/(kg·d),分 2～3 次。

2）呋塞米:氢氯噻嗪应用无效时可选用,1～2mg/(kg·次),口服或注射。

（2）降压药:经休息、限盐、利尿而血压仍高者给予降压药。

1）硝苯地平:开始剂量为 0.25mg/(kg·d),最大剂量 1mg/(kg·d),分 3 次口服或舌下含化。

2）利血平:首剂 0.07mg/kg,口服或肌内注射,继之 0.02～0.03mg/(kg·d),分次口服,最大量不超过 1.5mg/ 次。应用降压药后应定时测量血压,检查降压效果并观察有无副作用。

2. 预防潜在并发症

（1）预防严重循环充血:在病初 1～2 周内出现突然烦躁不安、不能平卧、呼吸困难、咳粉红色泡沫痰、心率加快、肝脏在短时间内急剧增大、颈静脉怒张时,提示严重循环充血。护士应立即让患儿半卧位、吸氧、并迅速报告医生。应按医嘱给予快速利尿剂,如呋塞米。

(2)预防高血压脑病:出现高血压脑病时应遵医嘱使用速效、高效降压药,首选硝普钠,使用硝普钠时护士配药时要精确抽取剂量,用输液泵准确控制浓度和滴速;用药期间监测血压,随时调节药液滴速,以防发生低血压;为防止药物遇光分解,静脉滴注硝普钠时应使用避光输液器。有惊厥时及时使用止惊药。

(3)预防急性肾衰竭:强调记录 24 小时出入液量,严格量出为入,并特别注意高钾血症、低钠血症及水潴留,积极做好准备透析的各项准备工作。

(四)心理护理

病室布置要符合小儿心理特点,根据年龄提供患儿所喜爱的床上娱乐活动,调整情绪。年幼患儿允许家长 24 小时陪护,以增加安全感,减轻焦虑;年长儿可帮助联系患儿同学及老师前来探望,护士可为学龄小儿补习功课,解除因不能上学带来的心理压力和分离性焦虑。护士应多与患儿交流,用能理解的语言讲解有关疾病的知识和预后,并鼓励与同病室的病友交流,创造良好的治疗和休养环境,促进患儿早日康复。

(五)健康教育

1. 预防感染　向患儿及家属宣教本病是急性链球菌感染后免疫性疾病,无特异疗法,主要是休息及对症治疗。防治感染是预防本病的关键,一旦发生上呼吸道或皮肤感染,应及早应用青霉素(或红霉素)。A 组溶血性链球菌感染后 1 ～ 3 周内应随时检查尿常规,及时发现和治疗本病。

2. 休息　向患儿及家属宣教限制活动是控制病情进展的重要措施,尤以前 2 周最关键。解释本病的病程较长,自始至终要适当限制活动,要告诉从卧床休息至下床活动、逐渐增加活动量、恢复上学和恢复正常活动的标准,增强他们战胜疾病的信心。

3. 饮食　向患儿及家属宣教控制饮食的重要性,讲明低盐饮食虽然造成食欲下降,但可及早控制病情,希望他们自觉配合治疗及护理。

4. 随访　向患儿及家属宣教出院后 1 ～ 2 月仍需适当限制活动,定期查尿常规,随访时间一般为半年。

【护理评价】

1. 患儿水肿是否减轻或消退。

2. 患儿食欲是否增强,摄入量是否达到需要量。

3. 患儿是否合并严重循环充血、高血压脑病、急性肾衰竭等并发症。

4. 患儿焦虑程度是否减轻或消失。

第三节　原发性肾病综合征

案例思考 9-2

请结合本节学习,思考回答:

1. 如何对本案例患儿进行护理评估?

2. 本案例患儿目前主要护理问题有哪些?

原发性肾病综合征(nephrotic syndrome,NS)简称肾病,是多种病因所致肾小球基底膜通透性增高,从而大量血浆蛋白由尿中丢失而导致的一种综合征。临床具有四大特点:大量蛋白尿、低蛋白血症、高胆固醇血症、不同程度的水肿。按病因可分为原发性、继发性和先天性三大类。原发性肾病病因不明,按其临床表现又分为单纯性和肾炎性肾病二型,其中以单纯性肾病多见。继发性肾病是指在诊断明确的原发病基础上出现肾病表现。先天性肾病为常染色体隐性遗传病,多于新生儿或生后 3 个月内起病,病情严重,多致死亡。

【病因】

病因尚不十分清楚。单纯性肾病发病可能与细胞免疫功能紊乱有关。肾炎性肾病患者肾病变中常可发现免疫球蛋白和补体成分沉积,提示与免疫病理损伤有关。先天性肾病与遗传有关。

【临床表现】

1. 单纯性肾病 发病年龄多为 2～7 岁。男女之比为 2：1。

(1)水肿:全身有可凹性水肿,以颜面、下肢、阴囊为明显,常有腹水。

(2)尿改变:尿量减少,尿蛋白多为＋＋＋～＋＋＋＋,定量＞0.1g/(kg·d),尿镜检偶有少量红细胞。

(3)血浆蛋白:总蛋白低于正常,白蛋白降低更为明显(＜30g/L),血清蛋白电泳示白蛋白比例减少,α 及 β 球蛋白比例增高,γ 球蛋白降低。血胆固醇明显增高(＞5.7mmol/L),血清补体正常。

(4)肾功能:一般正常,水肿期明显少尿时,可有暂时性轻度氮质血症。

2. 肾炎性肾病 发病年龄多在学龄期,临床特点如下:

(1)发病年龄:多见于 7 岁以上小儿,水肿一般不严重。

(2)血压:可有不同程度升高,常有发作性或持续性高血压。

(3)血清:补体可降低,可有不同程度氮质血症。

3. 并发症

(1)感染:患儿易发生上呼吸道感染、皮肤感染、腹膜炎等。

(2)电解质紊乱:患儿易发生低钠血症、低钾血症、低钙血症。

(3)血栓形成:动、静脉血栓形成,以肾静脉血栓常见,临床表现有腰腹部剧痛、血尿等。

【治疗原则】

1. 激素疗法 常用泼尼松,根据疾病的类型、患儿对泼尼松的反应等,分别采用 8 周短疗程、4～6 个月的中疗程及 9～12 个月长疗程。短疗程用于初治的单纯性肾病,中、长疗程用于复治的、多复发的单纯性肾病或肾炎性肾病。

2. 免疫抑制剂 激素治疗效果不佳或副作用太大的病例,可联合使用免疫抑制剂治疗,常用的有长春新碱、环磷酰胺、硫鸟嘌呤、环孢素 A 等。

3. 利尿药 一般对激素治疗敏感病例,用药 7～10 天后可出现利尿,不必使用利尿剂。严重水肿时可选用利尿药,通常选用呋塞米静脉给药,最好先输入低分子右旋糖酐,常可产生良好的利尿效果。

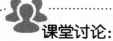 **课堂讨论:**

　　今天小张值夜班,发现3床患儿突然呼吸困难,口唇发绀,阴囊水肿加重,小张立即给予吸氧,并通知值班医生。患儿男,5岁,5天前因肾病综合征收入住院。
　　请讨论:
　　1.患儿发生呼吸困难的原因是什么?
　　2.护理患儿目前主要护理措施有哪些?
　　3.下一步病情观察重点是什么?

【护理评估】
(一)健康史
　　应注意评估患儿起病急缓、是首次发作还是复发;如为复发病例,应询问病程的长短、是否已明确诊断并进行正规治疗、用药如何,是否应用激素治疗及治疗效果等;还要了解发病前有无感染或劳累,近期有无预防接种史。
　　(二)身体状况
　　1.症状评估　应重点了解有无水肿、水肿的严重程度、部位和分布、水肿是上行性还是下行性、水肿性质、水肿同时是否伴有尿量减少,尿中有无泡沫;本病还需询问有无其他全身不适,如面色苍白、乏力、嗜睡、皮肤干燥、食欲下降、腹部不适、腹痛和(或)腹泻等。
　　2.护理体检　应重点检查血压、体重、腹水等。确定水肿的范围与程度,注意有无胸腔积液、腹水、阴囊水肿,是否导致呼吸困难。注意有无感染的征象,如呼吸道感染、皮肤疖肿等。
　　3.心理-社会状况　年龄较小的患儿主要是分离性焦虑,年长儿可引起满月脸、向心性肥胖、多毛等自身形象的改变,会产生自卑心理,出现抑郁、烦躁、否认等表现。家长因知识缺乏,对患儿的严重水肿非常担忧,同时担心激素治疗造成的副作用对将来健康有影响,渴望获得相关知识,愿意与医护人员配合。
　　(三)辅助检查
　　1.尿液检查　分析实验室检查结果,蛋白尿多少、有无透明管型、颗粒管型、红细胞;24小时尿蛋白定量。
　　2.血液检查　重点监测血清蛋白是否减少、有无高脂血症、反映血凝指标有无异常、血沉是否增快。
【常见护理诊断/问题】
　　1.体液过多　与低蛋白血症及钠、水潴留有关。
　　2.营养失调:低于机体需要量　与大量蛋白尿、摄入量减少及肠道吸收障碍有关。
　　3.有感染和皮肤完整性受损的危险　与抵抗力低下,激素的应用及高度水肿有关。
　　4.潜在并发症:药物副作用、电解质紊乱。
　　5.自我形象紊乱　与长期应用糖皮质激素有关。
　　6.焦虑　与病程长、病情反复、形象紊乱、学习中断等有关。
【护理目标】
　　1.患儿水肿减轻或消退。

2. 患儿进食量达到适合其年龄的需要量。

3. 患儿不出现感染或发生时能被及时发现,皮肤保持完好,无损伤。

4. 患儿不发生药物副作用、电解质紊乱或发生时能及时被发现。

5. 患儿能表现该年龄应有的正常发育和发展技巧。

6. 患儿焦虑程度减轻或消失,情绪稳定,愉快地接受治疗和护理。

【护理措施】

(一)生活护理

1. **休息**　严重水肿和高血压患者需卧床休息,以减轻心肾负担。有严重胸腔积液或腹水致呼吸困难时,应采取半卧位。对不能维持正常生活的小儿,护士应协助进食、洗漱及大小便等。一般不必严格限制活动,每日可定时下床轻微活动,防止血栓的形成,根据病情适当安排文娱活动,使患儿精神愉快。

2. **饮食**

(1)调整饮食:①一般患儿不需特别限制饮食,消化道黏膜水肿使消化能力减弱,应注意减轻胃肠道负担,给易消化的饮食,如优质蛋白(乳类、蛋、鱼、家禽等)、少量脂肪、足量糖类及高维生素饮食。②大量蛋白尿期间蛋白摄入量不宜过多,一般控制在每日 2g/kg 左右,尿蛋白消失后长期用糖皮质激素时,应多补充蛋白,以防出现负氮平衡。③为减轻高脂血症,应少食动物性脂肪。④补充各种维生素和微量元素,如维生素 B、维生素 C、维生素 D、磷及叶酸、铜、铁、锌等。⑤有明显水肿或高血压时短期限制盐,待水肿消退、尿量正常后适当增加盐摄入,以免引起食欲减退及低钠血症。

(2)制订食谱:因本病病程长,加之用药可出现多种副作用,为避免患儿食量下降,应制订可口食谱,保证足量营养摄入,以满足小儿生长发育的需要。

3. **环境**　保持病室空气清新,温、湿度适宜。

(二)病情观察

1. **观察水肿**　严格记录 24 小时出入量;每日测腹围、体重 1 次并记录,每周送检尿常规 2～3 次。

2. **观察药物疗效及副作用**　护士应熟悉利尿剂、肾上腺糖皮质激素、免疫抑制剂应用的适应证、药物剂量和主要副作用,正确执行医嘱。

(三)治疗配合

1. **皮肤护理**　高度水肿使皮下血循环不良,加之营养失调及长期使用激素等,皮肤完整性易受损并继发感染,应采取以下护理措施:

(1)床铺与衣服:床铺应清洁、干燥、平整无渣屑,衣服应宽松以避免擦伤或受压。

(2)保持皮肤清洁:及时更换内衣,勤更换体位。皮肤皱褶处每天擦洗 1～2 次,可上爽身粉并保持干燥,以预防感染。

(3)臀部和四肢水肿:可垫橡皮气垫或棉圈,骨隆凸部位(如外踝、足跟、肘部等)用棉垫垫起或用气垫床,预防受压后感染。

(4)阴囊水肿:可用丁字吊带将阴囊托起,局部保持干燥,有渗出者应垫上消毒敷料,如皮肤破损可用碘酊外用。

2. **预防感染**　感染是肾病最常见的并发症,也是导致本症死亡的主要原因。预防感染重点强调:

(1)环境管理:肾病患儿与感染性疾病患儿应分房间居住,病房每日进行紫外线消毒,减少探视人数。不带患儿去人群密集公共场所,还要避免受凉。

(2)口腔护理:每日用碳酸氢钠漱口 2～3 次。

(3)护理操作:注意无菌操作,医务人员有感染者避免接触患儿,室内定期消毒。

(4)疫苗接种:肾病患儿预防接种要避免使用活疫苗,在大量使用激素和免疫抑制剂时,可相应延长接种时间,一般应在症状缓解半年后进行。

3.用药护理

(1)利尿剂:要注意大量利尿可出现低血容量性休克、电解质紊乱的发生。水肿严重者按医嘱静脉注射血浆或血浆代用品、无盐白蛋白,以补充血浆蛋白,增加血浆胶体渗透压,减轻水肿。值班护士应观察用药前后水肿及尿量的变化,监测水肿消长情况。

(2)糖皮质激素:初治病例一旦确诊应尽早按医嘱选用糖皮质激素。但长期超生理剂量使用可引起代谢紊乱,出现明显库欣综合征、肌肉萎缩、伤口愈合不良、高血糖、高血压、骨质疏松等。还可引起消化道出血、精神兴奋、生长停滞、易发生感染或诱发结核灶的活动。故应用激素时应注意以下几点:

1)严格按医嘱用药:保证服药,防止隐瞒不报,导致对疗效的错误判断。

2)注意观察激素副作用:如每日测血压 1～2 次,重者进行血压监护;控制电解质紊乱,防止低钾和低钠血症的发生;保护胃黏膜,如给牛奶、面汤或软食,避免空腹吃药,不吃坚硬或有刺激的食物,必要时按医嘱加用抗酸药等,以防消化道出血;按医嘱及时补给钙剂,防止骨质疏松或手足搐搦;定期监测体温、血象,发现潜在感染灶等。

(3)免疫抑制剂:使用免疫抑制剂(如环磷酰胺)时,可出现白细胞数下降、脱发、胃肠道反应及出血性膀胱炎等副作用。注意多饮水、监测血压和白细胞计数的变化,疗程不超过12 周。

(四)心理护理

护士要关心体贴病儿,做好他们的生活护理并满足生理需求。要鼓励患儿表达自己的感受,耐心讲解此病的表现、治疗的重要性和用药的基本常识。对担心自身形象改变而引起焦虑者,应告诉向心性肥胖是暂时性的,会随着药量的减少而恢复,切记不要以患儿的形象改变开玩笑,以消除心理负担。

(五)健康教育

1.向患儿及家长讲解激素治疗的重要性,出院后定期来医院随访、复查。按医嘱逐渐递减剂量,不可骤然停药。用药时间越长,递减速度就应越慢,以避免复发。

2.使患儿和家长知道预防感染的重要性,并能采取有效措施避免感染,不去人群密集的地方。

3.应嘱咐患儿及家长注意安全,避免奔跑、患儿之间打闹,以防摔伤、骨折。

【护理评价】

1.患儿水肿是否减轻或消退。

2.患儿进食是否达到年龄需要量。

3.患儿是否出现感染。

4.患儿是否出现药物副作用,如骨质疏松、电解质紊乱、消化道出血等。

5.患儿的生长和发育是否受到影响。

6.患儿及家长能说出肾病综合征的护理及预防复发的要点。

(臧伟红)

思与练

一、选择题

1. 关于急性肾小球肾炎的叙述,正确的是
   A. 女性多见　　　　　　　　B. 蛋白尿多见　　　　　　　　C. 镜下血尿少见
   D. 血压明显升高　　　　　　E. 常发生于感染后 1 周

2. 肾病综合征治疗首选药物是
   A. 环磷酰胺　　　　　　　　B. 苯丁酸氮芥　　　　　　　　C. 吲哚美辛(消炎痛)
   D. 双嘧达莫(潘生丁)　　　　E. 泼尼松

3. 急性肾炎患儿恢复上学的标准是
   A. 尿常规正常　　　　　　　B. 血压正常　　　　　　　　　C. 血沉正常
   D. 阿迪计数正常　　　　　　E. 血尿消失

4. 患儿 10 岁,因水肿 1 个月以肾病综合征收入住院,查体患儿面部高度水肿,伴有腹水、阴囊积水,水肿较重护理应采取
   A. 严格禁止钠的摄入　　　　B. 绝对卧床休息直至水肿消退　　　C. 保持皮肤湿润
   D. 少翻身以免皮肤擦伤　　　E. 在肢体突出部位垫棉垫

5. 患儿 7 岁,因晨起眼睑水肿,尿液改变收入住院,医生拟诊为急性肾小球肾炎。请问典型急性肾小球肾炎临床表现应为
   A. 水肿、少尿、高血压、蛋白尿　　B. 水肿、少尿、血尿、高血压　　　C. 水肿、少尿、蛋白尿、血尿
   D. 蛋白尿、氮质血症、高血压　　　E. 血尿、少尿、高血压、氮质血症

6. 患儿 10 岁,以急性肾炎收入院,目前血压 140/95mmHg,昨日尿量 300ml,今日主诉头痛、头晕、恶心、眼花,应考虑
   A. 电解质紊乱　　　　　　　B. 颅内出血　　　　　　　　　C. 脑疝
   D. 高血压脑病　　　　　　　E. 脑积水

7. 患儿 6 岁,因颜面水肿 2 周以"肾病综合征"收住院。现患儿阴囊皮肤薄而透明,水肿明显,对该患儿首要的护理措施是
   A. 绝对卧床休息　　　　　　B. 高蛋白饮食　　　　　　　　C. 严格控制水的入量
   D. 保持床铺清洁、柔软　　　E. 用丁字带托起阴囊并保持干燥

8. 患儿 7 个月,近 2 日发热,在排尿时哭闹,尿液内有絮状物,略有臭味,初步诊断:尿路感染。为该患儿留取尿培养标本,下列正确的是
   A. 直接放置留尿器取中段尿　　　　　　B. 清洗会阴后,放置留尿器取尿
   C. 清洗会阴,并用乙醇消毒后取尿　　　　D. 30 分钟未取到尿须再次消毒
   E. 30 分钟内不能送检,标本须放冰箱里冷冻

9. 男孩 5 岁,因水肿半个月入院,查:下肢轻度凹陷性水肿,BP15/9kPa,尿蛋白 3. 5g/24h,尿 RBC 15 ～ 25/HP,WBC 1 ～ 2/HP,血浆总蛋白 48g/L,胆固醇 250mg,血沉 13mm/h,血清补体 C3 下降,其诊断可能是
   A. 急性肾炎　　　　　　　　B. 慢性肾炎　　　　　　　　　C. 肾炎性肾病
   D. 肾盂肾炎　　　　　　　　E. 单纯性肾病

10. 患儿 7 岁,水肿、肉眼血尿 3 天,气急不能平卧 1 天入院,查体:神清,眼睑。四肢水肿,R40 次 / 分,两肺背部少量水泡声,P140 次 / 分,肝在肋下 2cm,BP 18. 7/13. 3kPa,尿 Rt:RBC+++,蛋白及管型少量,患儿可能是
   A. 急性肾炎合并心力衰竭　　B. 急性肾炎,肾功能衰竭　　　C. 慢性肾炎

D. 肾炎性肾病　　　　　　　　E. 单纯性肾病

11. 5 岁小儿，全身及阴囊水肿，BP 12. 0/8. 0kPa，24 小时尿蛋白定量 5g，用泼尼松 1. 5 ～ 2mg/（kg·d），治疗 4 周尿蛋白仍有 3 克 /24 小时，下列检验揭示肾炎性肾病的可能是

　　A. 血清总蛋白减少　　　　　　B. 血清白蛋白减少　　　　　　C. 胆固醇升高

　　D. 血 γ - 球蛋白增加　　　　　　E. 血 γ - 球蛋白正常或增加

12. 患儿 8 岁，因水肿、尿少、血压升高以急性肾炎收入住院，请问引起的患儿水肿主要机制是

　　A. 大量蛋白尿引起的低蛋白血症　　　　　B. 急性高血压引起的急性心衰

　　C. 急性醛固酮增多症引起的水钠潴留　　　　D. 肾小球滤过率下降

　　E. 全身毛细血管通透性增加

13. 患儿 8 岁，因晨起眼睑水肿 3 天，食欲缺乏 2 天，以急性肾小球肾炎收入住院。患儿需要饮食控制，患儿无盐或低盐饮食要维持到

　　A. 水肿消退，血压正常　　　　B. 血沉正常　　　　　　　　　C. 尿常规正常

　　D. Addis 计数正常　　　　　　E. 肉眼血尿消失

14. 患儿 5 岁，因面部水肿、尿量减少 4 天，以单纯性肾病综合征收入住院。经过 7 天泼尼松治疗，水肿减轻，下列指标下降说明病情好转的是

　　A. 尿糖　　　　　　　　　　　B. 尿蛋白　　　　　　　　　　C. 血胆固醇

　　D. 尿红细胞　　　　　　　　　E. 尿白细胞

15. 患儿 8 岁。因眼睑水肿、浓茶水样尿 2 天而就诊。患儿食欲差，进食量少，自觉乏力，门诊以急性肾炎收住院。患儿目前的护理诊断应**除外**

　　A. 活动无耐力　　　　　　　　B. 排尿异常　　　　　　　　　C. 体液过多

　　D. 知识缺乏　　　　　　　　　E. 焦虑

16. 患儿 7 岁，水肿、尿少、肉眼血尿 3 天。BP135/100mmHg，眼睑及下肢水肿。尿常规：尿蛋白 ++，红细胞满视野 / 高倍镜。考虑此患儿是

　　A. 急性肾小球肾炎　　　　　　B. 慢性肾小球肾炎　　　　　　C. 肾炎性肾病

　　D. 单纯性肾病　　　　　　　　E. 肾盂肾炎

17. 患儿 5 岁，因肾病综合征入院，经用糖皮质激素治疗后，现病情稳定，准备出院，但激素还未减量，目前最重要的健康指导是

　　A. 嘱咐家长按医嘱继续服激素，不能停药　　　　B. 嘱咐患儿要注意休息

　　C. 嘱咐患儿不要到公共场所　　　　　　　　　　D. 给患儿及家长解释本病的病因

　　E. 嘱咐家长患儿目前不能进行预防接种

（18 ～ 20 题共用题干）

患儿 12 岁，因眼睑水肿、浓茶水样尿而就诊，门诊以急性肾炎收住院。现已治疗 3 天，水肿减轻，尿量增多，但食欲差，进食量少，自觉乏力，沉默不语，有时烦躁易怒。

18. 以下现存的护理诊断应**除外**

　　A. 活动无耐力　　　　　　　　B. 排尿异常　　　　　　　　　C. 体液过多

　　D. 知识缺乏　　　　　　　　　E. 焦虑

19. 对该患儿此时的护理应特别强调

　　A. 绝对卧床休息　　　　　　　B. 严密观察尿量　　　　　　　C. 帮助补习功课

　　D. 限制水的入量　　　　　　　E. 指导患儿观察水肿变化

20. 目前健康指导的重点是

　　A. 介绍本病病因　　　　　　　B. 讲明卧床休息的目的　　　　C. 解释限制水摄入的目的

　　D. 讲解观察水肿的方法　　　　E. 介绍本病患病过程

（21～26题共用题干）

患儿7岁，水肿、尿少、肉眼血尿3天。BP10/7.5kPa(135/100mmHg)，眼睑及下肢水肿。尿常规：尿蛋白++，红细胞满视野/高倍镜。

21. 考虑此患儿是
    A. 急性肾小球肾炎　　　　　B. 慢性肾小球肾炎　　　　　C. 肾炎性肾病
    D. 单纯性肾病　　　　　　　E. 肾盂肾炎

22. 经治疗病情好转，能恢复上学但需免上体育课的指标是
    A. Addis计数　　　　　　　B. 血压正常　　　　　　　　C. 尿常规
    D. 无水肿　　　　　　　　　E. 血沉正常

23. 经治疗病情好转，能恢复正常生活的指标是
    A. Addis计数　　　　　　　B. 血压正常　　　　　　　　C. 尿常规
    D. 无水肿　　　　　　　　　E. 血沉正常

24. 引起疾病的常见诱因是
    A. 急性上呼吸道感染　　　　B. 急性腹泻　　　　　　　　C. 真菌性口腔炎
    D. 急性支气管肺炎　　　　　E. 中耳炎

25. 引起该病的病原菌是
    A. 链球菌　　　　　　　　　B. 葡萄球菌　　　　　　　　C. 支原体
    D. 病毒　　　　　　　　　　E. 原虫和寄生虫

26. 早期最主要的措施是
    A. 卧床休息　　　　　　　　B. 忌盐饮食　　　　　　　　C. 注射青霉素
    D. 应用利尿剂　　　　　　　E. 中医中药治疗

二、思考题

1. 患儿，男，6岁。2天来眼睑水肿，尿少，食欲缺乏，洗肉水样小便2次，故来就诊，2周前患扁桃体炎。查体：T 37.8℃，P 84次/分，R 20次/分，BP 20/14.6kPa，眼睑水肿，心肺正常，下肢非凹陷性水肿。尿常规：尿蛋白(++)，大量红细胞，少量白细胞和管型。

请问：

(1)患儿主要存在哪些护理问题？

(2)患儿目前主要护理措施有哪些？

(3)患者病情逐渐好转，应为患者和其家属提供哪些健康指导？

2. 患儿2天前无明显诱因出现颜面水肿，尿量减少，第二天水肿波及全身，伴阴囊肿大。患儿近日食欲欠佳，无肉眼血尿，无尿频、尿急、尿痛。今日门诊收入住院。

体格检查：T 36.8℃，P 100次/分，R 26次/分，BP 14.7/9.3kPa，患儿神志清楚，精神可，颜面、眼睑高度水肿，呼吸26次/分，双肺无啰音；心率100次/分，律齐，心音有力；腹饱满，腹水征(+)，阴囊及双下肢凹陷性水肿。

辅助检查：尿蛋白(++++)，RBC 2～3个/HP，WBC 0～2个/HP。血浆总蛋白及白蛋白减少，血胆固醇明显升高，补体C3正常。

请问：

(1)责任护士应如何对该患儿进行护理评估？

(2)根据患者目前的病情，找出其存在问题的主要原因。

(3)患者病情明显好转，应为患者和其家属提供哪些健康指导？

第十章

血液系统疾病患儿的护理

学习目标

1. 掌握营养性缺铁性贫血、营养性巨幼细胞贫血、原发性血小板减少性紫癜和急性白血病的临床表现、护理评估及护理措施。
2. 熟悉小儿血液特点；营养性缺铁性贫血、营养性巨幼细胞贫血、原发性血小板减少性紫癜和急性白血病的治疗原则、护理诊断；熟悉营养性缺铁性贫血和营养性巨幼细胞贫血的预期目标及护理评价。
3. 了解小儿造血特点；贫血的分度和分类；营养性缺铁性贫血、营养性巨幼细胞贫血、原发性血小板减少性紫癜、急性白血病的病因。
4. 学会运用护理程序，对营养性贫血患儿进行整体护理。
5. 在护理工作中具有爱心、细心、热心和诚心，能体谅患儿及家长的心情。

案例导入与分析

案 例

患儿，男，8 岁。因"反复鼻出血，皮肤瘀斑半年，加重 1 周"入院。

患儿半年前无明显诱因出现鼻出血，皮肤瘀斑，以双下肢明显，伴面色苍白、乏力，未进行治疗，1 周前鼻出血 1 次，量多，不易止。无发热、呕血、便血、血尿，今门诊收入住院。

体格检查：T 36.5℃，P 100 次/分，R 18 次/分，体重 25kg，发育正常，营养稍差，贫血貌，双下肢皮肤散在瘀斑。心率 100 次/分，律齐，心音有力，无杂音。双肺未闻及啰音。腹平软，肝脾肋缘下未触及。四肢关节无红肿，病理反射未引出。

辅助检查：血常规 RBC 2.48×10^{12}/L，Hb 82g/L，WBC 3.3×10^9/L，L 0.49，N 0.45，PLT 30×10^9/L。

第一节　小儿造血和血液特点

一、造血特点

小儿造血分胚胎期造血及生后造血两个阶段。

（一）胚胎期造血

约自胚胎第 3 周出现卵黄囊造血，至第 12 ～ 15 周消失；胚胎第 6 ～ 8 周开始，出现肝脾造血，6 个月逐渐减退；在胚胎的第 6 周开始出现骨髓，至胎儿 4 个月开始造血，并成为胎儿后期主要造血器官，出生 2 ～ 5 周后成为唯一的造血场所。

（二）生后造血

1. 骨髓造血　出生后主要是骨髓造血，生成各种血细胞。婴儿期所有骨髓均为红骨髓，全部参与造血，以满足生长发育的需要。幼儿期开始，长骨干中出现脂肪细胞（黄髓）；5 ～ 7 岁开始，长骨中的红髓逐渐被黄髓所代替；至成年时红髓仅限于颅骨、锁骨、胸骨、肋骨、肩胛骨、脊柱、骨盆及长骨近端。黄髓具有潜在的造血功能，当造血需要增加时，它可转变成红骨髓恢复造血功能。婴幼儿由于缺少黄骨髓，造血代偿能力低，当造血需要增加时，就容易出现骨髓外造血。

2. 骨髓外造血　正常情况下，骨髓外造血极少。婴幼儿期，当严重感染或溶血性贫血等需要增加造血时，肝、脾、淋巴结可恢复胎儿时期的造血状态，临床表现为肝、脾、淋巴结肿大，外周血中可见幼红细胞和（或）幼稚粒细胞。当感染及贫血纠正后即恢复正常。

二、血液特点

（一）红细胞数与血红蛋白量

由于胎儿期处于相对缺氧状态，红细胞数及血红蛋白量较高，出生时红细胞数约为 $(5.0 \sim 7.0) \times 10^{12}$/L，血红蛋白量约为 150 ～ 220g/L。出生后随着自主呼吸的建立，血氧含量增加，红细胞生成素减少，骨髓造血功能暂时性降低，加之胎儿红细胞寿命较短，破坏较多（生理性溶血），婴儿生长发育迅速，血循环量迅速增加等因素，红细胞数及血红蛋白量逐渐降低，至生后 2 ～ 3 个月时，红细胞数降至 3.0×10^{12}/L 左右，血红蛋白量降至 110g/L 左右，呈轻度贫血，称为"生理性贫血"。"生理性贫血"呈自限性，一般无临床症状，3 个月后，由于红细胞生成素的生成增加，红细胞数量和血红蛋白量又逐渐上升，约 12 岁时达成人水平。

（二）白细胞数与分类

出生时白细胞总数为 $(15 \sim 20) \times 10^9$/L，生后 6 ～ 12 小时达到 $(21 \sim 28) \times 10^9$/L，以后逐渐下降，1 周后平均为 12×10^9/L，婴儿期维持在 10×10^9/L 左右，8 岁后接近成人水平。

出生时中性粒细胞约占白细胞总数的 0.60 ～ 0.65，淋巴细胞约占 0.30 ～ 0.35，随着白细胞总数的下降，中性粒细胞比例也相应下降，至生后 4 ～ 6 天时两者比例约相等；之后淋巴细胞比例上升，约占 0.60，中性粒细胞约占 0.35，至 4 ～ 6 岁时两者比例又相等，此后以中性粒细胞为主，逐渐达成人水平。嗜酸性粒细胞、嗜碱性粒细胞及单核细胞各年龄期差异不大。

（三）血小板数

与成人相似，约为 $(150 \sim 250) \times 10^9$/L。

（四）血红蛋白种类

出生时，血红蛋白以胎儿血红蛋白（HbF）为主，约占 70%，出生后 HbF 迅速被成人型血红蛋白（HbA）替代，1 岁时 HbF < 5%，2 岁后达成人水平，HbF < 2%。

（五）血容量

小儿血容量相对较成人多，血容量占体重的比例，新生儿约为 10%，平均 300ml；儿童约为 8% ～ 10%，成人约为 6% ～ 8%。

第二节　小儿贫血

案例思考 10-1

请结合本节学习，思考回答：

1. 本案例患儿贫血的程度如何？

2. 本案例患儿贫血发生的原因是什么？

一、概　　述

（一）贫血定义

贫血（anemia）是指单位容积末梢血中红细胞数或血红蛋白量低于正常。小儿贫血的国内诊断标准是：血红蛋白（Hb）量新生儿期 < 145g/L，1 ～ 4 个月 < 90g/L，4 ～ 6 个月 < 100g/L。6 个月以上按 WHO 标准：血红蛋白（Hb）量 6 个月 ～ 6 岁 < 110g/L，6 ～ 14 岁 < 120g/L。海拔每升高 1000 米，血红蛋白上升 4%。

（二）贫血的程度

根据外周血血红蛋白含量或红细胞数可将贫血分为轻、中、重、极重 4 度（表 10-1）。

表 10-1　贫血的分度

		轻度	中度	重度	极重度
血红蛋白量（g/L）	新生儿	144 ～ 120	120 ～ 90	90 ～ 60	< 60
	儿　童	120 ～ 90	90 ～ 60	60 ～ 30	< 30
红细胞数（× 10^{12}/L）		4 ～ 3	3 ～ 2	2 ～ 1	< 1

（三）贫血分类

一般采用病因学和形态学分类。临床多采用病因学诊断，形态学诊断有助于推断病因。

1. 病因学分类　根据贫血发生的原因和发病机制可分为以下三类：

（1）红细胞和血红蛋白生成不足：①营养性贫血：特异造血因子缺乏，如缺铁所致营养性缺铁性贫血，缺乏维生素 B_{12} 或叶酸所致营养性巨幼细胞贫血。②再生障碍性贫血（原发性及继发性）：骨髓造血功能障碍：骨髓造血功能衰竭或各种原因如放射线、化学物质、药物等所致骨髓抑制。③感染性、炎症性贫血：如慢性感染、小儿类风湿病、系统性红斑狼疮等。④其他：铅中毒、慢性肾脏病所致的贫血，骨髓浸润伴发的贫血如白血病、恶性淋巴瘤等。

（2）溶血性贫血：①红细胞内在异常：红细胞膜结构缺陷，如遗传性球形红细胞增多症、阵发性睡眠性血红蛋白尿等；红细胞酶缺陷，如葡萄糖-6-磷酸脱氢酶缺陷病、丙酮酸激酶缺乏症等；血红蛋白合成与结构异常，如地中海贫血、血红蛋白病等。②红细胞外在因素：免疫因素，如新生儿溶血症、自身免疫性或药物所致的溶血性贫血等；感染因素，如细菌或疟原虫对红细胞破坏；物理化学因素，如烧伤、蛇毒等可直接破坏红细胞；其他如脾功能亢进、弥散性血管内凝血等。

（3）失血性贫血：①急性失血：如创伤性大出血、出血性疾病等。②慢性失血：如溃疡病、钩虫病、鲜牛奶过敏、肠息肉等。

2. 形态学分类   根据红细胞平均容积（MCV）、红细胞平均血红蛋白量（MCH）、红细胞平均血红蛋白浓度（MCHC）的值将贫血分为四类（表 10-2）。

表 10-2   贫血细胞形态分类

	MCV（fl）	MCH（pg）	MCHC（%）
正常值	80～94	28～32	32～38
大细胞性	＞94	＞32	32～38
正细胞性	80～94	28～32	32～38
单纯小细胞性	＜80	＜28	32～38
小细胞低色素性	＜80	＜28	＜32

二、营养性缺铁性贫血

案例思考 10-2

请结合本节学习，思考回答：
1. 本案例患儿出现面色苍白、乏力的原因是什么？
2. 如何对该患儿进行护理评估？

营养性缺铁性贫血（nutritional iron deficiency anemia, NIDA）是由于体内铁缺乏致血红蛋白合成减少而引起的一种小细胞低色素性贫血。是小儿最常见的一种贫血，任何年龄均发病，以 6 个月～2 岁婴幼儿发病率最高，是我国小儿保健重点防治的"四病"之一。

【病因】

铁是构成血红蛋白必需的原料，任何引起体内铁缺乏的原因均可导致贫血。

1. 先天储铁不足   胎儿在孕期最后 3 个月从母体获得的铁足够其生后 4～5 个月造血所需，如因早产、双胎、胎儿失血和孕母患严重缺铁性贫血等均可使胎儿储铁减少。

2. 铁摄入不足   是小儿缺铁性贫血主要原因。人乳、牛乳、谷物中含铁量均较低，吸收率也不同，单纯喂养如不及时添加含铁较多的辅食，则易发生缺铁性贫血。年长儿偏食、挑食或摄入动物性食品过少等可导致铁摄入量不足。

3. 生长发育快   婴儿期和青春期小儿生长发育迅速，如不及时添加含铁丰富的辅食，易发生缺铁。早产儿和低出生体重儿生后生长发育更快，更容易发生缺铁。

4. 铁吸收障碍   食物中的不同成分对铁的吸收可产生不同影响，如维生素 C、果糖、氨基酸等还原物质可促进铁的吸收；磷酸、草酸等、植物纤维、茶、牛乳、蛋、咖啡等可抑制铁的吸收,所以食物搭配不合理可使铁吸收减少。某些疾病如消化道畸形(梅克尔憩室、膈疝)、胃肠炎、慢性腹泻、蛲虫病、钩虫病、肠息肉等可导致铁吸收障碍。

5. 铁丢失过多　正常婴儿每日排铁量相对较成人多。用未经加热的鲜牛奶喂养婴儿,可因对蛋白过敏而发生小量肠出血(每日失血约 0.7ml);溃疡病、肠息肉、膈疝、钩虫病等可致肠道慢性小量出血;鼻出血、初潮后少女月经量过多等均可致铁丢失过多。

【临床表现】

本病起病缓慢,临床表现随病情轻重而有不同。

1. 一般贫血表现　皮肤黏膜逐渐苍白,以口唇、口腔黏膜及甲床最为明显。易疲乏无力,不爱活动,常有烦躁不安或精神不振,体重不增或增加缓慢。年长儿可诉头晕、眼前发黑、耳鸣等。

2. 髓外造血表现　肝、脾、淋巴结可轻度肿大;年龄愈小、病程愈长、贫血愈重,肝脾肿大愈明显。淋巴结肿大较轻。

3. 非造血系统表现

(1)消化系统:可出现食欲减退、呕吐、腹泻;少数有异食癖,如喜食泥土、墙皮、煤渣等;还可出现口腔炎、舌炎或舌乳头萎缩;重者可出现萎缩性胃炎或吸收不良综合征等。

(2)神经系统:婴幼儿表现为烦躁不安、易激惹或萎靡不振,年长儿常注意力不能集中、记忆力减退,智力多数低于同龄儿。由此影响到小儿之间的交往,以及语言学习和思维活动的能力,以致影响心理的正常发育。

(3)心血管系统:明显贫血时心率增快、心脏扩大,重者可发生心力衰竭。

(4)其他表现:因免疫功能低下,常合并感染。可因上皮组织异常而出现指甲薄脆、不光滑甚至反甲(匙状指)。

【治疗原则】

关键是去除病因和补充铁剂。

1. 去除病因　合理喂养,及时添加含铁食物,纠正不良饮食习惯;积极治疗原发病如驱虫、手术治疗消化道畸形、控制慢性失血等。

2. 铁剂治疗　铁剂是治疗缺铁性贫血特效药。多采用口服,经济、安全、副作用小。二价铁易吸收,常用硫酸亚铁、葡萄糖酸亚铁等,一般为 4～6mg/(kg·d),分三次口服。口服铁剂不能耐受或因长期腹泻、呕吐、胃肠手术等致吸收不良者可采用注射铁剂如右旋糖酐铁。

3. 输血治疗　一般不需输血。重症贫血并发心力衰竭或明显感染者、或急需外科手术者可输血,以输入新鲜浓缩红细胞为宜。

课堂讨论:

　　护士小李今日值班遇到这样一位患儿,患儿血清铁 9.6μmol/L,血清铁蛋白 10μg/L,总铁结合力 81.6μmol/L,考虑存在缺铁,医嘱给予铁剂进行治疗。

请讨论:

1. 如何指导患儿家长正确服用铁剂?

2. 应用铁剂后早期观察疗效的可靠指标是什么?

3. 如何指导家长调整患儿饮食?

【护理评估】

（一）健康史

1. 孕产史　了解母亲孕期营养情况,孕期有无严重贫血,患儿是否早产、多胎。

2. 生长发育情况　了解患儿年龄、生长发育情况。

3. 喂养史　了解患儿喂养方法或饮食习惯、辅食添加的时间及种类,饮食结构是否合理,有无偏食、挑食等不良习惯。

4. 疾病史　了解有无鼻出血,青春期少女有无月经量过多;了解有无慢性腹泻、肠道寄生虫、钩虫病、肠息肉、吸收不良综合征、反复感染等疾病史。

（二）身体状况

1. 症状评估　评估患儿有无疲乏无力、食欲减退、烦躁不安,年长儿有无头晕、眼前发黑、耳鸣、注意力不易集中、记忆力减退、学习成绩下降等。观察是否有出现感染的危险。有无异食癖、口腔炎、舌炎。

2. 护理体检　评估患儿有无面色及皮肤黏膜苍白、肝脾和淋巴结肿大。贫血严重者有无心率增快、心脏扩大及心力衰竭的表现。

3. 心理-社会状况　评估患儿是否因记忆力减退、学习成绩下降出现焦虑、抑郁、自卑、厌学等心理问题。家长因对本病知识的缺乏,对患儿早期贫血往往不够重视,病情加重时产生焦虑、歉疚的心理。对有异食癖的患儿,家长和社会往往不能正确对待,表现过多的责备,甚至歧视,可对患儿心理产生极其不良的影响。

（三）辅助检查

1. 血常规　评估患儿红细胞和血红蛋白是否下降,血涂片是否红细胞大小不等,以小细胞为主,中央淡染区扩大。网织红细胞数有无改变。

2. 骨髓象　评估患儿骨髓是否增生活跃,是否以中、晚幼红细胞增生为主。各期红细胞是否均较小,胞质成熟程度是否落后于胞核。

3. 铁代谢检查　评估患儿血清铁蛋白是否下降（SF < 12 μg/L）,血清铁是否下降（SI < 10.7 μmol/L）,转铁蛋白饱和度是否降低（TS < 15%）,总铁结合力是否升高（TIBC > 62.7 μmol/L）,红细胞游离原卟啉是否升高（FEP > 0.9 μmol/L）。

【常见护理诊断/问题】

1. 活动无耐力　与贫血致组织、器官缺氧有关。

2. 营养失调:低于机体需要量　与铁的摄入不足、吸收不良、丢失过多或消耗增加有关。

3. 潜在并发症:感染、心力衰竭、药物副作用。

4. 知识缺乏:家长及年长患儿缺乏铁营养知识及本病防护知识。

【护理目标】

1. 患儿倦怠乏力减轻,活动耐力逐渐增强,活动量增加。

2. 患儿食欲恢复正常,缺铁因素消除,贫血纠正。

3. 患儿不发生感染、心力衰竭等并发症或已控制。

4. 患儿及家长能了解疾病相关知识,能配合治疗和护理。

【护理措施】

（一）生活护理

1. 注意休息,适量活动　患儿病室应安静、清洁,阳光充足,空气新鲜。根据活动耐力下降程度制订休息方式、活动强度及每次活动持续时间,同时注意观察病情,调整活动强度。

(1)轻、中度贫血:患儿不必严格限制日常活动,但应注意避免剧烈运动。生活应有规律,活动间歇使患儿充分休息,保证足够睡眠。

(2)重度贫血:应根据活动耐力下降情况,安排活动计划,以不感到疲乏为宜。

(3)对易烦躁、激动的患儿:护士应耐心细致看护、抚慰,使其保持安静,避免因烦躁而加重缺氧。同时各项护理操作应集中进行。

2. 合理安排饮食,补充含铁食物

(1)增加含铁食物,纠正不良饮食习惯:婴儿提倡母乳喂养,人乳含铁虽少,但吸收率高。按时添加含铁丰富的辅食或补充铁强化食品,如铁强化奶、铁强化食盐等。婴儿6个月后应增加含铁丰富的固体食物。在营养师指导下制订饮食计划,提供含铁丰富的食品种类,如动物肝脏、动物血、瘦肉、鱼类、豆类、紫菜、海带、黑木耳等。告知家长及年长患儿不良饮食习惯会导致本病,协助纠正不良饮食习惯,避免挑食、偏食等。

(2)创造良好进食环境,保持患儿心情愉快,进食前不做引起疲劳活动,不做引起疼痛、不愉快或不舒适的检查、治疗及护理;经常更换饮食品种,注意色、香、味的调配,增添新鲜感;必要时根据医嘱给患儿服用助消化药,如胃蛋白酶、多酶片等。

(二)病情观察

在自然光线下仔细观察口唇、口腔黏膜、眼结膜及甲床等皮肤黏膜苍白的表现;了解病情进展,注意有无头晕、眼花、昏厥等脑缺氧的表现;对重症患儿应注意观察呼吸、脉搏、血压、面色等变化,如有异常及时报告医生处理。

(三)防止发生并发症

1. 预防感染 施行保护性隔离,与其他病种患儿分室居住,以免交叉感染;避免到人群聚集的公共场所;做好口腔护理,一般每日2次,并鼓励患儿多饮水,防止发生口腔感染;保持皮肤清洁,勤洗澡,勤换内衣。对重症贫血卧床患儿,要注意勤翻身,更换体位,按摩受压部位,防止发生压疮;积极防治慢性腹泻、感染及慢性失血性疾病。

2. 预防心力衰竭 重度贫血患儿应卧床休息,以减少耗氧。取半卧位,使横膈降低,减少回心血量,必要时吸氧。应密切观察心率、呼吸、尿量变化,若出现心悸、气促、发绀、肝增大等症状和体征时,应及时通知医生,并按心力衰竭护理患儿。对重症贫血并发心力衰竭或有明显感染的患儿,输血时应注意:贫血愈重,一次输血量应愈小,速度应愈慢,以免加重心力衰竭。

(四)治疗配合

1. 正确应用铁剂 ①口服补铁:按医嘱正确服用铁剂,并告知家长小儿每日需铁量,让家长掌握应用铁剂的正确剂量;口服铁剂对胃肠道有刺激,可致恶心、呕吐、腹泻或便秘、厌食、胃部不适及疼痛等,宜从小剂量开始,1~2日内加至足量,并在两餐间服用,以减少对胃肠道的刺激;铁剂或含铁食品可与维生素C、稀盐酸、氨基酸、果汁等同服,以利吸收;忌与妨碍铁吸收的食物如牛奶、蛋类、茶、咖啡、钙片等同服;液体铁剂可使牙齿染黑,应用吸管或滴管服之,直接将药液送到舌根部,服用后及时刷牙,以减轻着色;服用铁剂后大便变黑或呈柏油样,停药后恢复,应向家长说明原因,消除紧张心理。②肌内注射铁剂:注射铁剂易出现不良反应,常在不能口服铁的情况下使用。注射右旋糖酐铁、山梨醇枸橼酸铁复合物等铁剂可出现过敏现象,如面红、荨麻疹、发热、关节痛、头痛或局部淋巴结肿大,个别可发生过敏性休克,应慎用。首次注射应严密观察,警惕过敏的发生。用药时应深部肌内注射,最好分层注药,以利吸收、减轻疼痛、避免硬结形成,每次更换注射部位,并在注射前更换新针头或注射器内有微量(约 0.1ml)气体,以防药液漏入皮下组织致局部坏死。③观察铁剂治疗效果:有效者在用药后 12～24 小时临床症状好转,烦躁等精神症状减轻,食欲增加。网织红细胞 2～3 天后升高,5～7 天达高峰,2～3 周后降至正常。血红蛋白 1～2 周后逐渐上升,一般 3～4 周达正常。如服药 3～4 周仍无效,应查找原因。铁剂治疗的疗程到血红蛋白达正常水平后再用 2 个月左右,以补充铁的贮存量。

2. 输血时观察与护理　重症贫血并发心功能不全或明显感染者可输血,以尽快改善贫血状态。输血时应注意以下几点:①输血前认真检验血型及交叉配血,准确无误后方可给患儿输入。②输血过程严格按无菌技术操作。③以输入新鲜浓缩红细胞为宜,每次 2～3ml/kg。贫血愈重,一次输血量应愈小,速度应愈慢,以免引起心功能不全。④密切观察输血过程,疑有输血反应时,立即减速或停止输血,及时报告医生紧急处理。

(五) 心理护理

因长期贫血可导致智力减退、成绩下降,应加强患儿的教育与训练,减轻自卑心理;应关心患儿,重视心理疏导,对有异食癖患儿不应过多责备和歧视,鼓励患儿纠正不良嗜好。

(六) 健康教育

1. 合理安排日常生活及膳食　注意休息,指导家长观察和调整患儿活动的强度和时间。提倡母乳喂养,按时添加含铁丰富的辅食。足月儿 4 个月后应添加含铁丰富且易消化吸收的食物;早产儿和低体重儿自 2 个月左右给予铁剂预防。贫血纠正后仍要坚持合理安排小儿膳食,纠正挑食、偏食等不良饮食习惯,这是防止复发、保证正常生长发育的关键。

2. 指导家长配合治疗　大力宣传母亲孕期及哺乳期营养的重要性,指导孕妇及哺乳期母亲食用含铁丰富的食物,母亲患贫血应及时治疗。详细告诉家长口服铁剂的注意事项、服药的时间及服药后的反应,指导正确用药,坚持全疗程。

【护理评价】

1. 患儿倦怠乏力有无减轻,活动耐力是否逐渐增强,活动量增加后有无心慌、气短。

2. 患儿食欲是否恢复正常,缺铁因素是否消除,贫血是否纠正。

3. 患儿是否发生或已经控制感染,是否出现心力衰竭等并发症。

4. 家长及年长患儿是否知道本病发病原因,是否能根据指导正确服用铁剂,是否能正确选择含铁较多食物,是否纠正不良饮食习惯,饮食搭配是否合理。

<h3 style="text-align:center">三、营养性巨幼细胞贫血</h3>

案例思考 10-3

请结合合本节学习,思考回答:

1. 若该患儿服用铁剂治疗后,贫血症状不能明显改善,还需考虑什么原因?

2. 如何安排患儿日常活动?

营养性巨幼细胞贫血(nutritional megaloblastic anemia, NMA)是由于缺乏维生素 B_{12} 和(或)叶酸所引起的一种大细胞性贫血。主要临床特点为贫血、神经精神症状、红细胞数较血红蛋白量减少更明显、红细胞的胞体变大、骨髓中出现巨幼红细胞、用维生素 B_{12} 和(或)叶酸治疗有效。本病多见于婴幼儿,2 岁以内约占 96%以上。

【病因】

维生素 B_{12} 和(或)叶酸缺乏的原因主要有：

1. 摄入不足 人体所需维生素 B_{12} 主要来源于动物性食物,如肝、肾、肉类、蛋类、海产品等,乳类中含量少,羊乳几乎不含维生素 B_{12},植物性食物中含量甚少。单纯母乳喂养,仅添加植物性食物或偏食均可导致维生素 B_{12} 摄入不足。绿色新鲜蔬菜、水果、酵母、谷类和动物肝、肾等富含叶酸,但经加热易被分解破坏;羊乳中几乎不含维生素 B_{12},叶酸含量极低,单纯羊乳喂养儿易致维生素 B_{12} 和叶酸缺乏;牛乳中叶酸经加热也遭破坏,故单纯用此类乳品喂养而未及时添加辅食的婴儿可致叶酸缺乏。年长儿偏食、挑食者易致缺乏。

2. 储存不足 胎儿可通过胎盘获得维生素 B_{12} 和叶酸,并贮存在肝脏,如孕妇缺乏维生素 B_{12} 可致婴儿储存不足。

3. 需要量增加 婴幼儿尤其是早产儿生长发育较快,对维生素 B_{12} 和叶酸的需要量增加,如不及时添加辅食易造成缺乏。严重感染使维生素 B_{12} 消耗增加。

4. 疾病影响 维生素 C 缺乏、严重感染均可使维生素 B_{12} 消耗增加,如供给不足可致缺乏;严重营养不良、胃肠疾病、慢性腹泻或吸收不良综合征等使维生素 B_{12}、叶酸吸收减少。肝脏疾病可致维生素 B_{12} 代谢障碍。

5. 药物作用 长期或大量应用广谱抗生素可使正常结肠内所含的叶酸被清除而减少叶酸供应;抗叶酸代谢药物(如甲氨蝶呤)抑制叶酸代谢;长期服用抗癫痫药(如苯妥英钠、苯巴比妥、扑痫酮等)也可导致叶酸缺乏。

【临床表现】

1. 一般贫血表现 起病缓慢,大多呈轻度或中度贫血。患儿皮肤蜡黄,睑结膜、口腔黏膜、口唇、指甲等处苍白,毛发稀疏发黄,颜面轻度水肿,多呈虚胖,疲乏无力,偶有黄疸,常伴有肝、脾肿大。严重病例可有皮肤出血点或皮肤瘀斑。

2. 神经精神症状 患儿可出现烦躁不安、易怒等症状。维生素 B_{12} 缺乏者可出现表情呆滞、目光发直、嗜睡,对外界反应迟钝,少哭不笑,智力及动作发育落后,甚至倒退。重症病例可出现肢体、躯干、头部和全身不规则震颤,甚至抽搐、感觉异常、共济失调、踝阵挛和巴宾斯基征阳性等。

3. 其他 常有食欲缺乏、厌食、恶心、呕吐、腹泻和舌炎、舌下溃疡等消化系统症状;重症患儿可有心脏扩大、心力衰竭,可闻及收缩期杂音;易发生感染和出血。

【治疗原则】

治疗原则为去除诱因,补充维生素 B_{12} 和叶酸,防治感染。维生素 B_{12} 肌内注射,叶酸口服,有明显神经、精神症状的患儿,以 $VitB_{12}$ 治疗为主,不宜加用叶酸,以免加重神经精神症状,坚持用足疗程,至临床症状好转,血象恢复正常为止。重症贫血并发心功能不全或明显感染者可输入红细胞制剂。肌肉震颤者可给镇静剂。

课堂讨论:

责任护士小陈,今天上午发现6床出现全身震颤,持续约1分钟。近几天患儿出现口腔溃疡,颜面轻度水肿。患儿系昨天因为小儿贫血收入住院。

请讨论：
1. 患儿震颤的原因可能是什么？
2. 患儿目前需重点观察哪些内容？
3. 首先帮助患儿解决什么问题？

【护理评估】

（一）健康史

重点评估母孕期是否缺乏维生素 B_{12}；患儿是否早产、多胎；患儿年龄、生长发育情况、喂养方法或饮食习惯、辅食添加的时间及种类；既往病史及用药情况。

（二）身体状况

1. 症状评估 评估患儿有无疲乏无力、面色苍白等一般贫血表现；有无烦躁易怒、甚至抽搐、感觉异常、表情呆滞、智力及动作发育落后等神经精神症状；有无食欲缺乏、厌食、腹泻等消化系统症状。

2. 护理体检 评估患儿有无皮肤蜡黄、黏膜苍白、毛发稀疏发黄、舌下溃疡、肝脾肿大等贫血表现；有无肢体、躯干、头部和全身震颤、手足无意识运动，共济失调、踝阵挛和巴宾斯基征阳性等重症表现。

3. 心理 - 社会状况 评估患儿有无注意力不集中、反应迟钝、情绪不稳定等；有震颤的患儿是否能正常游戏和生活，出现烦躁、易怒、哭闹甚至拒绝他人照顾等现象；年长儿是否产生焦虑或抑郁、自卑等心理；家长是否出现焦虑、担忧、歉疚等心理。

（三）辅助检查

1. 血常规 评估患儿是否红细胞数减少比血红蛋白量减少更明显，呈大细胞性贫血。血涂片是否可见红细胞大小不等，以大细胞为多，中央淡染区不明显，可见巨幼有核红细胞、巨大幼稚粒细胞和中性粒细胞呈分叶过多现象。

2. 骨髓象 评估患儿红细胞系统是否增生明显活跃，是否各期红细胞均出现巨幼变，胞体变大，细胞核的发育是否落后于胞浆。中性粒细胞和巨核细胞的核是否有过度分叶现象。

3. 血生化检查 评估患儿是否血清维生素 B_{12} < 100ng/L（正常值 200 ～ 800ng/L），血清叶酸 < 3μg/L（正常值 5 ～ 6μg/L）。

【常见护理诊断 / 问题】

1. 活动无耐力 与贫血致组织、器官缺氧有关。

2. 营养失调：低于机体需要量 与维生素 B_{12} 和（或）叶酸摄入不足、吸收不良等有关。

3. 有受伤的危险 与肢体或全身震颤甚至抽搐等有关。

4. 生长发展迟缓 与营养不足、贫血及维生素 B_{12} 缺乏，影响生长发育有关。

5. 知识缺乏：家长及患儿缺乏营养知识及本病的防护知识。

【护理目标】

1. 患儿倦怠乏力减轻，活动耐力逐渐增强，活动量增加。

2. 患儿食欲恢复正常，VitB$_{12}$ 及叶酸缺乏因素消除，贫血纠正。

3. 患儿无受伤。

4. 患儿获得足够的营养，满足生长发育需要。

5. 患儿及家长能了解疾病相关知识,能配合治疗和护理。

【护理措施】

（一）生活护理

1. 注意休息,适当活动　根据患儿耐受情况安排休息与活动。一般不需严格卧床,严重贫血者适当限制活动,协助满足其日常生活所需。有烦躁、震颤、抽搐者限制活动,防止外伤,必要时遵医嘱用镇静剂。

2. 加强营养,指导喂养　改善哺乳母亲营养,及时添加富含维生素 B_{12} 和叶酸的食物,注意饮食均衡,合理搭配。对年长儿要防止偏食、挑食,养成良好的饮食习惯;对年幼儿要耐心喂养,少量多餐,改变烹调方法,注意食物的色、香、味、形调配,以引起患儿食欲。对震颤严重不能吞咽者可改用鼻饲。

（二）病情观察

由于维生素 B_{12} 缺乏的患儿可出现全身震颤、抽搐、感觉异常、共济失调等,应严密观察患儿病情的进展。

（三）治疗配合

1. 按医嘱合理用药,观察疗效　补充维生素 B_{12} 和(或)叶酸:一般 2～4 天后患儿精神症状好转、食欲增加,随即网织红细胞上升,5～7 天达高峰,2 周后降至正常。约 2～6 周红细胞和血红蛋白恢复正常,但神经精神症状恢复较慢。只有维生素 B_{12} 缺乏时,不宜加用叶酸治疗,以免加重神经精神症状;维生素 C 有助叶酸的吸收,同时服用可提高疗效;恢复期应加用铁剂,防止红细胞增加过快时出现缺铁。

2. 加强护理,防止受伤　限制患儿活动,防止发生外伤。上下门齿之间可垫上缠有纱布的压舌板,以防咬破口唇、舌尖;震颤严重者应按医嘱给予镇静剂。

3. 加强训练,促进生长发育　部分患儿可有体格、动作、智能发育落后和倒退现象,需进行监测和评估,并加强护理、耐心教育和训练。如指导患儿及家长做被动体操,逐渐训练坐、立、行等运动功能,并尽早给予药物治疗,以促进动作和智能发育。

（四）健康教育

1. 向家长介绍本病的发病原因、表现特点,指导合理用药,告知家长预防的要点是按时添加含维生素 B_{12} 和叶酸丰富的辅食。

2. 施行保护性隔离,避免交互感染。指导家长按时带小儿预防接种,少去公共场所,适当户外活动。

3. 指导合理喂养,培养小儿良好的饮食习惯,避免偏食、挑食;积极治疗原发疾病,合理用药。

4. 指导家长为患儿提供愉快的生活环境,多给患儿触摸、拥抱、亲吻等爱抚,促进其心理行为的发展;加强教养与训练,促进患儿动作和智力发育。

【护理评价】

1. 患儿倦怠乏力有无减轻,活动耐力是否逐渐增强,活动量增加后有无心慌、气短。

2. 患儿食欲是否恢复正常,VitB$_{12}$ 及叶酸缺乏因素是否消除,贫血是否纠正。

3. 患儿是否受伤。

4. 患儿是否有生长发育迟缓。

5. 家长及年长患儿是否知道本病发病原因,是否能正确选择 VitB$_{12}$ 及叶酸较多的食物,是否纠正不良饮食习惯,饮食搭配是否合理。

第三节　原发性血小板减少性紫癜

案例思考 10-4

结合本节学习,思考回答:

1. 本案例患儿反复鼻出血、皮肤瘀斑的原因是什么?

2. 本案例患儿目前存在哪些护理问题?

原发性血小板减少性紫癜(idiopathic thrombocytopenic purpura,ITP)又称自身免疫性血小板减少性紫癜,是小儿最常见的出血性疾病。临床主要特点为皮肤、黏膜自发性出血,血小板减少,出血时间延长,血块收缩不良,束臂试验阳性,骨髓巨核细胞数正常或减少。

【病因】

目前认为是一种自身免疫性疾病。患儿因自身免疫过程缺陷或外来抗原(如病毒感染和其他因素)的作用,使机体产生血小板相关抗体(PAIgG),而引起血小板减少。血小板数量减少是导致出血的主要原因。附着有 PAIgG 的血小板不同程度功能异常及抗体损伤血管壁致毛细血管脆性和通透性增加,是出血的促进因素。感染可加重血小板减少或使疾病复发。

【临床表现】

1. 急性型　约占70%～90%,多见于婴幼儿,7岁以后较少发病。病前1～3周常有病毒感染史,如急性上呼吸道感染、流行性腮腺炎、水痘、麻疹等。起病急,常有发热。以自发性皮肤、黏膜出血为突出表现,多为针尖大小出血点,或皮肤瘀斑、紫癜,遍布全身,以四肢较多。常有鼻出血、齿龈出血,可见便血、呕血、球结膜下出血,偶见肉眼血尿和颅内出血。颅内出血是死亡的主要原因。青春期女孩可有月经量过多。出血严重者可伴贫血。肝脾偶见轻度肿大,淋巴结不肿。本病呈自限性过程,85%～90%患儿在1～6个月内痊愈,约10%～20%可转为慢性型。

2. 慢性型　病程超过6个月,多见于学龄期儿童,男女发病数约1:3。起病缓慢,出血症状相对较轻,主要为皮肤、黏膜出血,可持续性或反复发作出血,出血持续期和间歇期长短不一。约1/3患儿发病数年后自然缓解。反复发作者脾脏常有轻度肿大。

【治疗原则】

1. 肾上腺皮质激素治疗　可降低毛细血管通透性,抑制血小板抗体的产生,抑制单核巨噬细胞吞噬有抗体吸附的血小板,宜早期、大量、短程应用。常口服泼尼松1.5～2mg/(kg·d),每日3次。严重出血者可用冲击疗法:静脉滴注地塞米松0.5～2mg/(kg·d),连用3天,症状缓解后改口服泼尼松。2～3周后逐渐减量停药,一般不超过4周。停药后如复发,可再用肾上腺皮质激素治疗。

2. 大剂量丙种球蛋白　抑制巨噬细胞对血小板的结合与吞噬,减少抗血小板抗体的产生。静滴剂量按每天0.4g/kg,连用5天;或每次1g/kg,必要时次日再用1次,以后每3～4周一次。可与肾上腺皮质激素合用。

3. 输注血小板和红细胞　严重出血危及生命时可输注血小板,但尽量少输,因患儿血液中含有大量 PAIgG,可使输入的血小板很快被破坏;反复输注还可产生抗血小板抗体。贫血者可输浓缩红细胞。

4. 其他　急性期出血明显者卧床休息,忌用抑制血小板功能的药物如阿司匹林等,预防创伤出血。激素和丙种球蛋白治疗无效或慢性难治性病例可给免疫抑制剂治疗或行脾切除术。

课堂讨论:

责任护士小李,今天值班时发现 3 床出现鼻出血 1 次,量多,不易止。患儿 10 天前因原发性血小板减少性紫癜收住入院。

请讨论:

1. 患儿鼻出血的原因可能是什么?
2. 患儿目前需重点观察哪些内容?
3. 首先帮助患儿解决什么问题?

【护理评估】

（一）健康史

评估发病前 1～3 周是否有急性病毒感染史,主要为上呼吸道感染,还有麻疹、风疹、流行性腮腺炎、水痘、传染性单核细胞增多症等,偶见注射活疫苗后发病;患儿平素有无自发性皮肤、黏膜出血等表现。

（二）身体状况

1. 症状评估　评估患儿是否出现鼻出血、齿龈出血、便血、呕血、球结膜下出血、肉眼血尿和颅内出血等表现。观察是否有感染的危险。

2. 护理体检　检查呼吸、脉搏、血压,患儿有无皮肤、黏膜出血,出血部位,皮肤瘀点、瘀斑的形态,双侧瞳孔是否等大等圆,对光反射是否存在,有无前囟膨隆、颈阻抗等。

3. 心理 - 社会状况　家长和患儿的心理反应来自对本病知识的缺乏、疾病的痛苦和限制、出血及止血技术操作等。应评估患儿有无不合作、烦躁、哭闹等表现,是否产生焦虑、恐惧、悲观等不良心理;家长由于是否对出血会产生震惊、恐惧的心理。

（三）辅助检查

1. 血常规　评估患儿是否血小板数下降,$< 100 \times 10^9/L$,急性型或慢性型急性发作期血小板计数是否 $< 20 \times 10^9/L$、出血时间是否延长,有无血块收缩不良;血清凝血酶原消耗不良,凝血时间是否正常。

2. 骨髓象　评估患儿骨髓巨核细胞数是否正常或增多,胞体是否大小不一,以小型巨核细胞为主,幼稚巨核细胞是否增多,核分叶是否减少,有无空泡形成、颗粒减少或胞浆少等现象。

3. 血小板抗体 PAIgG 测定　评估患儿血小板抗议体含量是否明显增高。

【常见护理诊断 / 问题】

1. 皮肤黏膜完整性受损　与血小板减少致皮肤黏膜出血有关。

2. 有感染的危险　与糖皮质激素和(或)免疫抑制剂应用致免疫功能下降有关。

3. 潜在并发症:颅内出血。

4. 恐惧　与严重出血有关。

5.知识缺乏：患儿及家长缺乏本病相关知识及护理相关知识。

【护理目标】

1.患儿血小板恢复正常，不发生皮肤黏膜出血。

2.患儿不发生感染。

3.患儿不发生颅内出血。

4.患儿及家长能树立信心，不产生恐惧心理。

5.患儿及家长能了解疾病相关知识，能配合治疗和护理。

【护理措施】

（一）生活护理

提供安全环境，床头、床栏及家具的尖角用软垫子包扎，禁忌玩锐利玩具。应与感染患儿分室居住，注意个人卫生，保持出血部位清洁，防止感染。急性期应减少活动，避免创伤，尤其是头部外伤，明显出血时应卧床休息。慢性型也要限制剧烈运动如篮球、足球、爬树等，以免碰伤、刺伤或摔伤出血。禁食坚硬、多刺的食物，防止损伤口腔黏膜及牙龈出血。保持大便通畅，防止用力大便时腹压增高而诱发颅内出血。

（二）病情观察

1.出血情况观察　皮肤瘀点、瘀斑变化，监测血小板数量变化，对血小板极低者应严密观察有无其他出血情况发生。

2.监测生命体征　观察神志、面色，记录出血量。如面色苍白加重，呼吸、脉搏增快，出汗，血压下降提示可能有失血性休克；若患儿烦躁、嗜睡、头痛、呕吐，甚至惊厥、昏迷等提示可能有颅内出血；若呼吸变慢或不规则，双侧瞳孔不等大，光反射迟钝或消失提示可能合并脑疝。如有消化道出血常伴腹痛、便血；肾出血伴血尿、腰痛等。

（三）治疗配合

1.口、鼻黏膜出血可用浸有1%麻黄碱或0.1%肾上腺素的棉球、纱条或吸收性明胶海绵局部压迫止血。无效者，可请耳鼻喉科医生会诊，以油纱条填塞，2～3天后更换。遵医嘱给止血药、输同型血小板。

2.尽量减少肌内注射或深静脉穿刺抽血，必要时应延长压迫时间，以免形成深部血肿。

（四）心理护理

关心、安慰患儿，向患儿及家长讲解疾病相关知识，护理操作的必要性，以取得合作，并注意倾听患儿和家长的心理感受。

（五）健康教育

1.指导自我保护，预防损伤　服药期间不与感染患儿接触，去公共场所时戴口罩；衣着适度，尽量避免感冒，以防加重病情或复发。禁忌服抑制血小板功能的药物如含阿司匹林的药物；不玩尖利的玩具和使用锐利工具，不做剧烈的、有对抗性的运动，常剪指甲，选用软毛牙刷等。

2.指导家长配合治疗，预防感染　教会家长识别出血征象和学会压迫止血的方法，一旦发现出血，立即到医院复查或治疗。脾切除的患儿易患呼吸道感染和皮肤化脓性感染，且易发展为败血症。术后两年内应定期随诊，并遵医嘱应用长效青霉素每月一次或丙种球蛋白，以增强抗感染能力。

【护理评价】

1.患儿血小板是否恢复正常，是否发生皮肤黏膜出血。

2. 患儿是否发生感染。

3. 患儿是否发生颅内出血。

4. 患儿及家长是否树立信心，是否产生恐惧心理。

5. 患儿及家长是否了解疾病相关知识，是否能配合治疗和护理。

第四节　急性白血病

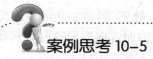

案例思考 10-5

请结合本节学习，思考回答：

1. 本案例患儿发生感染原因有哪些？

2. 如何指导家长预防患儿发生感染？

白血病(leukemia)是造血系统的恶性增生性疾病，其特点为造血组织中某一血细胞系统过度增生、进入血流并浸润到各组织和器官，从而引起一系列临床表现。在我国，小儿的恶性肿瘤中以白血病发病率最高，90%以上为急性白血病，男性多于女性，任何年龄均可发病，但以学龄前期和学龄期小儿多见。

【病因】

白血病的病因及发病机制尚未完全明了。病因可能与病毒、理化因素、遗传或体质因素有关；近年研究提示其发病机制可能与原癌基因的转化、抑癌基因畸变、细胞凋亡受抑等有关。

【临床表现】

各型急性白血病的临床表现基本相同，大多起病较急。早期表现面色苍白、精神不振、乏力、食欲低下、鼻出血或齿龈出血等；少数患儿以发热和类似风湿热的骨关节痛为首发症状。主要临床特征有发热、贫血、出血、白血病细胞浸润的表现。

1. 发热　为白血病患儿最常见的症状。多数患儿起病时即有发热，热型不定，一般不伴寒战。白血病性发热多为低热而且抗生素治疗无效；感染性发热多为呼吸道炎症、齿龈炎、皮肤疖肿、肾盂肾炎、败血症等所致，常伴持续高热。

2. 贫血　主要是由于骨髓造血干细胞受到抑制所致。出现较早，呈进行性加重，表现为苍白、虚弱无力、活动后气促等。

3. 出血　主要由于骨髓被白血病细胞浸润，巨核细胞受抑制使血小板的生成减少所致。以皮肤和黏膜出血多见，表现为紫癜、皮肤瘀斑、鼻出血、齿龈出血、消化道出血和血尿。偶有颅内出血，为引起死亡的主要原因之一。

4. 白血病细胞浸润引起的症状和体征

(1) 肝、脾、淋巴结肿大：尤以急淋显著，可有压痛。纵隔淋巴结肿大时可致压迫症状如呛咳、呼吸困难和静脉回流受阻。

(2) 骨、关节疼痛：多见于急淋，约25%患儿为首发症状，主要与骨髓腔内白血病细胞大量增生、压迫和破坏邻近骨质及浸润骨膜有关。其中部分呈游走性关节痛，局部红肿现象多不明显,并常伴有胸骨压痛。

(3)中枢神经系统白血病(CNSL):是白血病细胞侵犯脑实质和(或)脑膜所致,出现头痛、呕吐、嗜睡、脑神经麻痹、截瘫、惊厥甚至昏迷、脑膜刺激征等颅内压增高的表现,脑脊液中可发现白血病细胞。由于多数化疗药物不易透过血脑屏障,故中枢神经系统便成为白血病细胞的"庇护所",它是导致急性白血病复发的主要原因。

(4)绿色瘤:是白血病细胞浸润眶骨、颅骨、胸骨、肋骨或肝、肾、肌肉等组织所致,在局部呈块状隆起,此瘤切面呈绿色,暴露于空气中绿色迅速消退,这种绿色素的性质尚未明确。

(5)睾丸白血病:白血病细胞侵犯睾丸所致,表现为局部肿大、触痛,阴囊皮肤可呈红黑色。由于化疗药物也不易进入睾丸,此处白血病细胞可长期存在,因而常成为导致白血病复发的另一重要原因。

(6)其他:少数患儿有皮肤、心脏、肾脏、消化系统等浸润而出现相应的症状、体征。

【治疗原则】

采用以化疗为主综合疗法,其原则是早期诊断、早期治疗、严格分型,按照白血病的类型及影响预后的因素,采取联合、足量、间歇、交替和长期的正规化疗方案,争取尽快完全缓解;加强支持疗法,包括防治感染、成分输血、集落刺激因子应用、高尿酸血症的防治,注意休息,加强营养。同时要早期防治中枢神经系统白血病和睾丸白血病。持续完全缓解 2.5～3.5 年,方可停止治疗。条件允许也可做骨髓造血干细胞移植。

课堂讨论:

今天小李值夜班,8 床患儿家长叙述患儿出现发热,咳嗽,测体温 38.6℃,P 120 次/分,R 28 次/分,双肺呼吸音稍粗,余无异常。

请讨论:

1. 该患儿目前发生了什么情况? 应如何处理?
2. 家长询问患儿是否患白血病,应如何回答?

【护理评估】

(一)健康史

患儿是否有遗传病家族史、病毒感染史、放射线或重金属接触史;评估本次发病的时间、主要症状和体征。特别是 3 岁以上的贫血患儿,应仔细分析其发病特点,对常规补血治疗无效的,应警惕白血病的可能。

(二)身体状况

1. 症状评估   评估患儿有无发热、面色苍白、精神不振、乏力、食欲低下、鼻出血或齿龈出血等贫血及出血的症状。

2. 护理体检   检查有无出血、白血病细胞浸润的体征;末梢血中是否出现原始细胞和幼稚细胞,有无红细胞数、血红蛋白及血小板均减少;骨髓检查是否出现该型白血病的原始及幼稚细胞极度增生的典型表现,有无幼红细胞和巨核细胞减少。

3. 心理 - 社会状况   本病病情较重,会对患儿的生命、生长发育带来威胁,且住院时间长,加之疾病痛苦和限制,应评估患儿能否正常的游戏和生活,是否产生烦躁、焦虑、恐惧、悲观等不良心理;家长由于对本病知识的缺乏,非常害怕失去孩子,评估有无极度震惊、恐惧、歉疚甚至否认态度,是否表现有惊慌失措、痛苦不堪,不愿离开患儿,他们对医护人员的言行和态度是否非常敏感。另外高昂的医疗费用也给家庭带来沉重的负担,注意评估家长及患儿对白血病的了解程度,能否正确处理疾病所带来的精神打击,还应评估家庭经济的承受能力和护理能力。

(三)辅助检查

1. 血常规 评估患儿红细胞及血红蛋白是否均减少,是否呈正细胞正色素性贫血。网织红细胞数是否降低,白细胞数是否高低不一或明显增高,是否以原始细胞和幼稚细胞占多数,血小板是否减少。

2. 骨髓象 评估患儿原始及幼稚细胞是否极度增生;幼红细胞和巨核细胞是否减少。

3. 其他检查 如组织化学染色、溶菌酶检查、肝功能检查、胸部 X 线检查等。

【常见护理诊断/问题】

1. 体温过高 与大量白血病细胞浸润、坏死和(或)感染有关。

2. 活动无耐力 与贫血致组织器官缺氧、恶性疾病本身消耗有关。

3. 营养失调:低于机体需要量 与疾病过程中消耗增加、食欲下降、摄入不足有关。

4. 潜在并发症:感染、出血、药物副作用。

5. 疼痛 与白血病细胞浸润有关。

6. 预感性悲哀 与白血病危险程度、久治不愈有关。

【护理目标】

1. 患儿体温维持正常。

2. 患儿倦怠乏力减轻,活动耐力逐渐增强,活动量增加。

3. 患儿食欲恢复正常。

4. 患儿不发生感染、出血及药物副作用或已控制。

5. 患儿不发生疼痛。

6. 患儿及家长能正确认识本病,树立战胜疾病的信心。

【护理措施】

(一)生活护理

1. 合理安排生活作息制度 需卧床休息,但一般不需要绝对卧床,长期卧床者,护士应协助其日常生活,并经常更换体位,预防压疮。

2. 加强营养,注意饮食卫生 给高蛋白、高维生素、高热量的饮食。鼓励进食,不能进食者可静脉补充。食物应新鲜、清洁、卫生,食具应消毒。多喝水以利尿,防止高尿酸血症。禁食过硬多刺的食物,防止损伤口腔黏膜,避免齿龈出血。

(二)维持正常体温

监测体温,遵医嘱给降温药,但忌用安乃近和乙醇擦浴,以免降低白细胞和增加出血倾向。观察降温效果,防治感染。

(三)病情观察

观察热型及热度,观察感染早期征象:监测生命体征,检查皮肤有无破损、红肿,外阴、肛周有无黏膜糜烂、渗出、脓肿等;有无牙龈肿胀、咽部红、咽痛等,发现感染先兆及时处理,遵医嘱用抗生素。监测血象结果,中性粒细胞很低者,遵医嘱皮下注射集落刺激因子,使中性粒细胞合成增加,增强机体抵抗力。

（四）防治感染

感染是白血病患儿最常见和最危险的并发症，也是导致白血病患儿死亡的主要原因之一。因此，防治感染尤为重要。

1. 保护性隔离　白血病患儿应安置在相对洁净无菌的病室内，与其他病种患儿分室居住，以免交互感染。病室阳光充足，空气新鲜，每日用紫外线灯照射 1 次，地板每日用 1∶200 氯己定溶液擦洗。粒细胞数极低和免疫功能明显低下者应住单间，有条件者居住空气层流室或无菌单人层流床。医护人员进入前须更换拖鞋及隔离衣、戴口罩，接触患儿前认真洗手，必要时以消毒液洗手。训练家长尽量做到清洁，也按上述程序更换衣物及洗手后陪伴患儿。限制探视者人数和次数，感染者禁止探视。

2. 注意个人卫生　化疗期间最易发生感染的部位是呼吸道、皮肤黏膜，尤其是口腔、鼻、外耳道及肛周等部位。教会家长及年长儿正确的洗手方法，防止感染传播；保持口腔清洁，进食前后应用温开水或漱口液漱口，宜用软毛牙刷或海绵，以免损伤口腔黏膜及牙龈，导致出血和继发感染；每日清洁鼻前庭并给氯己定油膏或液状石蜡抹鼻；有黏膜真菌感染者，可用氟康唑或依曲康唑涂搽患处；勤换衣裤，每日沐浴，利于汗液排泄，减少皮肤感染；保持大便通畅，便后用温开水或盐水清洁肛周，以防肛周脓肿；肛周溃烂者，每日用高锰酸钾溶液坐浴。

3. 严格遵守操作规程　护士应具有严格的无菌观念，对粒细胞减少的患儿进行操作时（静脉穿刺、肌内注射等）除需按常规消毒外，宜用浸过乙醇的无菌纱布覆盖局部皮肤 5 分钟再行穿刺。

4. 避免有关接种　免疫功能低下者，避免用麻疹、风疹、水痘、流行性腮腺炎等减毒活疫苗和脊髓灰质炎糖丸预防接种，以防发病。

5. 发现感染先兆及时处理，遵医嘱用抗生素。监测血象结果，中性粒细胞很低者，遵医嘱皮下注射集落刺激因子，使中性粒细胞合成增加，增强机体抵抗力。

（五）防治出血

出血是白血病患儿死亡又一主要原因。

1. 注意安全，避免出血　提供安全的生活环境，加强护理，避免碰伤、刺伤或摔伤出血。禁食坚硬、多刺食物，防止损伤口腔黏膜及齿龈出血。保持大便通畅，防止腹腔压力增高而诱发颅内出血。尽量减少肌内注射或深静脉穿刺抽血，各种穿刺后需按压穿刺部位 10 分钟，以防出血。

2. 注意有无出血表现　观察皮肤有无瘀斑及变化，监测血小板的数量变化。监测生命体征，观察神志、面色，如面色苍白加重，呼吸、脉搏增快，出汗，血压下降提示失血性休克；若患儿烦躁、嗜睡、头痛、呕吐，甚至惊厥、昏迷、颈抵抗等提示颅内出血；若呼吸变慢或不规则，双瞳孔不等大，光反射迟钝或消失提示可能合并脑疝。如有消化道出血常伴腹痛、便血；肾出血伴血尿、腰痛。

3. 出血处理　口鼻黏膜出血可用浸有 1% 麻黄碱或 0.1% 肾上腺素的棉球、纱条或吸收性明胶海绵局部压迫止血。无效者，可请耳鼻喉科医生会诊，以油纱条填塞，2～3 天后更换。严重出血者遵医嘱给止血药、输同型血小板。

（六）治疗配合

1. 护士应熟悉各种化疗药物的药理作用和特性，了解化疗方案及给药途径，按医嘱正确给药。

(1)化疗药物多为静脉给药,且有较强的刺激性,药液渗漏可致局部疼痛、红肿甚至坏死。注射前应确认静脉通畅方可注入,遵医嘱注意输注速度,以减轻对血管壁刺激。发现渗漏,立即停止注射,并做局部处理,用25%硫酸镁热敷。因患儿需要长期静脉用药,要注意保护和合理使用静脉,一般从远端小静脉开始。

(2)某些药(如门冬酰胺酶)可致过敏反应,用药前应询问用药史及过敏史,用药过程中要观察有无过敏反应;光照可使某些药(依托泊苷、替尼泊苷)分解,静脉滴注时应避光;鞘内注射时浓度不宜过大,药量不宜过多,缓慢推入,术后应平卧 4～6 小时。

(3)操作中护士要注意自我保护。

2. 观察及处理药物毒性反应

(1)绝大多数化疗药物均可致骨髓抑制而使患儿易感染,应监测血象,及时防治感染;观察有无出血倾向和贫血表现。

(2)恶心、呕吐严重者,用药前半小时给止吐药;有溃疡者,给清淡、易消化的流质或半流质饮食;疼痛明显者,进食前可给局麻药。

(3)环磷酰胺可致出血性膀胱炎,应保证液量输入,并尽量在白天完成,以免影响休息。告知家长及年长儿可致脱发,脱发后可戴假发、帽子或围巾。

3. 缓解疼痛　提高诊疗技术,尽量减少因治疗、护理带来的痛苦。选用适当的非药物性止痛技术或遵医嘱用止痛药,以减轻疼痛。监测患儿生命体征,注意有无烦躁、易激惹等症状,及时发现镇痛需要及评价止痛效果。

(七)心理护理

提供情感支持和心理疏导,消除心理障碍。

1. 向家长及年长儿介绍本病的有关知识,帮助家长及年长患儿树立战胜疾病的信心,并对治疗的长期性有充分的思想准备。告知家长及年长儿各项诊疗和护理操作的意义及过程、操作中如何配合及可能出现的不适,以减轻或消除其恐惧心理。做好心理疏导,使患儿以积极的态度面对疾病,主动配合治疗。

2. 为新老患儿家长提供相互交流的机会,如定期召开家长座谈会或病友联谊会,让患儿、家长相互交流成功护理经验和教训、如何采取积极的应对措施以度过难关等,从而提高自护和应对能力,增强治愈的信心。

3. 对年长患儿应用糖皮质激素后可能出现的形象紊乱如满月脸、心理问题如悲观失望、恐惧等,应多关心患儿,告知家长及年长儿注意停药后会消失,切勿嘲笑或讥讽患儿。

(八)健康教育

1. 讲解白血病的有关知识、化疗药物的作用和毒副作用,教会家长如何预防感染和观察感染及出血征象,出现异常如发热、心率及呼吸加快、鼻出血或其他出血征象时及时就诊。

2. 对家长及年长儿,应告知白血病完全缓解后,患儿体内仍有残存的白血病细胞(约 10^7 个),是复发的根源,从而使其明确坚持定期化疗的重要性。化疗间歇期可家庭维持治疗,应详细介绍用药方法,强调按时用药,不应随便停药或减量。要求患儿定期到专科门诊复查,使治疗方案有效进行。化疗间歇期可酌情参加学校学习,鼓励患儿参与体格锻炼,增强抗病能力,预防感染。

【护理评价】

1. 患儿体温是否维持正常。

2. 患儿倦怠乏力是否减轻,活动耐力是否逐渐增强,活动量是否增加。

3.患儿食欲是否恢复正常。

4.患儿是否发生感染、出血及药物副作用,已发生的感染、出血及药物副作用是否已控制。

5.患儿是否发生疼痛。

6.患儿及家长是否能正确认识本病,是否树立战胜疾病的信心。

(王　莉)

思与练

一、选择题

1.小儿中性粒细胞与淋巴细胞的比例第二次相等(第二次交叉)发生于

A.4～6天　　　　　　　　B.4～6周　　　　　　　　C.4～6个月

D.4～6岁　　　　　　　　E.6岁以后

2.生理性贫血常发生于生后

A.2个月以内　　　　　　B.2～3个月　　　　　　　C.4～6个月

D.6～8个月　　　　　　　E.8个月以后

3.贫血患儿,活动量稍大时气促,心悸,Hb40g/L,该患儿的贫血程度为

A.轻度　　　　　　　　　B.中度　　　　　　　　　C.重度

D.极重度　　　　　　　　E.特重度

4.营养性缺铁性贫血患儿治疗的关键是

A.去除病因与补充铁剂　　B.输血与添加辅食　　　　C.去除病因与输血

D.添加辅食　　　　　　　E.输血与补充铁剂

5.下列有关营养性缺铁性贫血的护理措施正确的是

A.提倡母乳喂养,早产儿4月龄开始添加富含铁的辅食

B.指导服用铁剂治疗的患儿可与钙片同时服用

C.采取措施增加患儿食欲,纠正偏食习惯

D.指导家长于餐前给孩子口服铁剂

E.如注射铁剂则尽量选用同一部位

6.营养性缺铁性贫血,服用铁剂停药的时间应是

A.血红蛋白值恢复正常时　　　　　B.血红蛋白值恢复正常后1周

C.血红蛋白值恢复正常后2周　　　D.血红蛋白值恢复正常后1个月

E.血红蛋白值恢复正常后2个月左右

7.单纯羊乳喂养儿易患

A.缺铁性贫血　　　　　　B.溶血性贫血　　　　　　C.地中海贫血

D.再生障碍性贫血　　　　E.巨幼细胞贫血

8.导致原发性血小板减少性紫癜患儿出血的主要原因是

A.病毒感染　　　　　　　　　　　B.毛细血管脆性增加

C.毛细血管通透性增加　　　　　　D.血小板数量减少

E.血小板功能异常

9.原发性血小板减少性紫癜慢性型发病年龄多见于

A.新生儿　　　　　　　　B.婴幼儿　　　　　　　　C.学龄前儿童

D.学龄期儿童　　　　　　E.青春期男孩

10. 患儿,8 个月,单纯母乳喂养。诊断为营养性巨幼细胞贫血,主要病因是

  A. 铁摄入不足   B. 锌摄入不足   C. 食物中缺少 VitC

  D. VitB$_{12}$ 及叶酸供给不足   E. 葡萄糖 -6- 磷酸脱氢酶缺乏

11. 患儿女,7 个月,系未成熟儿,人工喂养,面色苍白,查体 Hb80g/L,该患儿的贫血为

  A. 生理性贫血   B. 轻度贫血   C. 中度贫血

  D. 重度贫血   E. 极重度贫血

12. 患儿男,7 个月。因 2 个月来肤色苍白,食欲减退入院。生后一直人工喂养,未加辅食。体检:营养差,皮肤、黏膜苍白。化验:血红蛋白 60g/L,红细胞 3×10^{12}/L,护士考虑该患儿可能是

  A. 感染性贫血   B. 生理性贫血   C. 营养性缺铁性贫血

  D. 营养性巨幼细胞贫血   E. 再生障碍性贫血

13. 患儿男,10 个月。采用牛乳喂养,未加辅食,因皮肤、黏膜苍白就诊。诊断为缺铁性贫血。护士对家长健康指导最重要的是

  A. 防止外伤   B. 预防患儿感染   C. 预防心力衰竭

  D. 限制患儿活动   E. 为患儿补充含铁辅食

14. 患儿女,胎龄 34 周早产儿,家长来儿保门诊咨询应于何时开始给予铁剂以预防缺铁性贫血,护士回答正确的是

  A. 生后 2 周   B. 生后 1 个月   C. 生后 2 个月

  D. 生后 3 个月   E. 生后 4 个月

15. 患儿,男性,9 个月。因长期腹泻导致缺铁性贫血,今日开始用硫酸亚铁治疗,在 3 ～ 5 天后判断治疗最合适的指标是

  A. 红细胞计数   B. 血红蛋白量   C. 网织红细胞

  D. 血清铁蛋白   E. 红细胞游离原卟啉

(16 ～ 18 题共用题干)

 患儿男,58 天,34 周早产,出生体重 2100g,生后用婴儿奶粉喂养,食欲佳,目前检查 Hb100g/L,RBC 2.8×10^{12}/L。

16. 护士考虑该患儿是

  A. 生理性贫血   B. 营养性巨幼细胞贫血   C. 营养性缺铁性贫血

  D. 再生障碍性贫血   E. 球蛋白生成障碍性贫血

17. 护士指导家长对该婴儿补充铁剂的时间是

  A. 出生后即给   B. 出生后 2 周   C. 出生后 1 个月

  D. 出生后 2 个月   E. 出生后 6 个月

18. 护士对家长进行铁剂的用药指导中**错误**的是

  A. 在饭前服用   B. 应从小剂量服用

  C. 长期服用可致铁中毒   D. 可与维生素 C 同时服用

  E. 铁剂补充至 Hb 正常后 2 个月左右停药

二、思考题

1. 患儿,女,9 个月,因"面色苍白、反复感冒 2 月余"入院。患儿系 35 周早产,出生体重 2.3kg,人工喂养,以牛乳为主,未正规添加其他辅食。入院检查:体重 6.8kg,全身皮肤苍白,双颌下可触及黄豆大淋巴结,活动、无压痛。两肺呼吸音稍粗,心音稍钝,肝肋下 2.5cm,脾肋下 1cm。血常规检查:红细胞 2.5×10^{12}/L,血红蛋白 60g/L,涂片红细胞大小不等,以小细胞为多见,中央淡染区扩大。

 请问:

 (1)如何通过评估,提出该患儿护理诊断?

 (2)如何根据护理诊断,实施护理措施?

(3)患儿出院时,请为患儿及其家长进行健康教育。

2. 患儿,男,10个月,因"面色逐渐蜡黄,手足颤抖2个月"来院检查。母乳喂养,未加辅食,4～5个月时会笑、能认识人,近2个月面色蜡黄,表情呆滞,嗜睡,肢体可见不自主颤动。查体:面色蜡黄,双肺呼吸音清,心率122次/分,肝肋下3cm,脾肋下1cm,手足可见细微抖动。血象检查:红细胞2.0×10^{12}/L,血红蛋白70g/L,血涂片:红细胞大小不均,以大者为多,中央淡染区不明显。

请问:

(1)如何根据临床资料,提出患儿护理诊断?

(2)如何根据护理诊断,列出患儿相应的护理措施?

第十一章

神经系统疾病患儿的护理

 学习目标

1. 掌握化脓性脑膜炎、病毒性脑膜炎、小儿脑瘫的临床表现、护理评估、护理措施。
2. 熟悉化脓性脑膜炎、病毒性脑膜炎、小儿脑瘫的治疗原则、护理诊断、护理目标、护理评价。
3. 了解小儿神经系统解剖生理特点；了解化脓性脑膜炎、病毒性脑膜炎、小儿脑瘫的病因。
4. 能应用护理程序对化脓性脑膜炎、病毒性脑膜炎、脑瘫患儿进行整体护理。
5. 护士在护理工作中具有爱心、细心，能很好地与患儿及家长沟通交流。

 案例导入与分析

案 例

患儿，女，6个月，因"发热2天，呕吐1天，抽搐1次"入院。

患儿于2天前出现发热，体温 38～39.5℃，呕吐2次，1天前出现抽搐1次。患儿为孕7月早产儿，生后曾因"新生儿缺血缺氧性脑病"住院治疗。

体格检查：T 39.2℃，心率119次/分，R 42次/分。患儿精神差，轻度嗜睡，营养发育中等。前囟隆起有张力，大小为 2cm×2cm，颅缝增宽。双侧瞳孔等大等圆，对光反应存在。心、肺无异常。肝脾肋下未触及，生殖器无畸形。在体格检查的过程中再次出现了抽搐，由儿科急诊收住院。

辅助检查：脑脊液外观混浊似米汤样，压力增高，白细胞总数 $2000×10^6/L$，分类以中性粒细胞为主；糖含量 1.0mmol/L；蛋白质定量 1.5g/L。

第一节　小儿神经系统解剖生理特点

神经系统发育是小儿神经精神心理发育的基础,发育最早,速度快,在生长发育的过程中逐步完善,不同的年龄阶段的小儿神经系统的解剖和生理具有不同的特征,一般需根据不同患儿的年龄和病情及心理特点对其神经系统进行检查和评价。

（一）脑

胎儿时期脑发育速度最快,新生儿脑已有主要的沟和回,出生时脑重量约为370g,3个月时神经纤维髓鞘逐渐形成,周围神经髓鞘3岁后形成,故皮下中枢兴奋性较高,对外界刺激的反应较慢且易于泛化,遇强刺激时易发生昏睡或惊厥。3岁时脑细胞的分化基本完成,8岁时接近成人。小脑在胎儿时期发育较差,出生后6个月生长达高峰,15个月时小脑大小接近成人。在基础代谢下,小儿脑的耗氧量占全身总耗氧量的50%,成人约占20%,因此,小儿对缺氧的耐受程度差于成人。

（二）脊髓

小儿出生时脊髓相对较长,脊髓发育较成熟,基本功能已具备,但脊髓的结构发育与脊柱长度的发育不平衡,胎儿3个月时两者等长,出生时脊髓的末端位于第2腰椎下缘,4岁时达第1～2腰椎之间。因此,婴幼儿做腰椎穿刺时位置要低,一般以第4～5腰椎间隙为宜。

（三）神经反射

1. 生理反射

(1)小儿时期暂时性反射有:出生后最初几个月内婴儿存在一些暂时性反射如觅食反射、吸吮反射、拥抱反射、握持反射、颈肢反射等,出生后随着年龄的增长在一定的年龄阶段消失,其中拥抱反射出生时出现,生后3～6月龄消失;觅食反射和吸吮反射初生时出现,生后4～7月龄消失;握持反射初生时出现,生后3～4月龄消失;颈肢反射生后2月龄出现,生后6个月消失。若以上反射在应出现的月龄没出现,或在该消失的月龄没有消失,或出现时两侧持续不对称均提示神经系统异常。

(2)出生时已存在且终身不消失的反射:如瞳孔反射、角膜反射、结膜反射和吞咽反射等。这些反射减弱或消失,提示神经系统发生了病理改变。

(3)出生时不存在以后逐渐出现且终身永不消失的反射:如腱反射、腹壁反射和提睾反射等。

2. 病理反射　病理反射包括巴宾斯基（Babinski）征、戈登（Gordon）征、奥本海姆（Oppenheim）征等,检查和判断方法同成年人。但2岁以下正常婴儿可出现双侧Babinski征阳性,如2岁以后该反射持续阳性或恒定不对称出现,多提示锥体束损害。

3. 脑膜刺激征　脑膜刺激征包括布鲁津斯基（Brudzinski）征、凯尔尼格（kernig）征和颈强直,其检查和判断方法同成年人。小婴儿因其囟门或颅骨骨缝尚未完全闭合,对增高的颅内压起一定的缓冲作用,致使病理情况下脑膜刺激征不明显或出现较晚,应结合患儿的头颅形状、头围的大小、囟门的闭合和张力情况综合评定患儿的病情。

（四）脑脊液

脑脊液检查是诊断颅内感染和蛛网膜下腔出血的主要依据。正常小儿脑脊液是外观清亮透明的液体,量为100～150ml,压力为0.69～1.96kPa,潘氏试验(-),蛋白质0.2～0.4g/L,糖2.8～4.5mmol/L,白细胞数(0～10)×10^6/L,氯化物117～127mmol/L。

第二节 病毒性脑膜炎

案例思考 11-1

请结合本节学习,思考回答:

1. 若本案例中患儿的医疗诊断为病毒性脑膜炎,该患儿的脑脊液的表现与化脓性脑膜炎的脑脊液的表现有何区别?

2. 若病毒性脑膜炎患儿的恢复期出现了右侧肢体的瘫痪,应如何对其瘫痪的肢体进行针对性的护理?

病毒性脑膜炎(viral meningitis)是由多种病毒感染引起的脑膜的急性炎症。是小儿时期比较常见的中枢神经系统感染性疾病,多数患者病程呈自限性。

【病因】

多种病毒可引起该病,其中 80% 由柯萨奇病毒、埃可病毒等肠道病毒致病,其次为疱疹病毒、腮腺炎病毒以及虫媒病毒等。

【临床表现】

病前多有呼吸道或消化道感染史,主要表现为发热、恶心、呕吐,嗜睡等。年长儿诉头痛,脑膜刺激征阳性;小婴儿常有烦躁不安,易激惹,较少发生严重意识障碍、惊厥,病程多在 1～2 周内。

【治疗原则】

本病病程呈现自限性,以对症和支持治疗为主,无特异性治疗。

1. 休息与饮食 患儿需卧床休息,尽量减少对患儿的刺激,保证合理的营养供给,对营养不良者应用静脉营养或白蛋白,维持机体的水、电解质和酸碱平衡。

2. 控制脑水肿和颅内高压 根据病情严格控制液体的入量,遵医嘱给予甘露醇、呋塞米等脱水药物。

3. 控制惊厥 高热时给予物理降温,惊厥时遵医嘱给予地西泮、苯巴比妥等镇静止惊剂。

4. 抗病毒药物 可遵医嘱应用阿昔洛韦、利巴韦林等抗病毒药物。阿昔洛韦是高效广谱抗病毒药,可阻止病毒 DNA 合成,是治疗单纯疱疹病毒、水痘-带状疱疹病毒首选药物;对 RNA 病毒感染者,可选用利巴韦林。

5. 其他 可应用胞磷胆碱、维生素 B_6、泛酸、维生素 E 等药物促进脑细胞代谢的药物;重症婴幼儿或继发细菌感染者,给予抗生素治疗。

课堂讨论:

今天小王值夜班,发现 8 床患儿突然高热 39.5℃、喷射状的呕吐 2 次,小王立即给予物理降温,并通知值班医生。患儿 1 天前以"病毒性脑膜炎"收入住院。

请讨论:

1. 患儿发生喷射状呕吐的原因是什么?

2. 护理患儿目前主要护理问题和护理措施有哪些?

【护理评估】

（一）健康史

询问患儿发病前有无呼吸道或消化道感染、有无传染病接触、蚊虫叮咬等病史。

（二）身体状况

1. 症状评估　评估患儿有无头痛、呕吐、惊厥、发热、意识障碍、颅内压增高等症状。

2. 护理体检　检测患儿生命体征、意识障碍及颅内压增高的程度、有无脑膜刺激征阳性的表现，有无皮疹、腮腺肿大和浅表淋巴结肿大等传染病的表现。

3. 心理 - 社会状况　评估家长对本病治疗、护理等知识的认知程度，家庭的经济承受能力，评估社区、家庭、托幼机构的卫生情况，家长或年长儿是否有焦虑和恐惧等心理表现。

（三）辅助检查

1. 脑脊液检查　评估脑脊液检查结果是否有外观清亮，白细胞总数正常或轻度升高；发病早期细胞数是否以中性粒细胞增多为主，后期以淋巴细胞增多为主；脑脊液中的物质含量是否有蛋白含量正常或轻度增高，糖含量正常，培养无细菌的表现。

2. 病毒学检查　分析脑脊液的病毒学检查是否有病毒分离及特异性抗体测试为阳性，恢复期患儿血清特异性抗体滴度是否高于急性期 4 倍以上。

3. 脑电图　脑电图的表现是否存在多数以弥漫性或局限性异常慢波背景活动为特征，少数伴有棘波、棘 - 慢复合波。

【常见护理诊断 / 问题】

1. 体温过高　与病毒血症有关。

2. 躯体移动障碍　与昏迷和肢体瘫痪有关。

3. 潜在并发症：颅内压增高。

4. 营养失调：低于机体需要量　与摄入不足有关。

【护理目标】

1. 患儿的体温维持在正常范围。

2. 患儿的躯体移动障碍逐渐的恢复。

3. 患儿住院期间未发生颅内高压或出现时及时处理。

4. 患儿的营养需求得到满足。

【护理措施】

（一）生活护理

1. 环境　保持病室安静整洁，温湿度适宜，空气新鲜，减少对患儿的刺激。

2. 饮食护理　给予清淡、易消化膳食，如面条、瘦肉稀饭和青菜汤等；呕吐严重者，应观察和记录呕吐次数、性状和量；昏迷或不能进食者尽早给予鼻饲或静脉营养，维持体内水、电解质和酸碱度的平衡。

3. 保持呼吸道通畅　对长期卧床患儿应经常翻身、及时吸出不能咳出的痰液，预防压疮和坠积性肺炎的发生。

（二）病情观察

观察患儿生命体征、意识状态及瞳孔的变化，防止脑疝发生。

（三）治疗配合

1. 发热护理　当患儿体温超过 38.5℃时给予物理降温或药物降温，并观察和记录降温的效果，退热后应及时更换汗湿的衣服，以防受凉；及时补充水分，防治虚脱发生。

2. 昏迷患儿护理　将患儿头偏向一侧,抬高头肩部 20° ～ 30° ,每 2 小时翻身 1 次,轻拍背部促使痰液的排出、减少坠积性肺炎的发生,必要时进行气管切开或使用人工呼吸机,以维持呼吸的功能,同时应做好口腔护理。密切观察瞳孔及呼吸的变化,避免因移动肢体导致脑疝或呼吸骤停。

3. 惊厥护理　惊厥发作时需专人护理,密切观察患儿肢体变化,使用床栏或约束带,在上下齿之间放置压舌板,防治坠床或舌咬伤的发生。

4. 促进肢体功能恢复　对清醒患儿做好心理护理,增强患儿对肢体功能恢复的信心和自我照顾的能力。卧床期间协助患儿进行洗漱、大小便和皮肤的护理。使瘫痪的肢体处于功能位置,病情的恢复期及早指导患儿进行肢体功能恢复锻炼。

(四) 心理护理

让家长了解本病的轻症预后一般良好,病程 1 ～ 2 周;对重症者,病情稳定后,及早进行肢体的被动或主动锻炼,增强其对疾病恢复的信心。

(五) 健康教育

向家长介绍本病一般治疗和生活护理的相关知识,让家长认识到适当的锻炼和均衡的饮食可提高机体自身抵抗能力,可预防感冒和肠道感染的发生,一旦发现感染应及时治疗。有后遗症者应指导家长做好语言、运动等功能训练,并做好定期随访。

【护理评价】

1. 患儿的体温是否维持在正常范围。

2. 患儿的躯体移动障碍是否逐渐恢复。

3. 患儿住院期间是否发生颅内高压或出现时及时得到处理。

4. 患儿住院期间的营养需求是否得到满足。

第三节　化脓性脑膜炎

案例思考 11-2

请结合本节学习,思考回答:

1. 本案例患儿表现高热、惊厥、囟门饱满,哭声高尖,嗜睡,应重点观察哪些内容?

2. 本案例患儿目前主要的护理诊断和护理措施有哪些?

化脓性脑膜炎(purulent meningitis)简称化脑,是各种化脓性细菌感染引起急性脑膜炎症,部分患者累及脑实质。主要的临床特点是急性发热、头痛、呕吐惊厥、意识障碍、颅内压增高、脑膜刺激征阳性和脑脊液的脓性改变。多见于婴幼儿。若不及时诊治,病死率较高,存活儿往往留下严重的后遗症。近年来随着对流感嗜血杆菌、肺炎球菌疫苗的接种及对本病诊治水平的提高,该病的发病率和病死率明显减少,但仍是小儿时期常见的严重的中枢神经系统感染性疾病。

【病因】

多种化脓性细菌均可引起本病,但 2/3 以上的患者是由流感嗜血杆菌、肺炎链球菌和脑膜炎球菌引起。该病的病原菌与患儿年龄及发病季节有一定的关系。新生儿及 2 个月以下的小婴儿及免疫缺陷者，易发生肠道革兰阴性杆菌和金黄色葡萄球菌脑膜炎，革兰阴性杆菌中最常见的致病菌是大肠埃希菌。

多数致病菌可通过血行感染播散至脑膜而致病，多由上呼吸道入侵到血流，新生儿的皮肤黏膜、脐部、胃肠道黏膜也是主要的入侵途径；中耳炎、鼻窦炎、开放性颅外伤和乳突炎等邻近组织的感染也可扩散至脑膜而引起感染；此外，与颅腔直接相通的颅内病灶如脑脓肿破入蛛网膜下腔或脑室也可导致脑膜感染。本病一年四季均可发生，但脑膜炎球菌和流感嗜血杆菌引起的化脓性脑膜炎以春、秋季多见，而肺炎链球菌引起的以冬、春季比较多见。

【临床表现】

多呈急性或爆发式起病，部分患儿感染前数日伴有上呼吸道或胃肠道感染史，主要表现为感染中毒症状、颅内压增高症状和脑膜刺激征。

1. 典型表现

(1)感染中毒症状及急性脑功能障碍症状：急性起病，高热，意识改变，烦躁或精神萎靡、嗜睡，甚至惊厥、昏迷。

(2)颅内压增高症状：表现为剧烈头痛、喷射性呕吐等，婴儿可表现为前囟饱满和张力增高、头围增大等，出现脑疝时，有双侧瞳孔不等大、呼吸不规则等表现。

(3)脑膜刺激征：颈项强直、克氏征、布氏征可出现阳性，以颈项强直最常见。

2. 非典型表现　多见于 3 个月内的患儿，起病隐匿，缺乏典型症状。表现为体温可高可低或不发热，甚至体温不升；由于颅缝及囟门的缓冲作用颅内压增高症状不明显，可仅表现为呕吐、尖叫或颅缝分离；惊厥可不典型，仅表现为面部局部或全身性痉挛，或表现为眨眼、呼吸不规则等各种不典型发作。

3. 并发症　常见的是硬脑膜下积液，多见于 1 岁以下的婴儿，发生率可达 30% ～ 60%。若化脓性脑膜炎患者在有效治疗 48 ～ 72 小时后脑脊液有好转，一般症状出现好转后出现病情反复，又出现了颅内压增高、惊厥或意识障碍等症状应考虑该并发症。硬脑膜下积液可通过头颅透光检查及 CT 扫描可协助诊断，但需经过硬膜下穿刺方能确诊，同时也是治疗的手段。此外，化脓性脑膜炎还可并发脑室管膜炎、抗利尿激素释放过多或过少、脑积水等。幸存者还可伴有听力减退或丧失、智力迟滞、视力障碍等。

【治疗原则】

1. 抗生素治疗　本病预后严重，应早期、足量、足疗程静脉应用对病原菌敏感、易透过血 - 脑脊液屏障、毒性低的抗生素，力争在用药 24 小时内将脑脊液中的致病菌杀灭。病原菌不明时选用对肺炎链球菌、脑膜炎球菌、流感嗜血杆菌均敏感的三代头孢菌素治疗。病原菌明确后，其疗程应根据不同的病原菌而定：脑膜炎奈瑟菌用药 7 天；肺炎链球菌、流感嗜血杆菌应由静脉点滴给药 10 ～ 14 天；金黄色葡萄球菌和革兰阴性菌疗程应在 21 天以上。

2. 并发症治疗

(1)硬膜下积液治疗：若积液量大导致颅内压增高时，需进行硬膜下穿刺，每次每侧放液不超过 15ml，多数患者经多次反复穿刺积液逐渐减少而痊愈，个别不愈者需外科手术引流。

(2)脑积水：主要通过正中孔粘连松解、脑脊液分流术和导水管扩张等手术治疗。

(3)脑室管膜炎:应用侧脑室穿刺引流缓解症状,同时选择敏感抗生素脑室内注入。

3.对症、支持治疗 严密观察生命体征、意识和瞳孔等变化,保证能量的摄入,维持水、电解质及酸碱平衡。高热时可酌情应用退热药物,应用肾上腺皮质激素抑制多种炎症因子的产生,减轻脑水肿和颅内高压症状,惊厥发作时可使用地西泮等。

课堂讨论:

责任护士小李,今天下午发现10床患儿突然惊厥1次,发作时口吐泡沫,四肢频繁抽动,大小便失禁,持续约1分钟。患儿2天前以化脓性脑膜炎收入院。

请讨论:

1.患儿发生惊厥的原因是什么?

2.患儿目前需要护理观察的内容有哪些?

3.该患儿首要解决护理问题是什么?

【护理评估】

(一)健康史

评估患儿病前有无呼吸道、皮肤或胃肠道等前驱感染史;近期是否患过鼻窦炎、中耳炎、乳突炎等病史;新生儿应询问生产史、脐部感染史。同时应评估发病季节和年龄,有无流脑疫苗接种史;有无先天发育畸形(如脑脊膜膨出)等病史。

(二)身体状况

1.症状评估 询问患儿精神状态、饮食情况。评估患儿有无发热、头痛、呕吐、惊厥、嗜睡、昏迷等症状,并判断症状轻重和性质。

2.护理体检 监测生命体征,观察有无异常。是否有意识障碍及其程度,是否有前囟饱满、颅缝裂开、瞳孔大小不等、对光反射迟钝等表现。有无凝视、肢体活动受限等症状。

3.心理 - 社会状况 该病病情重,预后差,病程长,后遗症多,病死率高。因此,应注意评估家长对本病的治疗和护理的认知程度,家庭、社区和社会对该病的支持程度,家长是否有因担心疾病而出现的焦虑和恐惧情绪。

(三)辅助检查

1.脑脊液检查 是诊断本病重要依据。评估患儿脑脊液检查的典型改变是否为外观混浊似米汤样,压力增高,白细胞总数明显增高可达 $1000 \times 10^6/L$ 以上,分类以中性粒细胞为主;糖含量下降,常 < 1.1mmol/L;蛋白质含量升高,定量多 > 1.0g/L。

2.血常规检查 分析患儿的血常规是否有外周血白细胞计数明显增高,分类以中性粒细胞增高为主。

3.血培养 对怀疑化脓性脑膜炎的患者均应做血培养确定致病菌,以利于用药和疗程选择。

4.头颅影像学检查 评估头颅 CT 或 MRI 检查结果,了解病变部位或有无硬膜下积液等并发症的表现。

【常见护理诊断/问题】

1. 体温过高　与颅内细菌感染有关。

2. 潜在并发症：硬膜下积液、颅内压增高。

3. 营养失调：低于机体需要量　与机体摄入不足或消耗过多有关。

【护理目标】

1. 患儿的体温逐渐恢复正常。

2. 患儿不发生硬脑膜下积液、颅内压增高等并发症。

3. 患儿摄入机体所需的各种营养素。

【护理措施】

（一）生活护理

1. 环境　应保证病室内清洁安静，温湿度适宜，按时通风、保持空气新鲜。尽量减少强光线或噪音对患儿的刺激，以免诱发惊厥。

2. 饮食护理　给予高热量、高蛋白、高维生素易消化的流质或半流质膳食，应少量多餐，防止呕吐的发生；频繁呕吐不能进食者，注意观察和记录呕吐次数、性状和量，必要时进行静脉营养、维持水、电解质和酸碱平衡；不能自行进食者进行鼻饲或静脉营养。

3. 安全护理　病床要有围栏，备好压舌板，防止患儿躁动不安或惊厥时发生坠床或舌咬伤。保持口腔内的清洁，呕吐后应及时清除呕吐物，防止窒息的发生。观察皮肤受压情况及皮肤黏膜的完整程度，及时清理大小便，保持臀部干燥，预防压疮。

（二）病情观察

密切监测生命体征，观察患儿意识状态、面色、神志、瞳孔、囟门等变化。若患儿出现意识障碍、囟门隆起或紧张度增高、瞳孔改变、躁动不安、频繁呕吐、四肢肌张力升高为惊厥发作先兆；若呼吸节律深而慢或不规则，瞳孔两侧不等大，对光反应迟钝，血压升高，应警惕脑疝及呼吸衰竭的发生。若婴儿经 48～72 小时治疗后，体温不退或退后复升，或病情好转后反复，应首先考虑并发硬脑膜下积液的可能。

（三）治疗配合

1. 高热护理　患儿应绝对卧床休息，每 4 小时测 1 次体温，当超过 38.5℃时给予物理降温，必要时遵医嘱给予药物降温，预防高热惊厥，出汗后及时更换衣服及被褥，鼓励患儿多饮水，必要时遵医嘱静脉补液。

2. 颅内压增高护理　保持患儿及病室安静，避免不必要的搬动和刺激，抬高头部15°～30°，预防脑疝发生。遵医嘱给予脱水剂、肾上腺皮质激素等药物，注意观察脱水剂使用的效果，防止脱水药物外渗引起皮肤坏死。

（四）心理护理

根据患儿和家长接受程度，与其进行沟通交流取得信赖，建立对疾病康复的信心，增加安全感、减轻焦虑和紧张心理，使之能与医务人员配合。

（五）健康教育

加强卫生知识宣教，预防化脓性脑膜炎的发生，可采用脑膜炎双球菌荚膜多糖疫苗在流行地区进行接种。向家长或年长儿宣教本病的预防、治疗和护理配合的相关知识，在家中日常生活的护理内容。对留有后遗症的患儿，应尽早进行功能训练，促进运动、语言等功能尽可能的恢复，提高患儿的生活质量。

【护理评价】

1. 患儿的体温是否逐渐恢复正常。

2. 患儿在是否未发生硬脑膜下积液、脑疝等并发症。

3. 患儿是否获得机体所需的各种营养。

第四节　小儿脑瘫

案例思考11-3

请结合本节学习,思考回答:

1. 若本案例患儿出院后,出现四肢肌张力增高,膝腱反射亢进,摇头不稳,不能侧翻及独坐,双手呈握拳状,不能伸手取物,视听反应差。头颅磁共振(MRI)显示双侧额顶部蛛网膜下腔增宽。患儿有可能发生了什么?引起的高危因素有哪些?

2. 可以采取哪些方式对其进行功能训练?

脑性瘫痪(cerebral palsy)简称脑瘫,是指小儿从出生前到出生后的一个月内,由多种原因所致的非进行性脑损伤综合征,主要表现为中枢性运动障碍和姿势异常,可伴有智力低下、癫痫、感知觉障碍、语言功能障碍及精神行为异常等。常见于早产儿,男孩多于女孩。

【病因】

引起脑性瘫痪的危险因素很多,一般可分为三类:①出生前因素:包括各种因素导致的胚胎早期发育异常,如胎儿期的感染、缺血、缺氧和遗传因素等;母亲的妊娠期高血压疾病、糖尿病和营养不良等疾病;母亲摄入药物、接触放射线、腹部外伤等。②出生时因素:主要为早产、缺氧窒息、机械损伤、过期产、低出生体重儿等。③出生后因素:包括胆红素脑病、严重感染、外伤、颅内出血等。

【临床表现】

1. 运动障碍　是脑瘫患儿最基本的表现,其特征是运动发育落后,包括精细运动和大运动。如患儿抬头、翻身、坐和走等均落后于同龄儿。瘫痪肢体主动运动减少,动作不协调,不对称。还表现为肌张力、姿势及神经反射异常。

2. 伴随症状　脑瘫患儿除运动障碍外,约半数以上常伴有智力低下,癫痫,视力、听力、语言发育障碍以及认知和行为异常等一系列发育异常的表现。

3. 临床分型　按运动障碍性质,临床分为七种类型:

(1)痉挛型:是脑瘫中最常见的类型,约占全部患儿60%～70%(图11-1)。病变累及锥体束。主要表现为肌张力增高,肢体活动受限。上肢肘、腕关节屈曲,拇指内收,手紧握拳状。下肢内收交叉呈剪刀腿和尖足。腱反射亢进,有些可引出踝阵挛及巴宾斯基(Babinski)征阳性。

(2)手足徐动型:约占脑瘫20%(图11-2),病变在基底神经节。表现为难以用意志控制的不自主运动,当进行有意识运动时,不自主、不协调及无效的运动增多,紧张时加重,安静时减少,入睡后消失。常伴有喂养困难,经常作张嘴伸舌状,流涎及语言障碍明显。

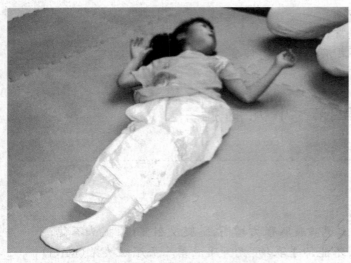

图 11-1 痉挛型脑瘫

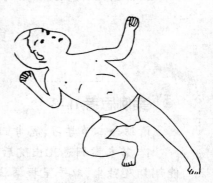

图 11-2 手足徐动型脑瘫

(3)强直型:此型很少见,表现为全身肌张力显著增高、身体异常僵硬,活动减少,四肢作被动运动时,可感觉肢体呈铅管样强直,常伴有严重智力低下。

(4)肌张力低下型:病变在锥体和锥体外系。多见于婴幼儿,主要表现为肌张力低下,四肢呈软瘫状,自主运动很少,关节活动范围增大,但腱反射存在。本型常为过渡形式,婴儿期后大多可转为痉挛型或手足徐动型。

(5)共济失调型:少见,病变部位在小脑,以小脑性共济失调为主要表现。患儿常出现步态蹒跚,稳定性和协调性差;上肢意向性震颤,肌张力低下。

(6)震颤型:少见,表现为四肢静止性震颤。

(7)混合型:同时具有两种或两种以上类型的表现。以痉挛型和手足徐动型并存多见,是脑严重损伤的结果。

4. 按瘫痪累及部位,常分为以下几类:

(1)单瘫:此型较轻,运动障碍仅累及一个上肢或下肢。

(2)偏瘫:最常见,运动障碍仅累及一侧肢体,例如同侧上肢和下肢,通常上肢受累较严重。

(3)双瘫:四肢受累,双下肢较重,最初即表现为双侧下肢受累,双足呈现马蹄内翻足,常常用脚尖走路,行走显著延迟。

(4)四肢瘫:常累及四肢、躯干和颈部的肌肉,通常上、下肢受累程度相似,常伴有癫痫发作和智力损伤。患儿无法独立行走。

(5)截瘫:双下肢受累明显,上肢及躯干正常。

(6)三肢瘫:三个肢体瘫痪。

【治疗原则】

早发现、早干预,按小儿发育规律实施长期综合治疗和康复。包括运动疗法、技能训练、语言训练等功能训练并辅以针灸、按摩、推拿、高压氧等物理疗法,以促进正常运动发育、抑制异常运动和姿势。还可使用一些辅助矫形器械或支具,帮助完成训练和纠正异常姿势。采取手术治疗可矫正肢体畸形,减轻肌肉痉挛。

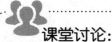 **课堂讨论:**

今天责任护士小李在查房过程中,发现8床脑性瘫痪患儿在进行康复训练时情绪低落、哭闹,不配合,家长在一旁束手无策。

请讨论:

1. 如何做好患儿的心理护理?

2. 对患儿家长如何进行健康指导?

【护理评估】

（一）健康史

详细询问患儿出生前、出生时、出生后情况,如母亲异常妊娠史、生育史;患儿是否早产、低体重儿,出生时有无窒息、缺血及产伤等,产后有无严重感染、颅内出血及黄疸情况,遗传病史等,以明确危险因素。

（二）身体状况

1. 症状评估 是否有运动发育明显落后于同龄儿;是否出现肌张力下降后又逐渐增高;是否有姿势异常;是否伴有癫痫、智力低下、感觉障碍、行为障碍等。

2. 护理体检 测量生命体征;注意瘫痪肢体有无主动运动减少、神经反射异常及其程度;检查肌张力、姿势,有无肩关节内收、肘关节、手腕部及指尖关节屈曲、剪刀步等现象;有无张口伸舌表现、吞咽困难等,有无明显流涎。通过对患儿大运动及精细运动、肌张力、神经反射、瘫痪程度等的评估判断脑瘫的类型。

3. 心理-社会状况 治疗前应评估患儿的精神状况、性格特点、情绪、行为、反应能力等。评估其成长环境、生长发育程度、智力水平及患儿家长对该病的了解程度、康复知识的掌握程度和焦虑程度,制订有针对性的康复训练。

（三）辅助检查

1. 影像学及脑电图检查 有助于明确脑损伤的部位,探讨脑瘫病因及判断预后。

2. 视觉和听觉诱发电位及听力检查 疑有视听觉障碍者可进行。

3. 运动功能与日常生活能力评估 常用粗大运动发育量表（GMFM）进行评估。

【常见护理诊断/问题】

1. 有失用综合征的危险 与肢体瘫痪有关。

2. 生长发育迟缓 与脑损伤有关。

3. 营养失调:低于机体需要量 与动作不协调所致进食困难有关。

4. 知识缺乏:患儿家长缺乏脑瘫患儿的康复知识。

【护理目标】

1. 患儿在住院期间瘫痪肢体未出现肌肉萎缩。

2. 患儿生长发育基本维持在正常范围内。

3. 患儿摄入机体所需的各种营养素。

4. 患儿及其家长在出院时能掌握小儿脑瘫的康复知识。

【护理措施】

（一）生活护理

1. 日常生活护理　衣服尽量选择手感柔软、舒适、无刺激的布料，更衣时选择坐位及穿脱方便的衣服，病重侧肢体先穿、后脱。在护理过程中注意培养患儿独立更衣能力。根据患儿年龄进行卫生梳洗训练，养成定时排便的习惯。随着年龄的增长教会患儿在排便前能向家长示意，学会使用手纸、穿脱裤子。

2. 饮食护理　制订高热量、高蛋白及富含维生素、易消化的饮食计划。鼓励多活动，以适应高代谢的需求。对独立进食困难的患儿应进行饮食训练，喂食时，保持患儿头处于中线位，且勿在牙齿紧咬情况下将饭匙强行抽出。进食训练从完全喂食慢慢转变为鼓励患儿自己进食，先帮助并教会其使用餐具，进食时协助其抓、夹、握等动作，坚持训练，尽早自理。患儿所需热量无法保证时，可考虑鼻饲。

3. 休息　长时间卧床的患儿，宜选择侧卧位，将双手放在胸前。患儿面前放置玩具及悬挂彩色气球和铃铛，练习抓握，利于发展上肢功能、接受到颜色及声音的刺激。

4. 皮肤护理　常帮助患儿翻身，白天尽量减少卧床时间。及时清理大小便，保持皮肤清洁，防止压疮发生、预防继发感染。

（二）功能训练

1. 运动疗法　针对脑瘫所致的各种运动障碍及姿势异常而进行的训练，主要训练大运动，尤其是下肢的功能。目的是改善残存的运动功能，抑制异常姿势运动，诱导正常的运动发育。

2. 作业治疗　主要训练上肢和手的功能及眼手协调功能，提高日常生活能力并为以后的职业培养工作能力。

3. 语言治疗　包括发音训练、咀嚼吞咽功能训练。对于语言功能障碍要争取在语言发育关键期前进行，可进行丰富的语言刺激，鼓励患儿发声、矫正异常发声，个例训练与集体训练相结合。视觉障碍及时纠正，听力障碍尽早配备助听器。

患儿一经确诊，应立即开始功能锻炼。对瘫痪肢体应保持功能位，并进行被动或主动运动，促进肌肉、关节活动和改善肌张力，还可配合推拿、针刺、电疗等方法及应用合适的矫正器，促进脑瘫患儿的康复。

（三）心理护理

根据各年龄段特点给予心理支持。在护理过程中充满爱心和耐心对待患儿的哭闹和不配合，了解哭闹原因，尽量选择其感兴趣的训练方式，每次训练时间不可过长，对细微进步及时给予鼓励和表扬。当家长面对孩子频繁排尿、哭闹而出现焦虑、担心或歉疚时，给予理解，并帮助家长掌握康复要点。注意发挥社会、家庭、学校全方位的力量，关爱脑瘫患儿，鼓励患儿参加集体活动，帮助克服自卑、孤独心理。

（四）健康教育

该病所造成的神经功能缺陷并非永远固定不变，应尽早进行训练防止肌腱挛缩、骨和关节畸形和智力障碍的加重。小儿脑组织可塑性大、代偿能力强，恰当的康复训练可获得良好效果。训练时注意保持肢体在功能位，配合针灸、推拿、按摩等治疗；教会家长正确抱患儿的姿势（图11-3），防止肢体畸形和痉挛的发生。提倡家庭成员参与康复治疗，加强患儿父母教育，学习功能训练手法及日常生活动作训练方法。

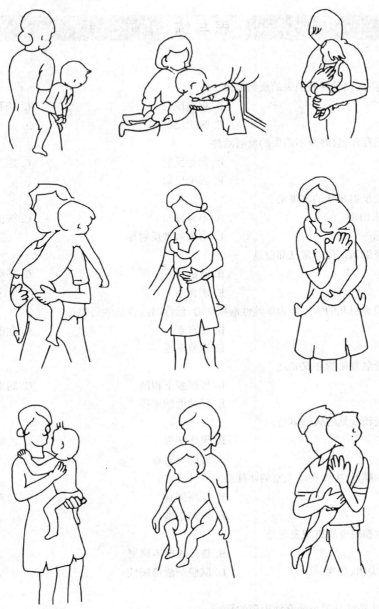

图 11-3　正确抱脑瘫患儿的 9 种姿势

【护理评价】
1. 患儿在住院期间瘫痪肢体是否出现肌肉萎缩。
2. 患儿生长发育是否基本维持在正常范围内。
3. 患儿是否获得机体所需的各种营养。
4. 患儿及其家长在出院时能否掌握小儿脑瘫的康复知识。

（秦爱华　丁　赣）

思与练

一、选择题

1. 小儿出生时存在,以后逐渐消失的反射**除外**
   - A. 觅食反射
   - B. 拥抱反射
   - C. 瞳孔反射
   - D. 颈肢反射
   - E. 吸吮反射

2. 小儿出生时已存在,且终身不消失的反射**除外**
   - A. 角膜反射
   - B. 拥抱反射
   - C. 瞳孔反射
   - D. 咽反射
   - E. 吞咽反射

3. 以下不是小儿反射异常的表现是
   - A. 该出现时未出现
   - B. 不对称
   - C. 该消失时未消失
   - D. 查体不配合
   - E. 出现病理反射征

4. 化脓性脑膜炎细菌入侵的常见部位是
   - A. 皮肤
   - B. 脐部
   - C. 呼吸道
   - D. 黏膜
   - E. 消化道

5. 若病毒性脑膜炎患儿的病原体为单纯性疱疹病毒,治疗时应首选的药物是
   - A. 干扰素
   - B. 青霉素
   - C. 利巴韦林
   - D. 阿昔洛韦
   - E. 地塞米松

6. 化脓性脑膜炎最常见的并发症是
   - A. 脑积水
   - B. 硬脑膜下积液
   - C. 肠炎
   - D. 癫痫
   - E. 脑性低钠血症

7. 病毒性脑膜炎较常见的病原体是
   - A. 肠道病毒
   - B. 风疹病毒
   - C. 乙脑病毒
   - D. 疱疹病毒
   - E. 腮腺炎病毒

8. 婴儿化脓性脑膜炎,主要护理观察的体征是
   - A. 布氏征
   - B. 颈项强直
   - C. 巴宾斯基征
   - D. 高热
   - E. 前囟饱满

9. 新生儿化脓性脑膜炎的典型表现是
   - A. 面色青灰
   - B. 临床表现不典型
   - C. 嗜睡、脑性尖叫、凝视
   - D. 脑膜刺激征阳性
   - E. 拒食、呕吐

10. 以下**不符合**化脓性脑膜炎脑脊液表现的是
    - A. 蛋白定量升高
    - B. 压力升高
    - C. 外观浑浊
    - D. 糖含量升高
    - E. 中性粒细胞升高

11. 婴幼儿腰椎穿刺的位置一般在
    - A. 第 1～2 腰椎间隙
    - B. 第 2～3 腰椎间隙
    - C. 第 3～4 腰椎间隙
    - D. 第 4～5 腰椎间隙
    - E. 第 5 腰椎下缘

12. 新生儿化脓性脑膜炎最常见的致病菌是
    - A. 大肠埃希菌
    - B. 金黄色葡萄球菌
    - C. 肺炎链球菌
    - D. 脑膜炎双球菌
    - E. 铜绿假单胞菌

13. 患儿男,4 岁,1 周前出现咳嗽、流涕,继之高热、头痛、呕吐、嗜睡,口唇有疱疹,实验室检查:白细胞数正

常,脑脊液基本正常,首先应考虑

    A. 化脓性脑膜炎　　　　　　B. 结核性脑膜炎　　　　　　C. 病毒性脑膜炎

    D. 脑积水　　　　　　E. 脑栓塞

(14～16题共用题干)

  患儿,女,11个月,因"发热2天,呕吐、抽搐1天"入院。已被诊断为"化脓性脑膜炎",曾用青霉素＋氯霉素治疗8天,体温恢复正常,现在又出现发热、抽搐。查体前囟饱满紧张,脑脊液检查蛋白4.5mg/L,糖4.0mmol/L。

14. 应首先考虑的诊断为

    A. 脑水肿　　　　　　B. 脑脓肿　　　　　　C. 脑膜炎后遗症

    D. 硬脑膜下积液(脓)　　　　　　E. 脑膜炎复发

15. 为进一步确诊,应对该患儿选择的检查是

    A. 腰穿　　　　　　B. 头颅CT　　　　　　C. 眼底检查

    D. 颅骨X射线　　　　　　E. 硬膜下穿刺

16. 若该患儿在体检的过程中出现了,突然发呆,双眼上翻,四肢强直性痉挛运动,应首先采取的措施是

    A. 全面体检　　　　　　B. 腰椎穿刺术

    C. 保持呼吸道通畅、解除痉挛　　　　　　D. 静脉注射地西泮

    E. 头颅CT检查

17. 不属于脑性瘫痪高危因素的是

    A. 脑缺氧缺血　　　　　　B. 颅内出血　　　　　　C. 早产

    D. 营养不良　　　　　　E. 低出生体重儿

18. 最常见的脑性瘫痪类型是

    A. 痉挛型　　　　　　B. 手足徐动型　　　　　　C. 共济失调型

    D. 肌张力低下型　　　　　　E. 混合型

19. 脑性瘫痪患儿的主要功能障碍表现为

    A. 智力、情绪障碍　　　　　　B. 感知觉障碍　　　　　　C. 语言、听力障碍

    D. 视、听觉障碍　　　　　　E. 运动、姿势障碍

20. 脑性瘫痪的治疗原则**错误**的是

    A. 早发现,早治疗　　　　　　B. 封闭式训练,避免家长干扰训练效果

    C. 趣味性　　　　　　D. 个体化治疗

    E. 综合治疗

二、思考题

1. 患儿,男,9个月,因"发热2天、呕吐2次、惊厥1次"为主诉入院。入院后脑脊液检查白细胞总数1500×10⁶/L以上,糖含量0.8mmol/L;蛋白质定量1.3g/L。血常规检查外周血白细胞计数明显增高,分类以中性粒细胞增高为主,入院后诊断为化脓性脑膜炎。

请问:

(1)列出该患儿目前主要的护理诊断及护理措施。

(2)该患儿经治疗痊愈出院,如何对其家长进行健康教育?

2. 患儿,男,4岁,其母亲分娩时难产致该患儿缺氧,现吐字不清,肌肉强直痉挛、无法缓解,走路蹒跚,双手无法精确握住东西。

请问:

(1)患儿的医疗诊断是什么?

(2)如何对该患儿进行康复训练?

第十二章

内分泌及遗传性疾病患儿的护理

 学习目标

1．掌握先天性甲状腺功能减退症、21-三体综合征、苯丙酮尿症、糖尿病患儿的临床表现、护理评估、护理措施。

2．熟悉先天性甲状腺功能减退症、苯丙酮尿症、21-三体综合征患儿的治疗原则、护理诊断、护理目标、护理评价；熟悉糖尿病治疗原则、护理诊断。

3．了解先天性甲状腺功能减退症、21-三体综合征、苯丙酮尿症、糖尿病患儿的病因。

4．能对先天性甲状腺功能减退症、21-三体综合征患儿进行整体护理。

5．在护理工作中具有爱心、细心、热心和诚心，能体谅患儿及家长心情。

第一节 先天性甲状腺功能减退症

 案例导入与分析

案　　例

患儿，男，3岁，因为不爱活动，食欲差2个月而就诊。

患儿自幼头发少而干枯，安静少动，表情呆滞，面色苍黄，常吐舌。患儿现在3岁了还不会叫爸爸妈妈，近2个月食入饭量更少，为此事家长非常焦急。

体格检查：T36℃，P 80次/分，R 32次/分，体重12kg，身高100cm，患儿特殊面容，头大颈短，眼距宽，鼻梁低平，舌大而宽厚，伸出口外，身材矮小；对外界反应差，腹部外凸，肝脾均未触及，四肢活动自如，但四肢短粗。

辅助检查：血 T_3 600ng/L、TSH 25mU/L。

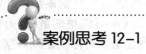

案例思考 12-1

请结合本节学习,思考回答:
1. 对该患儿进行护理评估?
2. 目前患儿主要护理问题是什么?

先天性甲状腺功能减退症(congenital hypothyroidism,CH),简称先天性甲低,是由于甲状腺激素合成或分泌不足引起的疾病,又称呆小病或克汀病,是小儿最常见的内分泌疾病。根据病因的不同分为两种:①散发性先天性甲低,系因先天性甲状腺发育不良、异位、缺如或甲状腺激素合成途径中酶缺陷所致。②地方性先天性甲低,多因母亲孕期饮食中缺碘所致。本病治疗越早预后越好。出生后 3 个月内开始治疗,智能大多可达正常;6 个月后开始治疗,只能改善生长状况,智能改善甚少。

【病因】

1. 甲状腺不发育或发育不全 是最主要原因,可能与体内存在抑制甲状腺细胞生长的免疫球蛋白有关。

2. 甲状腺激素和促甲状腺激素不足 甲状腺激素合成障碍是第二位原因,多由于甲状腺激素合成和分泌过程中酶的缺陷引起;促甲状腺激素(TSH)缺乏多因垂体分泌 TSH 障碍引起。

3. 母亲因素 母亲服用抗甲状腺药物,通过胎盘影响胎儿甲状腺激素的合成;孕妇饮食缺碘,使胎儿在胚胎期因碘缺乏导致甲状腺功能低下。

【临床表现】

症状出现的早晚及轻重与患儿残留的甲状腺组织多少及功能低下程度有关,无甲状腺组织的患儿在出生 1～3 个月内出现症状,有少量腺体者多在 6 个月后至 4～5 岁才渐显症状。

1. 新生儿期表现 患儿多为过期产,出生体重超过正常新生儿;生理性黄疸时间延长;同时伴有反应迟钝、喂养困难、哭声低、腹胀、便秘、声音嘶哑、脐疝、体温低、四肢凉等。

2. 典型症状

(1)特殊面容和体态:表现为头发少而干枯,头大颈短,皮肤粗糙,面色苍黄,眼睑水肿,眼距宽,鼻梁低平,舌大而宽厚,常伸出口外,身材矮小,上部量/下部量＞1.5,囟门迟闭,出牙延迟。

(2)神经系统症状:表现为动作发育迟缓,智能发育低下,表情呆板,对外界环境不感兴趣或根本无反应,哭、爬、走、说话均落后于正常同龄儿。

(3)生理功能低下:表现为精神、食欲差,少动,安静少哭,嗜睡,体温低,怕冷,脉搏与呼吸缓慢,心音低钝,腹胀,便秘,第二性征出现迟缓。

3. 地方性甲低 临床表现有两种:

(1)"神经性"综合征:以共济失调、痉挛性瘫痪、聋哑和智力低下为特征。

(2)"黏液水肿性"综合征:以显著的生长发育和性发育落后、黏液水肿、智力低下为特征,血清 T_4 降低、TSH 增高。

【治疗原则】

一旦确诊,立即治疗。因甲状腺发育异常所致的,需终身治疗。

新生儿疾病筛查诊断的先天性甲低,治疗剂量应该一次足量,使血游离 T_4(FT_4)维持在正常高值。而年龄较大的下丘脑 - 垂体性甲低患儿,甲状腺制剂治疗需从小剂量开始,同时给予生理需要量可的松治疗,防止突发性肾上腺皮质功能衰竭。目前最有效药物是 L- 甲状腺素钠。开始剂量根据病情轻重及年龄大小做适当调整,根据甲状腺功能及临床表现随时调整剂量;疑为暂时性甲低者,可在治疗 2 年后减药或停药 1 个月复查甲状腺功能,功能正常者可停药定期观察。

课堂讨论：

毛毛,女,2 岁,安静少动,食量小,哭声小,声音嘶哑。查体:反应不灵活,表情呆滞,皮肤粗糙,眼睑水肿,眼距增宽,鼻梁扁平,常吐舌,血清 T_3、T_4 下降,TSH 升高,骨龄落后。

请讨论：

1. 该患儿主要护理问题是什么?
2. 如何对患儿进行生活护理和治疗配合?

【护理评估】

（一）健康史

了解家族史,母亲孕期饮食习惯及是否服用过抗甲状腺药物,患儿是否有智力低下及体格发育较同龄儿落后;评估患儿喂养及有无地方性碘缺乏的情况。

（二）身体状况

1. 症状评估　注意询问患儿是否是过期产儿,有无生后吮奶差、喂养困难、安静少动、少哭闹、生理性黄疸时间延长;有无经常腹胀、便秘;有无表情淡漠、嗜睡、食欲缺乏、怕冷少汗、皮肤出现斑纹或有硬肿现象。评估智力及体格发育状况。

2. 护理体检　测量身高、体重、头围、上部量和下部量,注意有无上下部量比例＞1.5、出牙延迟和囟门晚闭等情况;观察有无特殊面容;注意检查患儿的生命体征,有无体温低、末梢循环差等生理功能低下的体征。

3. 心理-社会状况　了解家长是否掌握与本病有关的知识,特别是服药、副作用的观察、对患儿进行智力和体力训练的方法等;评估患儿家庭环境状况、经济承受能力、父母角色是否称职;了解患儿父母心理状况。同时还要评估患儿患病后对生活环境改变的适应能力,对治疗、护理所带来不适的承受能力。

（三）辅助检查

1. 新生儿筛查　采用出生后 2 ～ 3 天的新生儿干血滴纸片检查 TSH 浓度作为初筛,结果＞ 20mU/L 时,再采集血标本检测血清 T_3、T_4 和 TSH 以确诊。

2. 血清 T_3、T_4、TSH 测定　T_3、T_4 下降,TSH 增高。

3. 骨龄测定　左手腕部 X 线检查可见骨龄落后。

4. 基础代谢率测定　代谢率低下。

【常见护理诊断／问题】

1. 体温过低　与代谢率低下有关。

2. 生长发育迟缓　与甲状腺激素合成不足有关。

3. 便秘　与肌张力低下、活动量少有关。

【护理目标】

1. 患儿的体温在住院期间维持在正常波动范围内。

2. 患儿在住院期间能够遵医嘱服药。

3. 患儿在住院期间能顺利排便。

【护理措施】

（一）生活护理

1. 注意保暖　观察有无颤抖、皮肤苍白、心动过缓等体温过低现象，及时通知医生；室温保持在 22～24℃，提醒家长根据天气变化适时增减衣服，避免受凉；指导家长为患儿勤洗澡、勤换衣、多晒太阳，避免与感染性和传染病患儿接触；对皮肤粗糙有水肿者，洗澡时勿用肥皂，洗后用润肤露涂擦，保护皮肤，防止受压。

2. 保证营养供给　住院期间为患儿喂奶时应特别细心，必要时用滴管喂养或鼻饲，保证入量；教会患儿家长正确的喂养方法，提供高热量、高蛋白、高维生素、富含钙、铁等易消化食物；食欲差、吞咽慢的患儿应多鼓励，注意少量多餐和食物的色、香、味，以增加食欲。

3. 保持大便通畅　每日保证液体入量，早餐前半小时喝一杯热开水；添加辅食后可多吃水果、蔬菜及富含纤维素的食物，以刺激排便；引导患儿增加活动量，如简单的体操、户外散步，可促进肠蠕动，减轻便秘；教会家长每日沿肠蠕动方向按摩腹部数次，每天定时安排患儿解大便，养成定时排便的习惯，必要时按医嘱使用大便软化剂、缓泻剂或灌肠，观察用药效果。

（二）病情观察

新生儿期观察有无低体温、生理性黄疸持续不退、喂养困难、腹胀等情况；婴幼儿期重点监测体格发育指标，如身高、体重、牙齿、囟门、上下部量的比例、骨龄等；进行智商测试。对已确诊并服用甲状腺素患儿，需密切观察药物疗效及毒副作用。

（三）治疗配合

1. 用药护理

（1）正确给药：熟悉常用药物种类、规格、药物反应和副作用，按医嘱正确给药；对家长进行健康指导，使其理解患儿终身服药的重要性和必要性，掌握在家给药剂量、方法和时间，做到按时按剂量喂药，开始量从小至大，每间隔 1～2 周加量一次，至症状改善；要求家长定期带孩子复查，监测 T_4 和 TSH 变化，若结果正常，按医嘱调整剂量，以维持量服用。

（2）熟悉药物疗效及副作用：甲状腺制剂作用较慢，用药 1 周左右达最佳疗效，故服药期间要密切观察患儿疗效反应，是否食欲好转、腹胀消失、活动量增加、每日排大便、心率正常（儿童 110 次 / 分，婴儿 140 次 / 分）、智力进步。剂量过小，会影响智力及体格发育；药物过量可出现烦躁、多汗、发热、消瘦、腹泻、脱水、痉挛及心力衰竭。出现以上情况及时通知医生调整剂量，按医嘱进行降温、镇静、纠正脱水、保护心脏功能等急救护理。

2. 加强康复训练，促进智力和体格发育　患儿智力发育不良，生活自理能力差，对环境中危险因素意识不到，住院期间护士应给予更多生活照顾，防止意外发生。讲解相关知识，引起家长对患儿教育的重视。进行智力测试，根据智力水平选择游戏、玩具、讲故事、音乐、语言、认知行为、指导学习等训练方法，以促进智力发育。评估体格发育状况，对患儿进行体操和全身运动的训练，帮助其掌握基本生活技能和社交技能。

（四）心理护理

平时多鼓励患儿，增加相互间情感沟通，不歧视，不打骂，增加安全感并减轻恐惧心理。密切观察其情绪反应，鼓励表达自身感受。对患儿及家长给予解释和心理上的支持，使其克服焦虑心理，以积极配合治疗及护理工作。向家属讲解疾病的基本知识，树立信心，坚持用药。

（五）健康教育

应从围生期保健做起，重视新生儿筛查。本病在遗传、代谢性疾病中的发病率最高，可严重影响生长发育和智力发育。为促进成长发育让患儿早日融入社会，关键对家长和患儿进行指导，使其做到早治疗、坚持长期服药。谨防因知识缺乏而忽视病情，延误治疗或不能坚持终身服药。

【护理评价】

1. 患儿的体温在住院期间是否维持在正常范围内。

2. 患儿在住院期间是否能够遵医嘱服药。

3. 患儿是否在住院期间便秘。

第二节　21- 三体综合征

案例思考 12-2

请结合本节学习，思考回答：

1. 家长应学会长期教育训练方法有哪些？

2. 怎样协助家长做染色体检测？

21- 三体综合征(21-trisomy syndrome)又称先天愚型或 Down 综合征，属于常染色体畸变，是小儿染色体病中最常见的一种，在活产婴儿中的发生率约为 1/(600 ～ 800)。60% 患儿在胎儿早期即夭折流产。21- 三体综合征主要表现为学习障碍、智能障碍和残疾等高度畸形。

【病因】

本病的发生与母亲妊娠时的年龄、应用某些致畸药物、病毒感染和遗传因素等有关。发病率随孕母年龄增大而增高，孕母年龄在 35 岁以上者子女发生率为 1/300，40 ～ 45 岁为 1/100，45 岁以上为 1/50。多数认为与卵子衰老有关。

【临床表现】

1. 智能落后　绝大部分患儿是中度智力发育迟滞，随年龄的增长而日益明显。多数研究表明环境因素是影响智商的重要因素，在特殊教育训练的良好环境中抚养的患儿智商相对较高。虽然在文化技能上很难达到小学 1 ～ 2 年级水平，但适应能力可有明显改善，有一定的生活自理和劳动能力。多数患儿常傻笑，喜欢模仿和重复一些简单的动作，可进行简单的劳动，少数患儿易激惹、任性、多动，甚至有破坏攻击行为，某些则显示畏缩倾向。

2. 生长发育障碍　患儿出生时身高和体重均较正常新生儿低，身材矮小，骨龄落后，出牙迟且顺序错误；四肢短，关节柔软，可过度弯曲；肌张力低下，腹膨隆；手指粗短，小指向内弯曲；头围基本正常，双顶径在正常范围，前后径相对较短，枕部平坦。患儿开始学说话的平均年龄为 4 ～ 6 岁，95% 有发音缺陷、口齿含糊不清、口吃、声音低哑；1/3 以上有语音节律不正常，甚至呈爆发音。可执行简单的运动，如穿衣、吃饭等，但动作笨拙、不协调。

3. 特殊体貌　出生时即有明显的特殊面容，面圆而扁，眼距宽，外眦上斜，内眦赘皮，耳位低，鼻梁低平，舌体宽厚，口常半张或舌伸出口外，舌面裂深而多。皮纹特征为通贯手，手掌厚而指短粗，小指短小常向内弯曲，atd 角增大，> 58°（图 12-1、图 12-2）。

4. 其他　约有 1/2 的病例伴有先天性心脏病、易患传染性疾病和白血病。

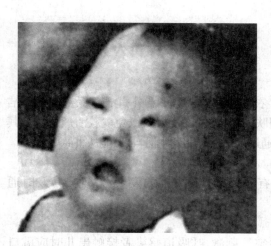

图 12-1 21- 三体综合征患儿的面容

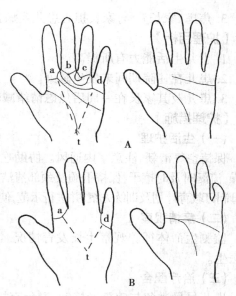

图 12-2 正常人与 21- 三体综合征患儿的
皮纹比较

A. 正常；B. 患儿

【治疗原则】

注重对患儿训练和教育；提高患儿的生活自理能力；预防感染；若合并其他畸形，可考虑手术矫治。

（一）健康史

应详细评估患儿家族史，了解其母亲怀孕时的年龄，孕期是否使用化学药物或接受放射线照射，是否受病毒感染等。

（二）身体状况

1. 症状评估 注意评估患儿肌肉紧张程度；注意观察有无外眦上斜、内眦赘皮、舌头宽厚、脖子粗壮等表现；评估耳朵形状和位置。

2. 护理体检 患儿是否有通贯手，手指粗短，拇指和示指之间间隔较远，小指缺少一个关节，向内弯曲；脚趾第一趾与第二趾之间间隔较大等表现。测量生命体征、身高、体重、头围、眼距及 atd 角等的数值；注意评估智力水平、运动发育状况等。

3. 心理 - 社会状况 由于患儿智能发育障碍，缺乏正常小儿的心理活动和心理体验，情绪、情感、自我意识等不健全，常出现异常的心理反应；注意评估患儿家长对本病的认识程度及对患儿的训练情况，有无焦虑、自责、父母角色是否称职、家庭经济状况如何等。

（三）辅助检查

1. 染色体检查 妊娠 14 ～ 16 周左右，对羊水进行染色体检查可明确诊断。

2. 酶的改变 红细胞中的超氧化物歧化酶（SOD-1）活性及白细胞中的碱性磷酸酶活性均明显增高。

【常见护理诊断 / 问题】

1. 自理缺陷 与智能低下有关。

2. 有感染的危险 与免疫功能低下有关。

3. 焦虑(家长)　与家长担心患儿疾病预后有关。

【护理目标】

1. 患儿生活能力有所提高。

2. 患儿在住院期间未发生感染。

3. 患儿及其家长在一周后焦虑情绪减轻。

【护理措施】

（一）生活护理

保持空气清新,注意室内通风。协助吃饭、穿衣、定期洗澡,防止意外事故。保持皮肤清洁干燥,流涎时及时擦干,保持下颌及颈部清洁,用润肤油保持皮肤的润滑,以免皮肤溃烂。协助其父母制订教育计划及训练方案,并进行示范,使患儿通过训练逐步达到生活自理、能从事简单劳动。

（二）病情观察

监测生命体征。观察生长发育情况。观察有无感染等并发症的发生,发现异常及时通知医生。

（三）治疗配合

患儿尽量避免与感染者接触,避免直接受冷空气刺激,呼吸道感染者接触患儿时应戴口罩;注意个人卫生,保持口腔、鼻腔清洁,勤洗手,加强皮肤护理。

（四）心理护理

当家长得知孩子患本病时,常难以接受并表现出忧伤、自责,护士应理解他们的心情,并予以耐心开导,帮助他们面对现实、增强心理承受力、树立信心,并提供有关孩子养育、家庭照顾方面的知识,使他们尽快适应疾病的影响。

（五）健康教育

1. 新生儿筛查　35 岁以上妇女妊娠后应做羊水穿刺检查;30 岁以下母亲,子代有先天愚型者,或姨表姐妹中有此病者,应及早检查子亲代的染色体核型。

2. 孕母指导　母亲妊娠期间,尤其是孕早期应避免用化学药物打胎或服用磺胺类药物,避免接触 X 线照射,预防病毒感染。

3. 教育训练　向家长讲解本病的相关知识,协助其制订训练计划,促进智力发展,使患儿能逐步掌握生活自理的方法,从事简单劳动,提高生活质量,鼓励家长定期随访和遗传咨询。

【护理评价】

1. 患儿生活是否可以自理。

2. 患儿在住院期间是否未发生感染。

3. 患儿及其家长在一周后焦虑情绪是否减轻。

第三节　苯丙酮尿症

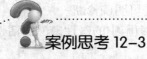

案例思考 12-3

请结合本节学习,思考回答:

1. 该患儿为何到现在还不会叫爸爸妈妈?

2. 如何减轻患儿妈妈的焦虑情绪?

苯丙酮尿症（phenylketonuria，PKU）是由于苯丙氨酸代谢过程中酶缺陷所致的遗传代谢性疾病，属于常染色体隐性遗传。临床突出表现为智能低下、发育迟缓、皮肤毛发颜色变浅。该病为少数可治性的遗传代谢性疾病之一。婴儿出生后一经确诊，应立即开始饮食控制，给予低苯丙氨酸饮食，以预防脑损害及智能低下的发生。

【病因】

本病分典型和非典型两种，绝大多数患儿为典型病例（约占 99%）。本节主要讲解典型类型。典型 PKU 是由于患儿肝细胞缺乏苯丙氨酸羟化酶（PAH），导致体内苯丙氨酸不能转化为酪氨酸，进而引起前者在体内蓄积所致。大量苯丙氨酸在血液、脑脊液、各种组织和尿液中浓度极高，同时产生大量苯丙酮酸、苯乙酸、苯乳酸等旁路代谢产物并自尿中排除。高浓度的苯丙氨酸及其旁路代谢产物导致脑损伤。同时，由于酪氨酸生成减少，致使黑色素合成不足，患儿毛发、皮肤色素减少。

【临床表现】

患儿出生时都正常，3～6个月时开始出现症状，后逐渐加重，1岁时症状明显。但大部分症状是可逆的，但智能发育落后很难转变，只有在出生后早发现早治疗才能预防。

1. 尿液和汗液中有明显的鼠尿样体臭味（此为 PKU 典型表现之一）。

2. 神经系统表现 患儿常表现为智能发育落后，可有行为异常、肌痉挛或癫痫发作，少数呈肌张力增高和腱反射亢进，大多数有脑电图异常。

3. 外观 生后数月因黑色素合成不足毛发变枯黄，皮肤和虹膜色泽变浅。皮肤干燥，常有湿疹。

【治疗原则】

本病治疗主要为饮食疗法，尤其典型患儿。采用低苯丙氨酸饮食，血苯丙氨酸持续高于 1.22mmol/L 的非典型患儿亦适用。苯丙氨酸需要量，一般生后 2 个月内约需 50～70mg/(kg·d)，3～6 个月约 40mg/(kg·d)，2 岁约为 25～30mg/(kg·d)，4 岁以上约 10～30mg/(kg·d)，以能维持血中苯丙氨酸浓度在 0.12～0.6mmol/L 为宜。

课堂讨论：

妮妮，女，1 岁。因生长发育落后就诊。患儿生后 2 个月即出现呕吐，睡眠不安，头发渐黄，尿臭。生后 6 个月起反复抽搐发作，智力和体格发育明显低于同龄儿，经住院检查，尿三氯化铁试验（＋），血苯丙氨酸浓度升高，医生诊断苯丙酮尿症。

请讨论：

1. 作为护士，该从哪些方面对其进行护理评估？

2. 请提出护理诊断、制订护理措施并对家长实施针对性饮食指导。

【护理评估】

（一）健康史

询问父母是否近亲婚配，家族中有无智力低下或类似的患者，围生期有无异常。了解出生时是否正常、发病时间、患儿喂养情况、饮食结构、尿和汗液有无特殊气味等。

（二）身体状况

1. 症状评估 注意观察患儿对外界的反应能力，有无表情呆滞、兴奋不安、过度活动、易激惹。询问坐、爬、站、走、语言发育有无明显落后于同龄儿,毛发、皮肤和虹膜色泽是否逐渐变浅;有无新生儿期就出现呕吐、喂养困难、尿及汗液有特殊的鼠尿味。了解起病后是否发生过惊厥,其频率和发作时的表现。

2. 护理体检 测量患儿的体格发育指标,如体重、身长、头围、前囟是否在正常范围内,小儿的运动功能发育是否达到同龄儿标准,智力发育有无落后。观察患儿是否存在皮肤白嫩、毛发褐黄、虹膜色素变淡、皮肤干燥并伴有湿疹。检查神经系统有无阳性体征,如四肢肌张力增高、膝腱反射亢进。

3. 心理 - 社会状况 评估患儿家长对本病的病因和预后、饮食治疗的重要性和方法的了解程度、家庭经济和环境情况、病情较重的患儿家长有无焦虑情绪和负罪感,有无放弃治疗的想法。

(三)辅助检查

新生儿期筛查,采用 Guthrie 细菌生长抑制试验,可测出血苯丙氨酸浓度是否升高。正常儿小于2mg/dl;患儿则大于20mg/dl。若大于4mg/dl(0.24mmol/L),应复查或定量检测血苯丙氨酸浓度;尿三氯化铁试验用于较大婴儿和儿童的筛查,如呈阳性反应,表明尿中苯丙氨酸浓度增高。

【常见护理诊断 / 问题】

1. 生长发育迟缓 与高浓度苯丙氨酸及其代谢产物导致脑细胞受损有关。
2. 有皮肤完整性受损的危险 与血清苯丙酮酸增高和汗液刺激有关。
3. 营养失调:低于机体需要量 与限制食品种类有关。
4. 知识缺乏(家长)缺乏:早诊断、早饮食治疗本病的知识。

【护理目标】

1. 患儿神经系统受损减轻,体格和智能发展改善。
2. 患儿皮肤保持干燥、完整。
3. 患儿营养能满足生长发育和机体代谢的最低需要量。
4. 家长知道本病对智力发育的影响和饮食治疗的重要性。

【护理措施】

(一)生活护理

1. 患儿有智能和生长发育落后,并逐渐加重,需要护理人员和家长耐心细致的照顾,如协助穿衣、洗漱、喂饭、洗澡和排大小便。

2. 患儿抵抗力低下,要积极防治感染,减少与传染源的接触,居室需定时通风换气,保持室内空气清新。

3. 注意患儿的安全,防止突发抽搐引起外伤。

(二)病情观察

重点监测患儿体格和智能发育,观察饮食治疗的效果,并定期监测血苯丙氨酸的浓度。

(三)治疗配合

1. 饮食护理

(1)向患儿家长解释饮食治疗重要性,树立长期治疗信心:本病为少数可治性遗传代谢病之一,强调一经确诊,尽早开始饮食治疗。一般在生后 2 个月~ 3 个月以内开始治疗,患儿智能发育接近正常;6 个月以后治疗,大部分病例仍会出现智能低下;4 ~ 5 岁以后治疗,已存在严重智能低下难以逆转。因此,饮食治疗越早越好。

(2)指导患儿家长限制苯丙氨酸的摄入:本病治疗原则应给予低苯丙氨酸饮食,以预防和改善脑损害和智力低下的发生。但苯丙氨酸是一种必需氨基酸,人体既不能缺少它,又不能过量。目前国内已研制出治疗本病的特殊食品——苯酮安Ⅰ、Ⅱ号奶粉。患儿喂这种特制配方奶粉后,既保证正常生长发育,又不致造成大脑的损害。Ⅰ号配方奶粉用于1岁以下婴儿,Ⅱ号配方奶粉用于1岁以上孩子。

(3)指导家长严格执行规定食谱:婴儿给予低苯丙氨酸奶粉,幼儿以淀粉类、蔬菜、水果等低蛋白食物为主,可适当添加天然绿色食品,以改善患儿的口味,促进食欲。但忌食肉、蛋、豆类等蛋白质含量高的食物。饮食控制需持续至青春期后。

(4)坚持定期随访:告知家长饮食控制期间需监测血苯丙氨酸浓度,为准确起见,要求进食后2小时采血测定,并按此调整饮食,以维持血中苯丙氨酸浓度在2～10mg/dl。

2. 皮肤护理 保持皮肤干燥、完整,勤换尿布。对皮肤皱褶处尤其是腋下、腹股沟、臀部涂氧化锌软膏以防止溃烂。面部有湿疹的患儿,局部可涂祛湿油。

(四)心理护理

由于患儿家长对本病缺乏认识,对患儿出现的智力和体格发育障碍往往表现出焦虑、悲观的心理,护理人员应以人道主义精神及同情心经常与家长沟通,宣传本病可治性,使其家长积极配合治疗。对于经济条件差,不能长期选用配方奶的家庭,半岁后可适当增加母乳(母乳中苯丙氨酸的含量仅为牛奶的1/3),随患儿年龄增长添加辅食时,食品应选红薯、大米、小米、土豆、大白菜为主。

(五)健康教育

1. 宣传优生优育的知识,避免近亲婚配。对有本病家族史的孕妇,应行DNA分析或检测羊水中蝶呤进行产前诊断。异常者,及时终止妊娠。

2. 推行新生儿筛查,做到早诊断、早治疗,防止智力低下发生。

3. 告诉家长本病主要危害在于智能障碍,并认识饮食控制的重要性,使其能积极配合治疗。

4. 协助家长制订食谱,督促定期复查。嘱咐饮食疗法停用不可过早,应持续到青春期后。

【护理评价】

1. 患儿智力发育是否有所改善。

2. 患儿皮肤完整性是否保护完好。

3. 患儿营养是否满足生长发育的需要。

4. 家长是否能说出早期治疗的重要性和如何控制饮食。

第四节 糖 尿 病

糖尿病(diabetes mellitus,DM)是由于胰岛素绝对或相对缺乏引起的糖、脂肪、蛋白质代谢紊乱,致使血糖升高、尿糖增加的一种病症。目前儿童及青少年国际糖尿病协会将糖尿病分为4大类:1型糖尿病;2型糖尿病;特殊类型的糖尿病;妊娠糖尿病。1型糖尿病又称为胰岛素依赖型糖尿病(IDDM),2型糖尿病又称为非胰岛素依赖型糖尿病(NIDDM)。小儿1型糖尿病占98%,病情较成人重,易并发酮症酸中毒。

【病因】

1. 遗传易感性 1型糖尿病为多基因遗传病,现证实位于第6号染色体短臂上的人类白细胞抗原(HLA)的D区Ⅱ类抗原基因与这种易感性有关。

2. 自身免疫 近期研究发现,1型糖尿病患儿的胰腺有胰岛炎的病理改变,同时检测到血中出现多种自身抗体,并已证实这类抗体在补体和T淋巴细胞的协同作用下具有对胰岛细胞的毒性作用。免疫系统对自身组织的攻击可认为是发生1型糖尿病的病理生理基础。

3. 环境因素　除遗传、自身免疫因素外,尚有外来激发因子的作用,如病毒感染、化学毒素(亚硝胺等)、饮食中某些成分(如牛奶蛋白)、胰腺遭到缺血损伤等因素的触发。

【临床表现】

1. 起病急　约 1/3 的患儿于起病前由于情绪激惹、饮食不当、发热及上呼吸道、消化道、尿路或皮肤感染而诱发。

2. 典型症状　"三多一少"即多饮、多尿、多食和体重下降。但婴儿多饮、多尿不易被察觉,易发生脱水和酮症酸中毒。幼儿在自己能控制小便后又出现遗尿,常为糖尿病的早期症状。学龄儿可因遗尿或夜尿增多而就诊。年长儿可表现为体重逐渐减轻,疲乏无力,精神不振等。

3. 糖尿病酮症酸中毒　40% 的患儿首次就诊时即可出现该表现,常由于急性感染、过食、诊断延误或突然中断胰岛素治疗等而诱发,年龄越小发生率越高。患儿除有典型症状外,还有恶心、呕吐、腹痛、食欲减退,并迅速出现脱水和酸中毒征象(皮肤黏膜干燥、呼吸深长、呼气中有酮味、脉搏细速、血压下降、嗜睡、昏迷甚至死亡)。

4. 并发症　长期血糖控制不佳的患儿,可于 1～2 年内发生白内障。晚期患儿因微血管病变导致视网膜病变及肾功能损害。

【治疗原则】

多采用胰岛素替代、饮食控制、运动和精神心理相结合的综合治疗方案。

1. 胰岛素治疗　胰岛素是治疗 IDDM 最主要的药物。胰岛素的种类、剂量、注射方法都会影响疗效。

2. 饮食控制　为了使血糖能稳定控制在接近正常人水平,减少并发症发生,糖尿病患儿应按计划严格控制饮食。饮食控制必须与胰岛素治疗同步进行,以维持正常血糖和体重。

3. 运动治疗　运动是小儿正常生长发育所必需的生活内容的一部分,通过运动增加葡萄糖的利用,利于控制血糖。

4. 糖尿病酮症酸中毒处理

(1)液体疗法:纠正脱水、酸中毒和电解质紊乱。酮症酸中毒时脱水量约为 100ml/kg,可按该标准计算输液量,再加继续丢失量后为 24 小时总液量。补液开始先给生理盐水 20ml/kg 快速静脉滴入,以扩充血容量,改善微循环;以后根据血钠决定给予 1/2 张或 1/3 张不含糖的液体。开始 8 小时输入总液量的一半,余量在此后的 16 小时输入;见尿补钾。当 pH ＜ 7.2 时,用碱性液纠正酸中毒。

(2)胰岛素的应用:采用小剂量胰岛素持续静脉滴入,小儿胰岛素用量为每小时 0.1U/kg。每小时检测血糖一次,防血糖下降过快,引起脑水肿。

课堂讨论:

　　责任护士小王了解到 6 床 8 岁的芳芳,夜间经常尿床,精神状态不佳,体重下降但饭量未减,学习成绩也在下降。今天早晨发现该患儿突然出现恶心、呕吐、烦躁、呼气中带有酮味,随后昏迷。

请讨论:

1. 如何进行饮食指导?

2. 如何对芳芳出现的情况进行急救?

【护理评估】

（一）健康史

了解近期有无病毒感染或饮食不当；有无糖尿病家族史；有无其他免疫性疾病，如胰岛炎、甲亢、甲状腺炎；胰腺有无遭到缺血损伤；患儿母亲的妊娠史。

（二）身体状况

1. 症状评估　询问患儿有无"三多一少"的典型症状；小儿有无夜间遗尿，或近期感到倦怠乏力等体质下降的症状；婴幼儿有无急性感染或过食后诱发的脱水和恶心、呕吐、腹痛、食欲缺乏、口渴烦躁、呼气中带有酮味、甚至意识障碍等酮症酸中毒的症状。病程久而治疗不当，有无生长发育迟缓、身材矮小的表现。

2. 护理体检　测量生命体征、体重、身长、腹壁皮下脂肪厚度；注意有无皮肤黏膜干燥、口唇樱桃红色、呼吸深长、脉搏细数、血压下降、体温不升、嗜睡、昏迷等脱水甚至休克的体征。

3. 心理 - 社会状况　糖尿病是终身性的疾病，应评估患儿及其家长对糖尿病的认识程度和所持态度；了解他们的心理状态、家庭经济状况，是否能执行治疗方案，饮食治疗能否坚持等。

（三）辅助检查

1. 尿液检查　尿糖阳性，其呈色强度可粗略估计血糖水平。通常分段收集一定时间内的尿液以了解 24 小时内尿糖的动态变化。餐前半小时内的尿糖定性有助于胰岛素剂量的调整。尿酮体阳性提示有酮症酸中毒，尿蛋白阳性提示可能有肾脏的继发损害。

2. 血糖　空腹全血或血浆血糖分别 $\geq 6.7mmol/L$、$\geq 7.8mmol/L$。1 日内任意时刻（非空腹）血糖 $\geq 11.1mmol/L$ 可诊断为糖尿病。

3. 血气分析　酮症酸中毒时，$pH < 7.30$，$HCO_3^- < 15mmol/L$。

4. 其他　糖耐量试验（OGTT），糖化血红蛋白（HbA_{1c}）检测。

【常见护理诊断 / 问题】

1. 营养失调：低于机体需要量　与胰岛素缺乏致体内代谢紊乱有关。

2. 潜在并发症：酮症酸中毒、低血糖或低血糖昏迷。

3. 有感染的危险　与蛋白质代谢紊乱所致抵抗力低下有关。

【护理目标】

1. 患儿在一周内"三多一少"症状缓解。

2. 患儿在住院期间低血糖得到迅速纠正。

3. 住院期间患儿无新的感染发生。

【护理措施】

（一）生活护理

1. 一般护理　多尿、烦渴患儿，需详细记录出入液体量及进食量；提供便盆并协助排尿；对遗尿患儿夜间定时唤醒排尿；烦渴小儿提供足够饮用水。协助患儿日常生活护理，如早晚用温水洗漱，若病情许可，用温水洗澡。保持床单清洁、平整和干燥。

2. 饮食控制　根据患儿年龄、体重、生长发育需要、口味、嗜好和日常活动情况，按照医嘱给低糖饮食或按营养师要求提供饮食。计算公式为：$4184kJ + 年龄 \times 418.4kJ$，适用于 5 岁以内的患儿；$4184kJ + 年龄 \times 355.64kJ$，适用于 5 ～ 10 岁的患儿；$4184kJ + 年龄 \times 292.88kJ$，适用于 10 岁以上的患儿。在控制总热量的情况下，适当放宽碳水化合物的摄入，严格限制单糖和双糖;增加蛋白质类食物如蛋类、瘦肉、豆制品等;20% 热量由蛋白质供给,30% 由脂肪供给,50% 由碳水化合物供给。根据每克脂肪在体内产生 37.66kJ 热量,每克蛋白质和碳水化合物在体内各产生 16.74kJ 热量,计算出糖尿病患儿每日所需三大营养物质的用量。提倡食用含不饱和脂肪酸的植物油;给予充足的维生素,适当限制钠盐摄入。

3. 预防感染　与感染性患儿分室居住,保持病室温、湿度适宜;养成良好的卫生习惯,应经常洗头、洗澡、修剪指甲,避免损伤皮肤,若有毛囊炎或皮肤受伤时应及时治疗;每日清洗外阴 2 次,大小便后保持清洁;勤换内衣裤,昏迷患儿勤换尿布,保持皮肤清洁干燥;定期进行口腔、牙齿的检查;若存在感染,按医嘱使用抗生素,以免诱发或加重酮症酸中毒。

(二)病情观察

密切观察并详细记录生命体征、神志、瞳孔、脱水体征、尿量等;观察有无酮症酸中毒、低血糖、感染等并发症的发生。

(三)治疗配合

1. 胰岛素治疗的护理　新诊断的糖尿病患儿,开始治疗一般选用短效胰岛素(RI),用量为每日 0.5 ～ 1.0U/kg。分 4 次于早、中、晚餐前 30 分钟皮下注射,临睡前再注射 1 次(早餐前用量占 30% ～ 40%,中餐前用量占 20% ～ 30%,晚餐前用量占 30%,临睡前用量占 10%),用 1ml 皮试无菌针管精确抽取剂量;每次注射需更换部位,可选择大腿内侧、上臂外侧和腹壁等部位皮下注射,有计划按顺序成排轮流注射,注射点间隔 2cm,1 个月内不在同一部位注射 2 次,以免皮下脂肪萎缩。以后可配合短效、中效珠蛋白胰岛素使用,根据血糖水平调整胰岛素的用量。

(1)了解胰岛素剂量调整的原则:主要根据用药当天血糖或尿糖结果,调整次日的胰岛素用量,每 2 ～ 3 天调整剂量一次,直至尿糖不超过(++)。

(2)观察胰岛素治疗的不良反应:胰岛素过量可致 Somogyi 现象,又称低血糖 - 高血糖反应,即在午夜至凌晨时发生低血糖,在反调节激素作用下使血糖陡升,清晨出现高血糖;胰岛素不足可发生清晨现象,因晚间胰岛素不足,患儿在清晨 5 ～ 9 点呈现血糖和尿糖增高,可通过加大晚间注射剂量或将 NPH(中效胰岛素)注射时间稍往后移来解决。

(3)糖尿病酮症酸中毒抢救与护理

1)准备用物:备好氧气、吸痰器,迅速建立两条静脉输液通道:一条为纠正脱水酸中毒快速补液通道,另一条静脉通道用于输入小剂量胰岛素。

2)身体状况监测:密切观察并详细记录患儿的体温、呼吸改变及呼吸气味、血压和心率、神志、瞳孔、脱水体征及尿量。协助医生做好各项检查,定时取血、尿标本,监测血糖、尿糖及尿酮体、血气分析、电解质及二氧化碳结合力。

3)纠正脱水、酸中毒和电解质紊乱:先用生理盐水 20ml/kg,在 1 小时内输入,以后根据血钠继续用生理盐水或 0.45% 氯化钠液(生理盐水 + 等量注射用水)以纠正脱水。在补液过程中应按照医嘱补充钾盐和使用碱性药物。

4)胰岛素治疗:现多采用小剂量胰岛素滴注,首先静脉注射 RI 0.1U/kg,然后将 25U 的 RI 加入生理盐水 250ml 中(0.1U/ml),按每小时 0.1U/kg 计算,最好用微量输液泵调整滴速,保证胰岛素匀速滴入,同时严密监测血糖波动,随时调整治疗方案。

(4)抗生素治疗:酮症酸中毒常并发感染,感染又是本病的常见诱因,应常规做血、尿培养,寻找感染源,合理使用抗生素。

2. 低血糖患儿护理　胰岛素剂量过大或进食过少可出现低血糖,症状有突发饥饿感、面色苍白、心慌、脉速、多汗,严重者可发生惊厥、昏迷、休克甚至死亡。发现上述症状时立即口服糖水或糕点,或按医嘱静脉注射 25% ～ 50% 葡萄糖溶液 40ml。

（四）心理护理

患儿需终身用药、行为干预和饮食控制,给患儿及家长带来很大的精神负担。应耐心介绍疾病相关知识,帮助其树立信心,能够坚持治疗;针对患儿不同年龄发展阶段的特点,帮助建立和谐的人际关系;指导家长避免过度溺爱或干涉患儿的行为,使其学会自我护理,以增强战胜疾病的信心。

（五）健康教育

强调严格遵守饮食控制、每日活动锻炼对降低血糖、增加胰岛素分泌、降低血脂的重要性。适当活动,运动量和运动方式以运动后不感觉疲劳为准。指导患儿及其家长独立进行血糖和尿糖的监测,教会用纸片法监测末梢血糖值,用试纸法作尿糖监测;识别低血糖的表现及自我处理方法。演示并指导患儿或家长正确掌握所需胰岛素剂量的计算方法、消毒技术和注射技术。教育患儿随身携带糖块及卡片,并在卡片上注明姓名、年龄、联系电话、住址、病名、胰岛素注射量、急救方法、医院名称及负责医师,以便发生并发症立即得到救治。告之复诊的时间,定期复查以便调整胰岛素用量。

【护理评价】

1. 患儿在一周内"三多一少"症状有无缓解。
2. 患儿在住院期间低血糖是否得到迅速纠正。
3. 住院期间患儿有无新的感染发生。

（饶永梅）

思与练

一、选择题

1. 散发性先天性甲状腺功能减退症最主要的病因是
   A. 母孕期碘缺乏　　　　　　　B. 甲状腺发育异常　　　　　C. 甲状腺激素合成障碍
   D. 垂体促甲状腺激素分泌不足　　E. 母亲妊娠期应用抗甲状腺药物

2. 地方性先天性甲状腺功能减退症最主要的原因是
   A. 胎儿期缺碘　　　　　　　　B. 甲状腺发育异常　　　　　C. 促甲状腺激素缺乏
   D. 甲状腺激素合成障碍　　　　E. 甲状腺或靶器官反应低下

3. 先天性甲状腺功能减退症新生儿筛查是检测血清
   A. T_3　　　　　　　　　　　B. T_4　　　　　　　　　　C. TSH
   D. TRH　　　　　　　　　　　E. FSH

4. 先天性甲状腺功能减退症新生儿筛查采血标本的时间应是出生后
   A. 1 天内　　　　　　　　　　B. 2 ～ 3 天　　　　　　　　C. 4 ～ 5 天
   D. 6 ～ 7 天　　　　　　　　　E. 8 ～ 9 天

5. 先天性甲状腺功能减退症神经系统最突出的表现是
   A. 惊厥　　　　　　　　　　　B. 易激惹　　　　　　　　　C. 神经反射迟钝
   D. 智力发育低下　　　　　　　E. 运动发育障碍

6. 先天性甲状腺功能减退症与 21- 三体综合征外观上有鉴别意义的是
   A. 伸舌　　　　　　　　　　　B. 眼距宽　　　　　　　　　C. 鼻梁低平

　　　D. 表情呆滞　　　　　　　　　　　E. 面部黏液水肿

7. 先天性甲状腺功能减退症主要的治疗方法是

　　　A. 补碘　　　　　　　　　　B. 营养神经　　　　　　　　　C. 激素替代疗法

　　　D. 激素冲击疗法　　　　　　E. 低丙苯胺酸饮食

8. 先天性甲状腺功能减退症的治疗中,甲状腺素需服至

　　　A. 1 岁　　　　　　　　　　B. 2 岁　　　　　　　　　　　C. 5 岁

　　　D. 18 岁　　　　　　　　　E. 终生服用

9. 1 个月女孩,喂养困难、吃奶少、少哭、哭声低微,5 天排便一次。查体:仍有轻度皮肤黄染,血清 T_3 正常, T_4 降低,TSH 升高。对此患儿最主要的护理措施是

　　　A. 碘油肌注　　　　　　　　B. 碘化钾口服　　　　　　　　C. 甲状腺素片口服

　　　D. 及早加碘化食盐　　　　　E. 及早加含碘丰富的饮食

10. 患儿男,2 岁。因身材矮小就诊,10 个月会坐,近 1 岁 10 个月会走,平时少哭多睡,食欲差,常便秘。体检:头大,前囟未闭,乳齿 2 个,反应较迟钝,喜伸舌,皮肤较粗糙,有脐疝,心肺无特殊发现。对该患儿首先应做的检查是

　　　A. 智商测定　　　　　　　　B. 染色体检查　　　　　　　　C. 脑 CT 检查

　　　D. 血钙,血磷测定　　　　　E. T_3、T_4、TSH 测定

(11 ～ 12 题共用题干)

　　男婴,足月儿,25 天龄,出生体重 4100g,生后母乳喂养困难。T35℃,P100 次 / 分,R30 次 / 分,皮肤黄染未退,少哭多睡,腹胀明显,大便秘结。摄膝部 X 线片未见骨化中心。诊断为先天性甲状腺功能减退症。

11. 用甲状腺素治疗,正确的是

　　　A. 需终生用药　　　　　　　　　　B. 治疗至成年后停药

　　　C. 治疗半年至 1 年后停药　　　　　D. 治疗停用后有症状时再用药

　　　E. 治疗使症状好转后逐渐减量至直到停药

12. 若在用甲状腺素治疗期间患儿出现发热、烦躁、多汗、消瘦,应考虑

　　　A. 加服钙剂　　　　　　　　B. 加服铁剂　　　　　　　　　C. 立即停用甲状腺素

　　　D. 治疗的正常反应,无需处理　　　E. 甲状腺素剂量过大,宜适当减量

二、思考题

1. 患儿,男,2 岁。患儿出生后至今反复腹胀,便秘,食欲差,活动少,爱睡觉,怕冷,反应迟钝,至今自己行走不稳。查体:体温 35.6℃,脉搏 82 次 / 分,毛发干枯,面色苍黄,颜面水肿,眼距宽,四肢短,躯干长,身高低于同龄人。

请问:

(1)患儿主要的护理诊断有哪些?

(2)对该患儿应采取哪些护理措施?

2. 患儿,男,9 岁,尿糖阳性,空腹血糖 7.8mmol/L,随机血糖 11.6mmol/L,诊断为糖尿病。

请问:

(1)请对该患儿进行护理评估?

(2)如何对患儿进行饮食护理?

(3)如何指导患儿及其家长观察低血糖的表现?

第十三章

急症患儿的护理

学习目标

1. 掌握小儿惊厥、充血性心力衰竭、急性呼吸衰竭、心跳呼吸骤停患儿的临床表现、护理评估、护理措施。
2. 熟悉小儿惊厥、充血性心力衰竭、急性呼吸衰竭、心跳呼吸骤停患儿的治疗要点、护理诊断、护理目标、护理评价。
3. 了解小儿惊厥、充血性心力衰竭、急性呼吸衰竭、心跳呼吸骤停患儿的病因。
4. 学会对小儿惊厥、充血性心力衰竭、急性呼吸衰竭、心跳呼吸骤停患儿进行整体护理,熟练掌握心跳呼吸骤停的急救措施。
5. 具有急救意识和基本能力,尊敬爱护急危重患儿。

案例导入与分析

案　例

患儿男,8个月,因"发热、咳嗽、1天,呕吐4次,抽搐3次"入院。

1天前患儿受凉后出现发热,体温达38.9℃,家长自行予"退热剂"口服,发热同时伴有轻咳,无痰,吃奶后呕吐4次;入院前2小时患儿突然出现抽搐,表现为意识丧失、头后仰、双眼上翻、凝视、牙关紧闭、口吐白沫、面色青紫,持续约2分钟,指掐人中后缓解;至入院时共发作惊厥3次,两次惊厥间歇期无意识障碍,半天来尿量较平日减少。既往无类似发作史。

体格检查:T 39.5℃,P 140次/分,R 32次/分,精神反应差,前囟平坦,面色发灰,双眼窝略凹陷,口唇干燥,口周轻度发绀,咽部充血,双肺呼吸音粗,可闻及少许中细湿啰音,心率140次/分,律齐,心音可,未闻及杂音,腹部平坦,肝脏右肋下2.5cm,四肢活动自如,神经系统未见异常体征。

辅助检查:血常规:WBC 12.2×10^9/L,中性粒细胞0.63,淋巴细胞0.28;胸部X线:双肺纹理增多,可见点、片状密度增高影。

第一节 小 儿 惊 厥

案例思考 13-1

请结合本节学习,思考回答:

1. 导致该患儿惊厥可能原因有哪些?

2. 如何对该患儿进行护理评估?

3. 该患儿入院后首先应采取哪些护理措施?

惊厥(convulsion)又称"抽搐",俗称"抽风"或"惊风",是神经元功能紊乱引起的脑细胞突然异常放电所导致的不自主全身或局部肌肉抽搐。本病可见于任何年龄,尤以婴幼儿多见,6 岁以下小儿的发生率约为 4% ~ 6%,较成人高 10 ~ 15 倍。因婴幼儿大脑皮质发育尚未完善,表现为兴奋性活动为主,分析鉴别及抑制功能较差;神经纤维髓鞘尚未完全形成,兴奋冲动易于泛化;免疫功能低下,血 - 脑屏障功能差,各种感染后毒素和微生物容易进入脑组织;某些特殊疾病如产伤、脑发育缺陷和先天性代谢异常等都是造成婴幼儿期惊厥发生率高的原因。一般短暂惊厥几乎对大脑没有明显影响,但惊厥反复频繁发作或惊厥持续状态时可引起脑组织缺氧性损害。

【病因】

1. 感染性

(1)颅内感染:各种致病性微生物所引起的中枢神经系统感染均可导致惊厥,如细菌、病毒、原虫、真菌等引起的脑膜炎、脑炎、脑脓肿等及随之而引起的脑水肿。

(2)颅外感染:热性惊厥、败血症、肺炎、细菌性痢疾或其他传染病引起的中毒性脑病、破伤风、Reye 综合征等,其中热性惊厥是小儿惊厥最常见的原因。

2. 非感染性

(1)颅内疾病:缺氧缺血性脑病、原发癫痫、颅内占位性病变(肿瘤、血肿等)、颅脑畸形(脑积水、脑血管畸形等)、神经遗传病(溶酶体病、脑白质营养不良等)、脑外伤等。

(2)颅外疾病:急性代谢紊乱(低血糖、低血钙、低血钠、高血钠等)、急性中毒、严重的心、肺、肾疾病等。

【临床表现】

1. 惊厥发作形式 全身性惊厥发作时意识丧失,部分性(限局性)发作则意识清楚或仅部分受损。根据肌肉抽搐的特点可分为强直 - 阵挛、强直、阵挛等多种发作形式。婴幼儿全身性惊厥大多表现为阵挛发作,部分为强直性,很少出现典型的强直阵挛发作。新生儿惊厥多数更不典型,有些发作症状不明显,可表现为阵发性眼球转动、斜视、凝视或上翻,也可反复眨眼,面肌抽动似咀嚼、吸吮动作,也可表现为阵发性面红、苍白、流涎、出汗或呼吸暂停等。

2. 惊厥持续状态 是指一次惊厥持续 30 分钟以上,或惊厥频繁发作连续 30 分钟以上且发作间期意识不恢复者。由于惊厥时间过长,可引起缺氧性脑损伤甚至死亡。惊厥持续状态多见于癫痫大发作、破伤风、严重的颅内感染、代谢紊乱、脑瘤等。

3. 热性惊厥　既往称为高热惊厥,系小儿时期发热所诱发的惊厥,是小儿惊厥中最常见的原因。根据发作特点和预后可将热性惊厥分为两型:

(1)单纯型热性惊厥:发病年龄多见于 3 个月至 6 岁,高峰发病年龄为 6 个月至 3 岁;惊厥发作出现于热程初起的 24 小时内且一次热性病程中大多只发作一次;通常为全身强直 - 阵挛性发作,时间短暂,最长不超过 15 分钟;可伴有发作后短暂嗜睡,除原发病的表现外,余一切如常;体温正常一周后脑电图无异常表现;部分患儿可有热性惊厥的家族史。

热性惊厥的复发率为 30% ～ 40%,复发的危险因素包括:①有热性惊厥家族史;②首次热性惊厥年龄小于 18 个月;③惊厥时体温为低热;④发热早期出现惊厥。无上述 4 个危险因素者复发率为 14%,有 1 个和 2 个危险因素者复发率分别为 23% 和 32%,有 3 个和 4 个危险因素者复发率分别为 62% 和 76%。

(2)复杂型热性惊厥:发作年龄可小于 3 个月或大于 6 岁;惊厥发作持续时间长;局灶性发作;一次热性病程中有反复发作。

多数热性惊厥的患儿随年龄增长而停止发作,约 2% ～ 7% 转变为癫痫,其转为癫痫的危险因素包括:①神经系统异常或发育落后;②癫痫家族史;③首次发作为复杂型热性惊厥。

惊厥患儿的预后与原发病有关,如单纯由于可纠正的代谢紊乱引起的惊厥预后良好,而脑或皮质发育异常者预后极差,由于窒息、颅内出血或脑膜炎引起的脑损伤,其预后取决于损伤的范围和严重性。尽管对热性惊厥是否会影响智力发育和引起行为异常文献报道不一致,但总体来说,大多数热性惊厥预后良好,因严重惊厥导致脑损伤或后遗症者少见。

【治疗原则】

控制惊厥发作;寻找和治疗病因;预防惊厥复发。

1. 镇静止惊

(1)地西泮:为控制惊厥首选药,作用快,1 ～ 3 分钟内生效,较安全,缺点是作用短暂,剂量过大可有呼吸抑制,特别是与苯巴比妥合用时可能发生呼吸抑制、低血压。地西泮推荐静脉注射,剂量为每次 0.3 ～ 0.5mg/kg,注射速度每分钟不超过 2mg,必要时 5 ～ 10 分钟可重复应用;如果不能快速建立静脉通道,可用地西泮灌肠。

(2)苯巴比妥钠:本药肌内注射吸收较慢,不宜用于急救,此时应选用静脉制剂,负荷剂量 15 ～ 20mg/kg,新生儿负荷剂量为 20 ～ 30mg/kg,静脉注射,时间 10 ～ 30 分钟,惊厥控制后维持剂量为每日 3 ～ 5mg/kg,分两次使用。

(3)10% 水合氯醛:每次 0.5ml/kg,一次最大剂量不超过 10ml,由胃管给药或加等量生理盐水保留灌肠。

(4)苯妥英钠:多用于惊厥持续状态。负荷量为 15 ～ 30mg/kg,静脉注射,注射速度控制在每分钟 1mg/kg,如果惊厥控制,12 ～ 24 小时后使用维持量 3 ～ 9mg/kg,分两次给药。苯妥英钠必须用 0.9% 生理盐水溶解,静脉注射本药时需监测血压和心电图。

2. 对症治疗　高热者给予物理降温或药物降温,脑水肿者可静脉应用甘露醇、呋塞米或肾上腺皮质激素。

3. 病因治疗　针对引起惊厥不同病因,采取相应的治疗措施。

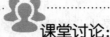

课堂讨论：

　　护士小张在为3床患儿做晨护时，患儿突然发作抽搐，家属紧搂患儿大声哭喊，极度恐惧不安，担心患儿会死亡。

　　请讨论：

　　1. 对正在发作抽搐的患儿如何进行急救护理？

　　2. 作为责任护士，如何观察患儿的病情变化及做好家长的心理疏导工作？

【护理评估】

（一）健康史

　　评估患儿出生时是否有产伤史、窒息史等，有无喂养不及时所致的低血糖；评估惊厥发作的形式及发作时有无意识障碍、大小便失禁及伴随症状；既往是否有惊厥发作史、癫痫病史和热性惊厥史；家族中是否有类似疾病患者。

（二）身体状况

　　1. 症状评估　询问惊厥发作时的表现、持续时间、发作的次数、发作时的伴随症状、诱因等，发作时是否有先兆，有无各种感染性疾病及颅内疾病的表现。

　　2. 护理体检　重点评估体温、血压等生命体征，了解患儿意识、精神状态及水、电解质平衡情况，评估患儿有无神经系统异常体征如颅内高压、脑膜刺激征等，了解有无意外损伤。

　　3. 心理 - 社会状况　惊厥患儿的心理改变主要表现在发作后，由于年龄及致病原因不同可产生不同的心理反应，年幼儿心理改变可不明显，年长儿则可产生自卑、恐惧心理，并担心再次发作而时时处于紧张状态。患儿家长面对惊厥发作的患儿，多表现为紧张、惊慌失措、恐惧，并多采取不适当的处理方式如抱紧患儿、剧烈摇晃、大声喊叫等，多数家长因担心患儿的再次发作，整日忧心忡忡，采取过度保护措施，甚至将患儿与外界隔离，长此以往将使患儿产生自闭、抑郁心理。因此应了解家长和患儿对疾病知识的需求，是否愿意与医护人员配合。

（三）辅助检查

　　根据患儿临床实际情况选择性进行相关化验和辅助检查，如血常规、尿常规、大便常规、血生化、脑脊液、脑电图、头颅 B 超、脑 CT 或磁共振成像等。

【常见护理诊断 / 问题】

1. 急性意识障碍　与惊厥发作有关。

2. 有窒息的危险　与惊厥发作、咳嗽和呕吐反射减弱、呼吸道堵塞有关。

3. 有受伤的危险　与惊厥发作、意识障碍有关。

4. 体温过高　与感染或惊厥持续状态有关。

5. 焦虑（家长）　与缺乏惊厥相关知识、担心患儿生命安全有关。

【护理目标】

1. 患儿意识障碍减轻直至意识恢复正常，生命体征平稳。

2. 患儿住院期间不发生窒息。

3. 患儿住院期间不发生外伤。

4. 患儿体温逐渐下降并恢复正常。

5. 患儿家长情绪稳定，能说出惊厥的常见原因、表现，并能掌握惊厥发作时的紧急处理措施。

【护理措施】

（一）生活护理

1. 惊厥发作时应卧床休息，发作控制后，根据原发病的病情制订合理的护理计划，保证足够的睡眠时间。

2. 惊厥发作期暂禁饮食，以免发生呕吐引起窒息或吸入性肺炎；不能进食者，可给予静脉补液，总液体量按 60 ～ 80ml/（kg·d）计算；年长儿可给予清淡、易消化、营养丰富的食物，避免暴饮暴食。

3. 居室内阳光应充足且避免阳光直射，保持适宜的温湿度。

4. 各项治疗及护理操作应集中进行，动作轻柔敏捷，禁止一切不必要的刺激，以防诱发惊厥。

（二）病情观察

密切观察体温、血压、呼吸、脉搏、意识及瞳孔变化；了解患儿是局部还是全身性抽搐、持续的时间及伴随症状等；对发热的患儿应每 4 小时测体温 1 次，如体温 > 38.5℃应遵医嘱给予退热处理；观察有无颅内压增高的先兆，一旦发现呼吸节律不整、血压升高、心率减慢，提示颅内压增高，应及时通知医生并遵医嘱使用 20% 甘露醇、呋塞米或地塞米松等降颅压药物，以防脑疝发生。

（三）治疗配合

1. 惊厥发作时急救配合　应就地抢救，立即让患儿平卧，头偏向一侧，解开衣领，松解衣服；清除患儿口鼻腔分泌物、呕吐物等，将舌头轻轻向外牵拉，防止舌后坠阻塞呼吸道造成呼吸不畅；立即开放静脉通道以保证急救用药；在紧急情况下可针刺或指掐人中、合谷等穴位止惊；备好急救用品，如开口器、吸痰器、吸氧装置、气管插管用具及各种急救药品等。

2. 用药护理　按医嘱给予地西泮、苯巴比妥钠等止惊药物，观察并记录患儿用药后的反应；癫痫患儿应按时服药，不能随意停药；惊厥持续时间较长者给予吸氧，并按医嘱使用 20% 甘露醇、呋塞米等脱水剂；高热时及时采取物理或药物降温措施。

3. 预防窒息

（1）立即松解患儿衣扣，以防衣服对颈、胸部的束缚影响呼吸，使患儿去枕仰卧，头偏向一侧，以防呕吐物误吸发生窒息。

（2）及时清除口腔及呼吸道分泌物，保持呼吸道通畅，将舌轻轻向外牵拉，以防舌后坠阻塞呼吸道。

（3）遵医嘱应用止惊药物，控制惊厥发作。

4. 预防受伤

（1）设置防护床档，防止惊厥发作时坠地摔伤；有栏杆的小儿床应在栏杆处放置棉垫，防止患儿抽搐时碰在栏杆上；注意移开床上的硬物及尖锐物品，防止抽搐时发生碰伤。

（2）已出牙患儿在上下磨牙之间放置牙垫或纱布包裹的压舌板，防止抽搐时舌咬伤；牙关紧闭时，不要用力撬开，以避免损伤牙齿。

（3）在患儿手中及腋下放置软布，以免抽搐发作时皮肤擦伤。

（4）患儿正在发作抽搐时，切勿强行按压肢体或用力搂抱患儿，以免造成骨折、脱臼及影响呼吸。

（5）为患儿提供安静、舒适环境，避免对患儿不必要的刺激，以减少惊厥发作；对有可能发生惊厥的患儿要有专人守护,以防患儿惊厥发作时受伤。

(四)心理护理

经常和患儿及家长沟通,给患儿及家长以安全感和信任感。解除其焦虑和自卑心理,建立战胜疾病的信心。热性惊厥有复发的特点,患儿家长往往担心惊厥会造成小儿脑损伤及影响小儿智力,应耐心向患儿及家长做好健康宣教,解除家长的顾虑,使其很好配合医疗和护理工作。

(五)健康教育

1. 评估患儿及家长知识层次及接受能力,采取适当方式解释惊厥的病因及基本护理常识,如保持安静,惊厥发作时就地抢救,不要摇晃、紧紧搂抱患儿及用力按压肢体,以免加重惊厥、造成肢体损伤及影响患儿呼吸。

2. 对有再次发作惊厥可能的患儿,应告知家长预防惊厥发作的基本知识,如反复发作热性惊厥的患儿,应应教会家长在患儿发热时进行物理降温和药物降温的方法(患儿家中应常备退热药及止惊药);癫痫患儿应按时服药,不要随意停药,以免诱发惊厥发作。

3. 强调定期门诊随访的重要性,根据病情及时调整药物。

4. 对惊厥反复发作且持续时间较长的患儿,应提示家长密切观察患儿有无肢体活动障碍、智能低下等神经系统后遗症,以便及时给予治疗和康复训练。

【护理评价】

1. 评价患儿的意识障碍是否减轻,生命体征是否平稳。

2. 评价患儿住院期间是否发生窒息。

3. 评价患儿住院期间是否发生外伤。

4. 评价患儿的体温是否逐渐下降并恢复正常。

5. 评价患儿及家长的情绪,家长能否说出惊厥的常见原因、表现,家长是否掌握惊厥发作时的紧急处理措施。

第二节   充血性心力衰竭

案例思考 13-2

患儿入院后,即刻遵照医嘱予以"退热、镇静、抗感染、补液"处理。入院后 2 小时,患儿突然再次发作抽搐,持续时间达 35 分钟;惊厥停止后体温升至 41℃。经抢救后惊厥停止,护理体检:T 40.2℃,P 186 次 / 分,R 68/ 分,昏睡,时有躁动,前囟膨隆,瞳孔对光反应存在,颈部抵抗(+),双肺均可闻及中等量中细湿啰音,心音低钝,肝脏右肋下 3.5cm,克氏征、布氏征阳性。

请结合本节学习,思考回答:

1. 作为责任护士,应重点继续观察患儿哪些病情变化?

2. 若患儿医嘱需要使用洋地黄药物,应如何正确?

充血性心力衰竭(congestive heart failure)简称心衰,是指由于多种原因引起心脏泵功能减退,致使心排血量不足、组织血液灌注量减少、静脉血液回流受阻、脏器淤血等变化,出现一系列症状和体征的临床综合征。心衰是小儿时期较为常见的危重症之一,严重危害小儿健康。

【病因】

1. 心肌病变　原发性心肌病变如心肌炎、心肌病、心内膜弹力纤维增生症等;心肌代谢障碍如新生儿重度窒息、休克、严重贫血、高原病、维生素 B_1 缺乏等。

2. 心室压力负荷过重　指心脏在收缩时承受的阻抗负荷增加。左室压力负荷过重见于主动脉瓣狭窄、主动脉缩窄、高血压等;右室压力负荷过重见于肺动脉瓣狭窄、肺动脉高压、新生儿持续性肺动脉高压等。

3. 心室容量负荷过重　指心脏舒张期承受的容量负荷过大。左室容量负荷过重见于动脉导管未闭、室间隔缺损、主动脉瓣或二尖瓣关闭不全等;右室容量负荷过重见于房间隔缺损、三尖瓣或肺动脉瓣关闭不全等;严重贫血、甲状腺功能亢进、肾脏疾病等则引起左、右室容量负荷过重。

4. 不同年龄心衰的病因特点　新生儿期,心脏解剖结构异常(早产儿动脉导管未闭、完全性大动脉转位、主动脉缩窄等)是生后一周心衰的主要原因,此外,新生儿呼吸窘迫综合征、新生儿持续性肺动脉高压、肺炎等也是常见原因;婴儿期,除先天性心脏病仍是常见原因外,心肌病变(心内膜弹力纤维增生症、心糖原累积症、病毒性心肌炎、心肌病等)引起的心衰增多,近年来川崎病发病数增多,其冠状动脉病变亦为婴幼儿心衰病因之一;4 岁以后小儿引起心衰的原因主要为风湿热及心肌病。

5. 心衰诱因　包括感染、过度劳累及情绪激动、贫血、心律失常、输液过快或钠摄入量过多、电解质紊乱和酸碱平衡失调、停用洋地黄过早或洋地黄过量等。

【临床表现】

1. 心肌功能障碍　心脏扩大;心动过速是较早出现的代偿现象,心搏量下降的情况下,心动过速在一定范围内可提高心排血量,改善组织缺氧状况;第一心音低钝,严重者出现舒张期奔马律;末梢循环灌注不良,脉搏细弱,四肢末梢发凉及皮肤发花等。

2. 肺循环淤血　呼吸急促,严重者呼吸困难、出现三凹征,新生儿和小婴儿多表现为喂养困难、吸乳中断;肺部因肺水肿、肺泡渗出可闻及湿啰音;咳嗽则由支气管黏膜充血引起,婴幼儿少见由肺泡或支气管黏膜小血管破裂引致的泡沫血痰。

3. 体循环淤血　肝脏肿大是最早、最常见的体征,肝脏进行性增大则更有意义,年长儿可诉肝区疼痛或压痛;颈静脉怒张多见于年长儿右心衰竭,婴儿则由于颈部短、皮下脂肪多而不易显示;水肿多见于年长儿,婴儿水肿不明显,但每天测体重增加是体液潴留的客观指标;腹水及全身性水肿仅见于较大小儿。

4. 心衰的临床诊断依据　下列前四项为临床诊断心衰的主要依据。

(1)安静时心率增快,婴儿> 180 次 / 分,幼儿> 160 次 / 分,不能用发热或缺氧解释者。

(2)呼吸困难,青紫突然加重,安静时呼吸频率达 60 次 / 分以上。

(3)肝脏淤血肿大达右肋下 3cm 以上,或在密切观察下短时间内较前增大 1.5cm 以上,而不能以横膈下移等原因解释者。

(4)心音明显低钝或出现奔马律。

(5)突然烦躁不安,面色苍白或发灰,不能用原有疾病解释者。

(6)尿少、下肢水肿,已除外营养不良、肾炎、维生素 B_1 缺乏等原因造成者。

5. 心衰的程度 临床上一般依据病史、临床表现及劳动耐力的程度,将心脏病患儿(不适用于婴儿)的心功能分为以下四级:

(1)Ⅰ级:患儿体力活动不受限制。学龄期小儿能够参加体育课,并且能像正常小儿一样活动。

(2)Ⅱ级:患儿体力活动轻度受限。休息时没有任何不适,但一般活动时出现症状如疲乏、心悸和呼吸困难。学龄期小儿能够参加体育课,但活动量比同龄正常小儿小。可能存在继发性生长障碍。

(3)Ⅲ级:患儿体力活动明显受限。轻劳动时即有症状,例如步行 15 分钟即有疲乏、心悸和呼吸困难。学龄期小儿不能参加体育活动。存在继发性生长障碍。

(4)Ⅳ级:在休息状态亦有症状,完全丧失劳动能力。存在继发性生长障碍。

【治疗原则】

消除病因及诱因;改善血流动力学状况;保护心功能。

1. 病因治疗 如为先天性心脏病所致心衰,则内科治疗往往是术前准备,且手术后亦需继续治疗一定时期;心肌病所致心衰,内科治疗可使患儿症状获得暂时缓解;甲状腺功能亢进、重度贫血或维生素 B_1 缺乏、病毒性心肌炎等引起的心衰需及时治疗原发疾病。

2. 洋地黄类药物 洋地黄作用于心肌细胞膜上的 Na^+-K^+ATP 酶,抑制其活性,造成细胞内 Na^+ 增多,通过 Na^+-Ca^+ 交换使细胞内 Ca^+ 增多,从而增强心肌收缩力,增加心排血量,改善组织灌注及静脉淤血状态;洋地黄还作用于心脏传导系统,减慢心室率;此外,洋地黄还有神经内分泌作用,可降低交感神经系统和肾素血管紧张素系统的活性。

(1)洋地黄制剂:分为作用缓慢类及作用迅速类。前者有洋地黄毒苷(目前已很少用),后者有地高辛、毛花苷丙(西地兰)及毒毛花苷 K,其中地高辛为儿科首选。

(2)洋地黄用法:①负荷量法:在 24 小时内给予负荷量,首次用量为负荷量的 1/2,余半量分两次,相隔 6 ～ 12 小时一次。负荷量 12 小时后,再加用维持量。对于起病迅速、病情严重的急性心衰患儿,可采用负荷量法,以便及时控制心衰。②维持量法:每日用维持量,地高辛维持量为负荷量的 1/5 ～ 1/4,分两次服用。每日服用地高辛维持量,经过 4 ～ 5 个半衰期,即 6 ～ 8 天,可达到稳定的有效血药浓度。慢性心衰者,可用维持量法(表 13-1)。

表 13-1 洋地黄制剂临床应用

制剂	给药途径	负荷量（mg/kg）	维持量（mg/kg）	效力开始时间	效力最大时间	半衰期
地高辛	口服	早产儿 0.02 足月儿 0.02 ～ 0.03 婴儿小儿 0.025 ～ 0.04	1/5 ～ 1/4 负荷量,分两次,Q12h	30 ～ 60 分钟	2 ～ 3 小时	36 小时
	静注	75% 口服量		5 ～ 30 分钟	1.5 ～ 3 小时	
毛花苷丙	静注	＜ 2 岁 0.03 ～ 0.04 ＞ 2 岁 0.02 ～ 0.03		3 ～ 6 分钟	1 ～ 2 小时	23 小时
毒毛花苷 K	静注	＜ 2 岁 0.006 ～ 0.012 ＞ 2 岁 0.005 ～ 0.010		5 ～ 10 分钟	0.5 ～ 2 小时	21 小时

3. 利尿剂 当使用洋地黄制剂而心衰仍未完全控制,或伴有显著水肿者,可加用利尿

剂,常用者有呋塞米(速尿)、依他尼酸、氢氯噻嗪、美托拉松(沙洛索林)、螺内酯、氨苯蝶啶等。使用利尿剂时应注意是否并发低血容量、低钠、低钾等电解质紊乱。

4. 血管紧张素转换酶抑制剂 可减轻心室前、后负荷,降低心肌耗氧量和冠状动脉阻力,改善心功能。儿科常用者有卡托普利、依那普利和贝那普利,应从小剂量开始,达目标量后长期维持。

5. 扩张血管药 主要通过扩张静脉容量血管和动脉阻力血管,减轻心室前、后负荷,提高心排血量,降低心肌耗氧,改善心功能。常用者有硝普钠、硝酸甘油、肼屈嗪、酚妥拉明等。

6. 非洋地黄类正性肌力药 如多巴胺、多巴酚丁胺等 β 受体激动剂,氨联吡啶酮、环磷酸腺苷葡甲胺(心先安)等磷酸二酯酶抑制剂以及 β 受体阻滞剂等,应综合评估患儿的心功能状况及原发病,根据患儿实际情况遵照医嘱酌情选用。

7. 其他药物 抗心律失常药、血管紧张素Ⅱ受体拮抗剂、钙通道阻滞剂及改善心肌代谢药物等。

课堂讨论:

护士小李值夜班时,发现5床患儿烦躁哭闹不止,该患儿系11个月男婴,以"室间隔缺损,支气管肺炎"收入院2天。小李即刻对该患儿进行护理评估,发现患儿呼吸急促,口唇及面部发绀,心率182次/分,心音低钝,肝脏右肋下3.5cm可触及。小李即刻通知夜班医生5床患儿发生了"心力衰竭",并立即为患儿吸氧,准备好地高辛等待医嘱。

请讨论:
1. 小李的判断及准备工作是否正确?
2. 如何配合医生做好急性心力衰竭患儿的急救工作?
3. 急性心力衰竭好转的指征有哪些?

【护理评估】
(一)健康史
应详细询问患儿既往病史、本次发病诱因及过程;有无心、肺、肾等急慢性疾病病史;有无呼吸困难、咳嗽、气喘、胸闷、水肿及青紫史;发现心脏杂音及其他心脏疾患的具体时间;评估生长发育是否落后;有无喂养困难、喜竖抱等表现;平时活动情况及尿量的变化。

(二)身体状况
1. 症状评估 了解患儿起病急缓及诱因;评估患儿有否活动后心悸、呼吸困难、青紫等表现;了解有无水肿、排尿次数及尿量;详细询问用药情况,尤其是洋地黄类药物的用量及反应。

2. 护理体检 全面评估患儿的发育状态;评估脉搏、心率、心律、心音,有否心脏杂音及心脏扩大;评估有无肺水肿、肝脏有否淤血肿大、有无颈静脉怒张;有无水肿、水肿的部位及水肿程度;四肢末梢循环状况及有无杵状指(趾)等。

3. 心理-社会状况 评估家长对本病的认识程度、预后及护理常识的了解情况。由于本病属小儿危重症之一,加之患儿往往有喂养困难、发育迟缓、活动受限、体弱多病,因此带给家长的压力非常大,家长往往表现出紧张、焦虑、悲观,极个别的家长因承受不了极大的压力或缺乏责任感而导致对患儿的遗弃,会严重影响患儿身心发育,引起诸多的社会问题。

(三)辅助检查

可根据原发病及患儿实际状况选做必要的辅助检查。

1. X线胸片　可评价心脏大小、肺部情况。急性心力衰竭可无心脏增大;明显肺淤血、肺水肿提示严重左心衰竭;慢性心力衰竭可有心影呈普遍性扩大,搏动减弱,肺纹理增多,肺门或肺门附近阴影增加,肺部淤血。

2. 超声心动图　对于病因诊断及治疗前后心功能评估十分重要。可见心室和心房腔扩大,心室收缩间期延长、射血分数降低。心脏舒张功能不全时,二维超声心动图对诊断和查找病因均有帮助。

3. 心电图　不能表明有无心衰,对心律失常及心肌缺血引起的心力衰竭有诊断价值,对洋地黄的应用有指导意义。

【常见护理诊断/问题】

1. 心排血量减少　与心肌收缩力下降有关。
2. 活动无耐力　与心排血量减少,氧供应不足有关。
3. 生长发展迟缓　与心脏结构和功能异常有关。
4. 营养失调:低于机体需要量　与体循环量不足、喂养困难、组织缺氧有关。
5. 体液过多　与静脉回流受阻、体循环淤血有关。
6. 焦虑　与疾病的危险程度、患儿及家长缺乏相关知识有关。

【护理目标】

1. 患儿心率减慢,心音增强,生命体征平稳。
2. 患儿的活动量能得到适当限制,基本生活所需得到满足。
3. 患儿生长发育水平能达同龄儿正常标准。
4. 患儿能获取充足的营养,满足机体需求。
5. 患儿无水肿,肝脏无肿大,尿量正常。
6. 患儿及家长能获得本病的相关知识和心理支持,较好地配合诊断检查、治疗和护理。

【护理措施】

(一)生活护理

1. 提供给患儿良好的生活环境,居室通风良好,清洁、安静,温、湿度适宜。
2. 依据病情安排合适活动量,做到动静适度。避免剧烈活动和哭闹,必要时可适当应用镇静剂。患儿宜取半坐位或侧卧位,小婴儿取15°～30°斜坡卧位,并注意变换体位。各种治疗和护理操作应尽量集中完成,以减轻患儿的心脏负担。
3. 安排好患儿的作息时间,保证睡眠和休息。重症者应卧床休息。
4. 根据不同年龄阶段小儿生长发育需求,给予充足的营养物质。注意饮食应营养均衡,易消化及吸收。保持大便通畅,避免大便时用力。
5. 对喂养困难的小儿要有耐心、细心喂养,少量多餐,必要时喂奶前后间断吸氧。如病情需要可静脉补充营养及水分。
6. 急性心衰或严重水肿者适当限制液体摄入量和钠盐,液体摄入量每天大约为50～60ml/kg。
7. 培养患儿良好的生活习惯,按时接受预防接种,避免传染病、饮食不当、不良嗜好等引起的心脏损伤。

（二）病情观察

密切观察生命体征、尿量变化，定时测量呼吸、血压、脉搏，注意心律、心率的变化，必要时进行心电监护；评估判断心功能情况；监测血清钠、钾、氯及血气分析；准备好抢救用物，病情变化及时与医生联系并协助救治；防治继发感染；及时处理感染等各种并发症。

（三）治疗配合

1. 应用洋地黄类药物的护理　洋地黄能增强心肌的收缩力，减慢心率，从而增加心排血量，改善体、肺循环。地高辛起效快，肠道吸收好，排泄也快，药性稳定，不易蓄积中毒，为儿科首选。

（1）用药前了解患儿心、肾功能，是否使用利尿剂，有无电解质紊乱。

（2）观察药物疗效及毒性反应：洋地黄治疗有效的反应为心率减慢，心音增强，呼吸平稳，尿量增多，水肿减轻，缺氧改善，肝脏回缩。中毒最常见的表现是心律失常，以窦性心动过缓、窦房阻滞、不完全性房室传导阻滞、交界性心律等为多见；其次是胃肠道反应，有食欲缺乏、恶心、呕吐，多见于年长儿；神经系统症状如嗜睡、头晕、色视等不常见。

（3）严格按时按量给药，准确抽取及核对药物剂量：用药前应了解患儿在 2～3 周内的洋地黄使用情况。心肌炎、低钾血症及肾功能不全时对洋地黄较敏感，使用时剂量宜偏小，一般按常规剂量减去 1/3。未成熟儿和小于两周的新生儿因肝肾功能尚不完善，易引起中毒，可按婴儿剂量减少 1/2 到 1/3。因洋地黄类药物治疗剂量与中毒剂量较为接近，故抽取药物时剂量要精准并认真核对药物剂量。

（4）用药过程中如脉搏减慢，新生儿 < 120 次/分，婴儿 < 100 次/分，幼儿 < 80 次/分，学龄儿 < 60 次/分，应暂时停药并报告医生。

（5）钙剂与洋地黄制剂有协同作用，应避免同时使用。

2. 应用利尿剂的护理　应掌握用药的时间，尽量在早晨及上午给药，避免夜间尿量过多而影响休息。注意观察药物的治疗作用及副反应，观察水肿的变化，每日测量体重，记录出入量，长期应用者注意心音、心律及电解质的变化。

3. 应用血管紧张素转换酶抑制剂及扩张血管药时，应注意监测血压，避免血压过度降低。

4. 吸氧　呼吸困难、发绀、低氧血症者给予吸氧，可纠正组织缺氧，改善心肌代谢。

（四）心理护理

1. 关心爱护患儿，与其建立良好的护患关系，及时疏导、缓解其紧张、焦虑情绪。

2. 鼓励患儿与正常小儿接触，建立正常的社会行为方式。

3. 向患儿及家长说明近年来由于由于医疗技术的进步，许多危重疾病均可得到准确诊断及有效治疗及护理，预后大为改观，使患儿和家长减少焦虑、恐惧，主动配合检查及治疗，增强其战胜疾病的信心。

（五）健康教育

1. 根据患儿和家长的文化程度和理解力，选择适当的方式介绍心衰的有关知识、诱发因素及防治措施。

2. 示范日常生活护理操作，特别强调不能让患儿用力，以免加重心脏负担。根据不同病情制订适当的休息、饮食及生活制度。

3. 教会年长患儿自我监测脉搏的方法。

4. 使家长了解所用药物的名称、剂量、给药时间、方法及常见副作用。

5. 心衰缓解后指导家长做好预防,强调除积极治疗原发病外,也要注意避免诱因,以防止心衰的再次发生,并为家长提供急救中心及医院急诊室电话。

6. 提醒家长使患儿按时进行预防接种,预防感染。

【护理评价】

1. 评价患儿的生命体征是否平稳。

2. 评价患儿的活动耐受性是否得到提高,基本生活所需是否得到满足。

3. 评价患儿生长发育水平是否能达到同龄儿正常标准。

4. 评价患儿获取的营养素是否能满足机体需求。

5. 评价患儿有无水肿、肝脏肿大、尿量是否正常。

6. 评价患儿及家长是否能说出心衰的常见病因及诱因,是否能愉快地配合诊断检查、治疗和护理。

第三节 急性呼吸衰竭

案例思考 13-3

入院后 6 小时,患儿病情继续加重,体格检查见昏迷状态,角弓反张,呼吸浅促,呼吸节律不规整,颜面部及口唇明显青紫,双肺呼吸音低,心率 128 次 / 分,律齐,心音低,未闻及杂音,肝脏右肋下 3cm。急查血气分析示 pH 7.20,PaO_2 6.37kPa(49mmHg),$PaCO_2$ 9.36kPa(72mmHg)。结论:颅内感染;中枢性呼吸衰竭。

请结合本节学习,思考回答:

1. 该患儿目前急需解决护理问题是什么?

2. 呼吸衰竭急救措施有哪些?

急性呼吸衰竭(acute respiratory failure,ARF)是指各种原因导致的呼吸功能异常,不能满足机体代谢气体交换需要,造成动脉血氧下降和(或)二氧化碳潴留的临床综合征。简言之,机体的氧供给和二氧化碳排出不能满足代谢需要时,即为呼吸衰竭。小儿呼吸衰竭多见于婴幼儿和新生儿,是新生儿和婴幼儿的第一位死亡原因。

急性呼吸衰竭依据血气分析、原发病可做以下分类:

1. 血气分析

(1)低氧血症型呼吸衰竭:又称 I 型呼吸衰竭。$PaO_2 < 7.8kPa$(60mmHg),$PaCO_2$ 正常或降低,多因肺实质病变引起,主要为换气功能不足。

(2)通气功能障碍:又称 II 型呼吸衰竭。高碳酸血症和低氧血症同时存在,$PaO_2 < 7.8kPa$(60mmHg),$PaCO_2 > 6.5kPa$(50mmHg),多因呼吸泵功能异常及气道梗阻所致,主要为通气功能不足。

2. 原发病

(1)中枢性呼吸衰竭:病变累及呼吸中枢引起呼吸运动发生障碍,主要表现为限制性通气障碍。

(2)周围性呼吸衰竭:因呼吸器官的严重病变或呼吸肌麻痹所致。

【病因】

很多疾病均可导致呼吸衰竭,呼吸衰竭可以是很多疾病的终末状态。近年来,小儿呼吸衰竭的疾病谱发生了很大的改变,单纯由呼吸系统疾病所致的呼吸衰竭逐渐减少,而神经肌肉病、先天性遗传代谢病等所致呼吸衰竭所占比重则呈上升趋势。

1. 呼吸系统疾病

(1)上呼吸道梗阻:婴幼儿较为多见,以吸气性呼吸困难为主要表现。如喉炎、咽后壁脓肿、异物吸入、扁桃体及腺样体肥大、严重喉软骨软化、喉痉挛、喉头水肿等。

(2)下呼吸道梗阻:以呼气性呼吸困难为主要表现。包括哮喘急性发作、毛细支气管炎、误吸所致窒息、溺水、慢性肺疾病等。

(3)肺部疾病:包括各种肺部间实质病变。常见的如肺炎、毛细支气管炎、间质性肺疾病等,此外还包括肺水肿、肺出血、肺栓塞、新生儿呼吸窘迫综合征、急性呼吸窘迫综合征等。

2. 呼吸泵异常　指从呼吸中枢、脊髓到呼吸肌和胸廓各部位的病变。

(1)神经和(或)肌肉病变:包括重症肌无力、肌营养不良、代谢性肌病、膈肌麻痹等。

(2)胸廓外伤或畸形:严重的脊柱侧弯、肋骨骨折、外伤后导致的连枷胸等,胸部大手术后所致呼吸衰竭也属于此类。

(3)胸腔积液、气胸或液气胸。

(4)脑和脊髓病变:如癫痫持续状态、各种原因引起的脑水肿和颅高压、早产儿呼吸中枢发育不全、药物过量导致呼吸中枢受抑、脊髓损伤等。

【临床表现】

除原发病表现外,主要是低氧血症和二氧化碳潴留引起的多脏器功能紊乱。

1. 原发病表现　根据原发病不同而异。

2. 呼吸系统　由肺部疾病引起的周围性呼吸衰竭常表现为不同程度的呼吸困难,可见鼻翼扇动、三凹征等,早期呼吸频率多增快,晚期呼吸减慢无力;中枢性呼吸衰竭主要为呼吸节律改变,可呈呼吸浅慢,严重时可出现周期性呼吸,如潮式呼吸、抽泣样呼吸、叹息样呼吸、呼吸暂停和下颌呼吸等。

3. 心血管系统　早期可有心率增快、血压升高,严重时则出现血压下降,可有心律不齐或心率减慢;严重缺氧肺动脉高压可致右心功能不全;一般 $PaO_2 < 6.5kPa(50mmHg)$ 或 $SaO_2 < 85\%$ 时,唇和甲床出现发绀,但贫血时发绀可不明显。

4. 神经系统　早期可出现烦躁不安,年长儿可出现头晕、头痛,严重时意识障碍程度逐渐加深,可出现定向障碍、球结膜和视乳头水肿、抽搐、昏睡甚至昏迷,症状轻重与呼吸衰竭发生速度有关。

5. 消化系统　可出现消化道黏膜糜烂或溃疡出血,还可引起肝脏损害、转氨酶升高等。

6. 泌尿系统　可出现蛋白尿、血尿、少尿甚至无尿,尿中可出现管型、白细胞,严重时导致肾衰竭。

7. 水电解质平衡　缺氧和二氧化碳潴留均可导致高钾血症和低钠血症,部分病例还可出现水肿,饥饿、摄入减少、药物因素等可引起低钾血症和低血钠。

【治疗原则】

治疗原发病及防治感染;改善呼吸功能;纠正低氧血症、高碳酸血症及电解质紊乱;保护重要脏器功能;及时进行辅助呼吸;减少并发症。

1. 病因治疗　是呼吸衰竭治疗根本。应对病情做出准确判断,针对病因进行正确处理。

2. 氧疗　根据患儿原发病、病情、缺氧的程度来选择适宜的氧疗方法。可经鼻导管、面罩或头罩、持续气道正压通气等方式给氧,需在维持患儿适当氧合的前提下,予以最低的吸入氧浓度,对长期氧疗的患儿要警惕氧中毒。

3. 呼吸机的应用　严重通气不足及换气障碍、心脏外科手术后或严重胸部损伤时,可考虑应用呼吸机。动脉血气分析尤其是 $PaCO_2$ 对决定应用呼吸机有重要参考价值:急性呼吸衰竭 $PaCO_2$ 在 7.8～9.1kPa(60～70mmHg)以上,慢性呼吸衰竭 $PaCO_2$ 在 9.1～10.4kPa(70～80mmHg)以上,pH 低于 7.20～7.25,吸入 60% 氧 PaO_2 低于 6.5kPa(50mmHg),可考虑应用呼吸机。但血气变化受诸多因素影响,是否应用呼吸机主要须根据患儿临床表现决定。

4. 药物治疗　根据原发病不同选用适当的药物;纠正酸碱失衡,维持内环境稳定;适当镇痛镇静;酌情应用降颅压、脱水、血管活性药、强心药等。

课堂讨论:

护士小王值班时,门诊电话通知有一名 3 个月男婴,初步诊断为"毛细支气管炎、呼吸衰竭",病情危重,马上通过绿色通道直入病房。

请讨论:

1. 作为值班护士,小王应为该患儿入院做好哪些准备工作?

2. 如何针对该患儿病情选择正确的氧疗方式?

3. 对应用呼吸机进行人工呼吸的患儿重点做好哪些病情观察?

【护理评估】

(一)健康史

应详细询问患儿有无颅内感染、心、脑、肺、肾脏疾病史,既往健康状况,评估患儿呼吸困难的程度,发病的诱因及时间。

(二)身体状况

1. 症状评估　评估呼吸困难、青紫出现时间及程度;有无意识障碍;评估各系统有无缺氧引起的反应,如头痛、头晕、惊厥、水肿、血尿、消化道出血等。

2. 护理体检　全面评估患儿的身体状况,包括精神反应、神志、意识状态、体温、脉搏、呼吸、血压;评估呼吸节律,呼吸困难、缺氧的程度,有无鼻翼扇动、三凹征;有无心率增快、心音低钝、心脏扩大、肝脏肿大等循环衰竭表现;有无腹胀、消化道出血表现;有无少尿、血尿等肾功能受损表现;有无惊厥、瞳孔变化等颅高压表现。

3. 心理 - 社会状况　评估家庭经济状况和家长的文化水平,家长对治疗和护理操作的理解程度,能否配合治疗。对本病预后的了解程度,有无焦虑、恐惧心理。

(三)辅助检查

1. 血气分析　Ⅰ型呼吸衰竭(低氧血症型呼吸衰竭):PaO_2 < 7.8 kPa(60mmHg),$PaCO_2$ 正常或降低;Ⅱ型呼吸衰竭(通气功能障碍)PaO_2 < 7.8kPa(60mmHg),$PaCO_2$ > 6.5 kPa(50mmHg)。

2. 根据原发病情况选作必要的化验及辅助检查。

【常见护理诊断／问题】

1. 气体交换障碍　与肺通气或换气功能障碍有关。

2. 自主呼吸障碍　与呼吸肌麻痹及呼吸中枢功能障碍有关。

3. 恐惧　与知识缺乏和病情危重有关。

【护理目标】

1. 患儿呼吸困难、发绀消失，呼吸平稳。

2. 患儿能自主呼吸，呼吸节律规整，无缺氧征。

3. 患儿家长能够了解呼吸衰竭的有关知识并能积极配合治疗及护理，恐惧心理得到缓解并逐渐消除。

【护理措施】

（一）生活护理

1. 保持病室空气新鲜及适宜温湿度。

2. 尽量减少对患儿刺激，使患儿保持安静，以减少氧消耗。

3. 取半卧位或抬高床头，经常变换患儿体位，减少肺淤血和肺不张的发生。

4. 保证营养和液体摄入量，昏迷患儿应给予胃肠道外营养或鼻饲。

（二）病情观察

1. 密切监测患儿生命体征，注意患儿皮肤颜色、体温变化、呼吸频率、节律、类型、心音、心率及节律，必要时进行心电监护。

2. 监测患儿血气、血电解质变化并依据血气分析结果随时调节用氧浓度及呼吸机参数。

3. 观察并记录患儿有否合并感染、循环衰竭、颅高压、消化道出血、肾功能损伤等，一旦发现及时通知医生进行适当处理。

（三）治疗配合

1. 合理用氧

（1）不论采用任何方法给氧，都要对吸入氧进行充分湿化。吸氧时可将氧气装置的湿化瓶盛60℃左右温水，使吸入的氧气温湿化。

（2）鼻导管给氧：氧流量为小儿1～2L/min，婴幼儿0.5～1L/min，新生儿0.3～0.5L/min，吸入氧浓度约25%～40%。

（3）头罩给氧：氧浓度可根据需要调节，通常3～6L/min，氧浓度约40%～50%。

（4）简易面罩给氧：氧流量小儿3～5L/min，婴幼儿2～4L/min，新生儿1～2L/min，吸入氧浓度约40%～60%。

（5）持续气道正压（continuous positive airway pressure，CPAP）给氧：目前公认的适应证包括急性呼吸衰竭早期、下呼吸道梗阻性疾病（哮喘、毛细支气管炎等）、有创通气撤机过程中序贯治疗、慢性神经肌肉疾病所致肺功能不全、阻塞性睡眠呼吸暂停、新生儿疾病（新生儿呼吸窘迫综合征、早产儿呼吸暂停等），通气参数需根据患儿具体情况、病理生理变化和不同模式特点，结合治疗目的调节，使用过程中注意观察记录患儿的呼吸、发绀改善情况及血气分析变化，注意不良反应发生。

（6）在吸氧过程中，应观察、询问患儿的感受。根据患儿脉搏、血压、呼吸方式、精神状态、皮肤颜色及温度等，衡量氧疗效果。还应监测动脉血气分析观察疗效，从而调整用氧方法和浓度。

（7）预防氧中毒：当氧浓度高于60%、持续时间超过24小时，即有可能出现氧中毒。其特点是肺实质的改变，主要表现为胸骨下不适、疼痛、灼热感，继而出现呼吸增快、恶心、呕吐、烦躁、干咳。早产儿可产生晶状体后纤维组织增生,出现不可逆的失明。因此要定期监测血气,当患儿缺氧情况好转后,及时停止吸氧。

2. 保持呼吸道通畅

(1)定时翻身拍背,每2小时一次,以利排痰。如患儿无力咳嗽、昏迷时可吸痰。对已行气管插管或气管切开的患儿,每小时吸痰1次,吸痰时注意动作要轻快,并注意无菌操作,防止继发感染。吸痰不可过频,以免抽吸刺激黏液产生,吸痰前后要做肺部听诊,观察吸痰效果。

(2)用超生雾化器进行雾化吸入。在雾化吸入时可加入生理盐水、痰液溶解剂(2% ～ 4%碳酸氢钠、α-糜蛋白酶、胰蛋白酶等),支气管解痉剂(异丙基肾上腺素、氨茶碱、地塞米松等)每次15分钟,每日数次。此外,还应补充充足的水分,必要时静脉补液,以防因脱水而导致气道分泌物变干,痰液不易咳出。

3. 应用人工呼吸机时的护理要点　呼吸机的治疗作用包括改善通气、换气功能;减少呼吸功,稳定循环功能;保持呼吸道通畅等。但呼吸机应用不当或治疗作用超过一定限度可引起肺损伤、通气过度、氧中毒、气胸等不良反应,尚可出现感染、呼吸道阻塞等多种并发症,严重者可导致治疗失败。因此呼吸机对患儿能否起到治疗作用,受患儿病情、呼吸机性能和医护人员对呼吸机管理是否得当等各方面因素影响。

(1)适应证:①严重通气不足:肺内原因、中枢原因或呼吸肌麻痹;②严重换气障碍;③心脏外科手术后或严重胸部损伤。

(2)禁忌证:主要包括由于对呼吸道施压可使病情加重的疾患,如肺大疱、张力性气胸、大量胸腔积液等。

(3)护理要点:①使用过程中应专人监护,经常检查呼吸机各项参数是否符合要求。②注意患儿胸部起伏、面色和周围循环状况。③要防止脱管、堵管、管道折叠等。④若患儿有自主呼吸,应观察与呼吸机是否同步,及时进行调整。⑤要有性能完善、可靠的加温湿化装置,雾化液要新鲜配制以防污染。⑥防治感染,如做好口腔、鼻腔护理,定期对呼吸机管道等进行消毒、吸痰等操作时严格遵守无菌规程。⑦密切监测有无感染、肺不张、呼吸道损伤等并发症,一旦发现应及时通知医生进行处理。

(4)呼吸机撤离:应综合临床各方面情况,结合血气分析数值进行综合判断能否撤离呼吸机。以下条件供参考:①基础疾病得到控制,患儿一般情况好转和稳定。②感染控制,胸片无新发浸润病灶。③自主呼吸增强,呼吸节律规整。④咳嗽有力,能自主排痰,气道分泌物减少。⑤血流动力学稳定,降低呼吸机条件时,患儿能维持有效通气。⑥吸痰等暂时断开呼吸机时患儿无明显呼吸困难,无缺氧征。⑦电解质紊乱已纠正,血红蛋白≥8g/dl。⑧无显著腹胀。⑨12小时内未使用肌松剂。

4. 根据原发病,遵照医嘱及时应用有效抗生素,注意观察药物疗效及副反应。

(四)心理护理

耐心向患儿及家长介绍病情及可能发生的并发症,帮助患儿及家长树立战胜疾病的信心,使患儿及家长减轻恐惧心理,帮助他们调整心态。让他们了解要进行的治疗和护理操作,取得配合。

(五)健康教育

指导家长掌握常用的护理方法,如翻身、拍背,协助患儿日常生活护理等。讲解呼吸衰竭缓解后针对原发病的康复锻炼方法。

【护理评价】

1. 评价患儿呼吸困难、发绀是否消失,呼吸是否平稳。

2. 评价患儿是否能维持自主呼吸,呼吸节律是否规整,有无缺氧征。

3. 评价患儿家长是否能够了解呼吸衰竭的有关知识并能积极配合治疗及护理,恐惧心理是否得到缓解。

第四节 心跳呼吸骤停

案例思考13-4

患儿入院后 6.5 小时,心跳、呼吸突然停止。

请结合合本节学习,思考回答:

1. 导致该患儿心跳、呼吸停止的原因有哪些?

2. 如何正确进行心肺复苏?

心跳呼吸骤停(cardiopulmonary arrest,CPA)临床表现为心脏搏动、呼吸停止,意识丧失或抽搐,脉搏消失,血压测不出,是临床上最危急的状态,如得不到及时、正确的抢救,患儿将因全身严重缺氧而由临床死亡转为生物学死亡,如得到及时、科学的抢救,往往可起死回生。心肺复苏(cardiopulmonary resuscitation,CPR)是指采用急救医学手段,恢复已中断的呼吸及循环功能,为急救技术中最重要而关键的抢救措施。

【病因】

1. 心跳骤停的原因

(1)继发于呼吸功能衰竭或呼吸停止的疾患:如肺炎、窒息、溺水、气管异物等,是小儿心跳骤停最常见的原因。

(2)手术、治疗操作和麻醉意外:心导管检查、纤维支气管镜检查、气管插管或切开、心包穿刺、心脏手术和麻醉过程中均可发生心跳骤停,可能与缺氧、麻醉过深、心律失常和迷走反射等有关。

(3)外伤及意外:1 岁以后小儿多见,如颅脑或胸部外伤、烧伤、电击及药物过敏等。

(4)心脏疾病:心肌炎、心律失常,尤其是阿-斯综合征。

(5)中毒:尤以氯化钾、洋地黄、奎尼丁、锑制剂、氟乙酰胺类灭鼠药等药物中毒多见。

(6)低血压:低血压会使冠状动脉灌注不足以及组织灌注不良,造成缺血、缺氧、酸中毒等均可导致心跳骤停。

(7)电解质平衡失调:如高血钾、严重酸中毒、低血钙等。

(8)婴儿猝死综合征。

(9)迷走神经张力过高:不是小儿心跳骤停的主要原因。但如果患儿因喉部炎症,处于严重缺氧状态时,用压舌板检查咽部,可致心跳、呼吸骤停。

2. 呼吸骤停的原因

(1)急性上、下气道梗阻:多见于肺炎、呼吸衰竭患儿痰堵、气管异物、胃食管反流、喉痉挛、喉水肿、严重哮喘持续状态、强酸强碱所致气道烧伤、白喉假膜堵塞等。

(2)严重肺组织疾患:如重症肺炎、呼吸窘迫综合征等。

(3)意外及中毒:如溺水、颈绞缢、药物中毒(安眠药、箭毒、氰化物中毒等)。

(4)中枢神经系统病变:颅脑损伤、炎症、肿瘤、脑水肿、脑疝等。

(5)胸廓损伤或双侧张力性气胸。

(6)肌肉神经疾患:如感染性多发性神经根炎、肌无力、进行性脊髓性肌营养不良、晚期皮肌炎等。

(7)继发于惊厥或心停搏后。

(8)代谢性疾患:如新生儿低血钙、低血糖、甲状腺功能低下等。

(9)婴儿猝死综合征。

【临床表现】

1. 突然昏迷　一般心脏停搏后 8～12 秒出现。部分病例可有一过性抽搐。

2. 瞳孔扩大　心脏停搏后 30～40 秒瞳孔开始扩大,对光反射消失。

3. 大动脉搏动消失　心跳、呼吸骤停后,颈动脉、股动脉搏动随之消失。若仍可触及血管搏动,表示体内重要器官尚有一定血液灌注。

4. 心音消失　心脏停搏时心音消失。若心率＜60 次/分,心音极微弱,此时心脏虽未停搏,但心排血量已极低,不能满足机体所需,也要进行心脏按压。

5. 呼吸停止　心脏停搏 30～40 秒后即出现呼吸停止。此时胸腹式呼吸运动消失,听诊无呼吸音,面色灰暗或发绀。应注意呼吸过于浅弱、缓慢或呈倒气样时,不能进行有效气体交换,所造成的病理生理改变与呼吸停止相同,亦需进行人工呼吸。

6. 心电图　常见等电位线、室颤、无脉性室速和无脉性电活动。

【治疗原则】

凡突然昏迷伴大动脉搏动或心音消失者即可确诊为 CPA。立即现场实施 CPR 最重要,分秒必争开始人工循环与人工呼吸,以保证全身尤其是心、脑重要器官的血流灌注及氧供应。待一期复苏成功后,再明确病因,治疗原发病。

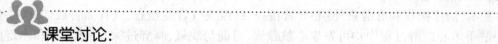

课堂讨论:

护士小赵去海滨休假,遇到一位 5 岁男孩游泳溺水致心跳呼吸骤停。小赵立即对该男童进行心脏按压,并请家长拨打急救电话。

请讨论:

1. 小赵的做法是否正确?

2. 院外遇有心跳呼吸骤停的患儿应如何进行急救?

3. 如何对社区居民普及心跳呼吸骤停的急救知识?

【护理评估】

(一)健康史

了解患儿出生史、疾病史,有无心跳呼吸骤停的诱发因素。

(二)身体状况

1. 症状评估　评估患儿呼吸、心跳的变化,有无呼吸停止或严重的呼吸困难,是否有抽搐、意识丧失、大小便失禁、皮肤湿冷等。

2. 护理体检　迅速评估患儿意识状态,有无自主呼吸,有无颈动脉及股动脉搏动,有无呼吸音和心音,瞳孔是否扩大、对光反应是否存在,有条件者评估心电图是否等电位线、室颤、无脉性室速和无脉性电活动。

3. 心理-社会状况　评估家长对疾病的认知情况,家长是否因患儿病情危重而有焦虑恐惧心理反应。

（三）辅助检查

根据原发病选做必要的化验和辅助检查。复苏成功后应监测血气分析、血电解质及酸碱平衡情况。

【常见护理诊断/问题】

1. 自主呼吸障碍　与呼吸、循环衰竭有关。

2. 心排血量减少　与循环衰竭有关。

3. 恐惧(家长)　与病情危重及担心患儿生命安全有关。

【护理目标】

1. 患儿能够维持自主呼吸。

2. 患儿能够维持有效循环。

3. 患儿家长能够了解心跳呼吸骤停的有关知识并能积极配合治疗及护理,恐惧心理得到缓解并逐渐消除。

【护理措施】

（一）生活护理

1. 加强呼吸道管理　定时为患儿翻身、拍背、吸痰及湿化气道,保持呼吸道通畅。

2. 做好日常护理　注意口腔、鼻、眼及皮肤的护理,防止继发感染。

3. 加强营养支持　昏迷患儿可采用鼻饲管喂养,必要时做胃肠道外营养,注意补充液体、电解质及各种营养素,维持水电解质平衡及内环境稳定。

（二）病情观察

观察生命体征,注意呼吸频率、节律、幅度、双肺呼吸音、心率、心律、血压及血气分析等变化。注意患儿全身情况、皮肤及口唇颜色、末梢循环、肢体温度变化。准确记录出入量。专人护理和使用监护仪,利用心肺监护仪、血液气体分析仪、经皮氧分压或血氧饱和度监测仪等监测呼吸及循环功能,发现异常及时通知医生。

（三）治疗配合

积极配合医生做好复苏准备。复苏开始越早,抢救的成功率越高。现代复苏观点将复苏全过程视为三个阶段:即基础生命支持(basic life support, BLS)、高级生命支持(advanced life support, ALS)、延续生命支持(prolonged life support, PLS)。

1. 基础生命支持　主要措施包括胸外心脏按压(人工循环)、开放气道、口对口人工呼吸。

(1)检查反应及呼吸:通过轻拍和大声说话判断患儿的反应水平,同时检查患儿是否有肢体活动或语言;如患儿无反应,应同时检查患儿是否有呼吸;若评估过程中未看见患儿有呼吸动作或仅有叹息样呼吸,即刻要大声呼救,激活紧急反应系统并准备开始进行心肺复苏。

(2)启动紧急反应系统:院内复苏或有多人在场,应即刻启动紧急反应系统并获取除颤仪;院外单人复苏应首先进行5个回合心肺复苏后,再去启动紧急反应系统。

（3）评估脉搏：用5～10秒触摸脉搏（婴儿触摸肱动脉，小儿触摸颈动脉或股动脉），如10秒内无法确认触到脉搏，或脉搏＜60次/分，立即开始胸外按压。当患儿无自主呼吸或呼吸微弱，但存在大动脉搏动，且搏动＞60次/分，无需心外按压，可给予每分钟12～20次人工呼吸。

（4）胸外按压：是简便易行的复苏措施，但只有快速有力的按压才能产生效果。按压位置在两侧肋弓交点处的胸骨下切迹上两横指上方，或婴儿乳头连线与胸骨交点下一横指处，或胸骨中、下1/3交界处（图13-1）。具体方法有：①双掌按压法（图13-2）：适用于8岁以上年长儿。施救者两手掌重叠置于患儿双乳头连线水平之胸骨上，肘关节伸直，凭借体重、肩臂之力垂直向患儿脊柱方向挤压。挤压时手指不可触及胸壁以免肋骨骨折，放松时手掌不应离开患儿胸骨，以免按压部位变动。②单掌按压法（图13-3）：适用于幼儿，仅用一只手掌按压，方法及位置同上。③双指按压法（图13-4）：适用于婴儿，施救者一手放于患儿后背起支撑作用，另一手示指和中指置于两乳头连线正下方之胸骨上，向患儿脊柱方向按压，此方法适用于单人施救时，效果不及双手环抱法。④双手环抱按压法（图13-5）：用于婴儿和新生儿。施救者双手拇指重叠或平放于两乳头连线正下方，两手其余四指环绕患儿胸部置于后背，双拇指向背部按压胸骨的同时用其他手指挤压胸背部。

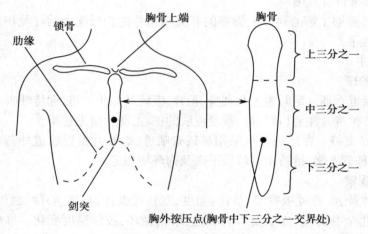

锁骨　胸骨上端　胸骨

肋缘

剑突

上三分之一

中三分之一

下三分之一

胸外按压点(胸骨中下三分之一交界处)

图13-1　胸外按压定位

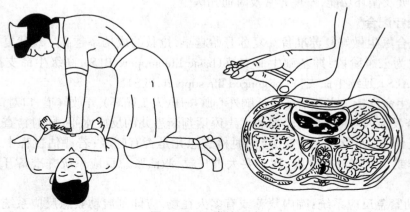

图13-2　双掌按压法

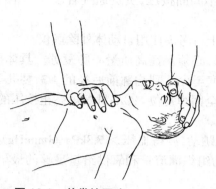

图 13-3　单掌按压法

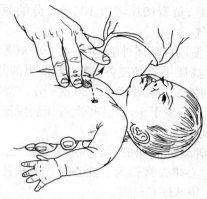

图 13-4　双指按压法

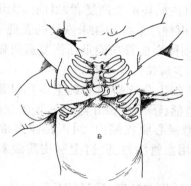

图 13-5　双手环抱按压法

（5）打开气道：在人工呼吸前应打开气道。须首先清除患儿口咽分泌物、呕吐物及异物，保持头轻度后仰，使气道平直，并防止舌后坠堵塞气道。在无头颈损伤情况下，使用"仰头-提颏"法打开气道（图 13-6）；如怀疑存在头颈部外伤，应使用"推举下颌"法上提下颌角打开气道（图 13-7）；亦可放置口咽通气道。

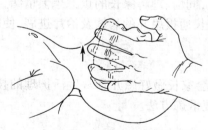

图 13-6　仰头 - 提颏法

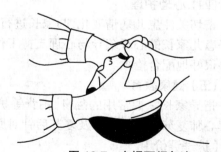

图 13-7　上提下颌角法

（6）人工呼吸：若患儿无自主呼吸或呼吸不正常，予两次人工正压通气：①在院外多采用口对口人工呼吸，捏紧患儿鼻子，张大嘴完全封闭患儿口部，平静呼吸后给予通气，每次送气时间 1 秒钟，同时观察患儿胸部是否抬举。对于婴儿，可张口同时封闭患儿口、鼻进行通气。②医护人员在院内进行人工呼吸时可使用气囊面罩通气。

（7）心外按压与通气的协调：对小儿而言，理想的按压通气比例尚不清楚。目前推荐：未建立高级气道（气管插管）时，按压通气比单人复苏为 30∶2，双人复苏为 15∶2；建立高级气道后,负责按压者以 100 次 / 分的频率进行不间断按压,负责通气者以 8 ～ 10 次 / 分进行通气。

(8)使用自动体外除颤仪:在心肺复苏的基础上可考虑使用自动体外除颤仪。

(9)高质量心肺复苏:要达到理想的复苏效果,必须保证高质量心肺复苏。具体要求包括:①胸外按压频率至少 100 次 / 分。②按压幅度至少达到胸廓前后径的 1/3,婴儿不少于 4cm,小儿不少于 5cm。③每次按压后保证胸廓完全回弹复位。④尽量缩短终止按压的时间。⑤避免过度通气。

心肺复苏成功的标志包括:①颈、肱、股动脉跳动,测得血压 > 7.8kPa(60mmHg)。②听到心音,心律失常转为窦性心律。③瞳孔缩小,为组织灌流量和氧供给量足够的最早指征。④口唇、甲床颜色转红。

复苏过程中患儿未出现上述改变,说明复苏效果不佳或无效,应积极改进和纠正不当操作,绝不能轻易放弃抢救。对自主循环不能恢复者,目前尚无证据支持何时终止心肺复苏最为恰当。意识和自主呼吸等中枢神经系统功能未恢复的表现不能作为终止复苏的指征。在复苏期间不做脑死亡判断,必须待心血管功能重新恢复后再做判断。只要心脏对各种刺激(包括药物)有反应,心肺复苏至少应持续 1 小时。

2. 高级生命支持　指在基础生命支持的基础上应用辅助器械与特殊技术、药物等建立有效的通气和血液循环。包括:①尽快做好监护。②建立高级气道。③建立血管通路。④药物治疗:包括正确给氧,增强心肌收缩力,纠正心律失常、低血压、高钾血症及酸中毒等以维持内环境稳态,酌情选用血管活性药、肾上腺皮质激素、脱水剂、利尿剂、镇静剂等。⑤电击除颤。

3. 延续生命支持　即复苏后稳定处理,其目的是保护脑功能,防止继发性器官损害,寻找病因,力争患儿达到最好的存活状态。包括:①维持呼吸功能。②稳定循环功能。③积极进行脑复苏:减轻或消除继发的脑低灌注状态,提供充分的氧合和能量供应,减轻脑水肿及防治颅高压,镇静止惊及降低脑细胞代谢,低温疗法,消除可能损害脑细胞的生化代谢因素等。④维持肾功能。⑤维持水、电解质平衡。⑥治疗原发病及防治感染。

(四)心理护理

密切关注患儿病情变化,与家长进行充分的沟通,同情、理解家长的焦虑恐惧情绪,及时做好患儿家长的心理疏导与心理支持工作,及时向家长通报患儿的病情及治疗进展,使家长能够很好地配合抢救。

(五)健康教育

指导家长掌握常用的翻身、拍背等护理方法,教会家长做好患儿日常生活护理的技巧。讲解心肺复苏的基本步骤及复苏后针对原发病的康复锻炼方法。

【护理评价】

1. 评价患儿是否能够维持自主呼吸。

2. 评价患儿是否能够维持有效循环。

3. 评价患儿家长是否能够了解心跳呼吸骤停的有关知识并能积极配合治疗及护理,恐惧心理是否得到缓解。

(王敬华)

思 与 练

一、选择题

1. 小儿单纯型热性惊厥好发年龄是
   A. 6 个月以内　　　　　　　　B. 6 个月～ 3 岁　　　　　　　C. 5 ～ 7 岁
   D. 7 ～ 10 岁　　　　　　　　E. 10 ～ 14 岁

2. 对正在发作惊厥的小儿应采取的首要护理措施是
   A. 吸氧　　　　　　　　　　　B. 立即送医院急救
   C. 立即松解衣领，平卧，头侧位　　D. 上下磨牙之间垫牙垫
   E. 手心和腋下放纱布

3. 以下**不是**单纯型热性惊厥特点的是
   A. 发病年龄多见于 3 个月至 6 岁，高峰发病年龄为 6 个月至 3 岁
   B. 惊厥发作多出现于热程初起的 24 小时内
   C. 通常为全身强直 - 阵挛性发作，时间短暂，最长不超过 15 分钟
   D. 惊厥发作后可伴有短暂意识障碍
   E. 部分患儿可有热性惊厥的家族史

4. 与热性惊厥复发**无关**的因素是
   A. 有热性惊厥家族史　　　　　　B. 惊厥时体温为低热
   C. 发热早期出现惊厥　　　　　　D. 首次热性惊厥年龄小于 18 个月
   E. 首次发作为复杂型热性惊厥

5. 对惊厥持续状态的处理，下列措施**不妥**的是
   A. 尽快查找病因　　　　　　　　B. 吸氧　　　　　　　　　　　C. 积极降温
   D. 使用地西泮止惊　　　　　　　E. 禁用 20% 甘露醇

6. 1 岁小儿，惊厥最多见于
   A. 低钙惊厥　　　　　　　　　　B. 呼吸道感染致高热　　　　　C. 颅内肿瘤
   D. 化脓性脑膜炎　　　　　　　　E. 脑缺氧发作

7. 以下**不是**复杂型热性惊厥特点的是
   A. 发作年龄可小于 3 个月或大于 6 岁　　B. 通常为全身强直 - 阵挛性发作
   C. 一次热性病程中有反复发作　　　　　D. 通常为局灶性发作
   E. 惊厥发作持续时间长

8. 下述关于急性心力衰竭的描述**错误**的是
   A. 安静时心率增快，婴儿＞ 160 次 / 分，幼儿＞ 140 次 / 分
   B. 呼吸困难，青紫突然加重，安静时呼吸频率达 60 次 / 分以上
   C. 肝脏淤血肿大达右肋下 3cm 以上者
   D. 心音明显低钝或出现奔马律
   E. 突然烦躁不安，面色苍白或发灰，不能用原有疾病解释者

9. 心跳骤停最严重的损害是
   A. 中枢神经不可逆损伤　　　　　B. 再灌注损伤
   C. 复苏后坏死性肠炎　　　　　　D. 心功能不全
   E. 急性肾功能不全

10. 心肺复苏成功的标志**不包括**
    A. 可触及颈动脉跳动　　　　　　B. 心率上升至 180 次 / 分以上

C. 瞳孔缩小　　　　　　　　　　D. 尿量增多

E. 口唇、甲床颜色转红

11. 下列属于中枢性呼吸衰竭的表现是

　　A. 呼吸费力伴呼吸增快　　　　　　B. 呼吸运动减弱,呼吸幅度减小

　　C. 呼吸节律不规则　　　　　　　　D. 呼吸困难伴三凹征

　　E. 吸气性呼吸困难

12. 下列氧疗方法中吸入的氧浓度最高的是

　　A. 鼻导管吸氧　　　　　　　B. 头罩吸氧　　　　　　C. 面罩吸氧

　　D. 人工呼吸机给氧　　　　　E. 简易面罩给氧

13. 持续气道正压给氧(CPAP)的适应证不包括

　　A. 重症支气管哮喘　　　　　　　　B. 重症毛细支气管炎

　　C. 新生儿呼吸窘迫综合征　　　　　D. 早产儿呼吸暂停等

　　E. 急性双侧张力性气胸

14. 男,1岁。咳嗽1天,发热3小时,体温39.3℃,就诊过程中突然双眼上翻,肢体强直,持续1分钟。查体:咽红,心肺腹及神经系统无异常,半年前有类似发作史。最可能的诊断是

　　A. 癫痫　　　　　　　　　B. 低钙惊厥　　　　　　C. 中毒性脑病

　　D. 化脓性脑膜炎　　　　　E. 热性惊厥

15. 患儿7个月,急性心力衰竭入院,使用洋地黄类药物治疗,停用洋地黄的指标是

　　A. 尿量增多　　　　　　　B. 肝脏回缩　　　　　　C. 心率减慢至80次/分

　　D. 呼吸频率32次/分　　　E. 缺氧征好转

(16～18题共用题干)

患儿男,8个月。因上呼吸道感染伴热性惊厥急诊入院。

16. 该患儿的护理诊断应除外

　　A. 体温过高　与上呼吸道感染有关　　B. 潜在并发症:呼吸衰竭

　　C. 有受伤的危险　与惊厥发作有关　　D. 有窒息的危险　与惊厥发作有关、呕吐物误吸有关

　　E. 知识缺乏:家长缺乏惊厥的急救、护理及预防等知识

17. 下列护理措施欠妥的是

　　A. 取平卧位,防止呕吐物误吸导致窒息　　B. 吸氧　　　　　C. 物理降温

　　D. 观察生命体征和瞳孔大小　　　　　　E. 防止坠床及碰伤

18. 该患儿经住院治疗3天后,体温降至正常,家属要求出院,应对家属进行的健康指导不妥的是

　　A. 科学喂养,提高患儿机体抗病能力　　B. 惊厥发作时不要摇晃及紧紧搂抱患儿

　　C. 告知家长预防惊厥发作的基本知识　　D. 如再次发作惊厥,应立即送医院治疗

　　E. 体温升高时可预防性服用止惊药物

(19～20题共用题干)

男孩5岁,不慎溺水,送医院急诊室时意识丧失,无呼吸及心跳。

19. 此时首要的急救措施是

　　A. 开放气道,口对口人工呼吸　　　　B. 开放气道,肾上腺素心内注射

　　C. 心外按压,气管插管人工呼吸　　　D. 心外按压,开放气道,气囊面罩给氧

　　E. 人工呼吸,心外按压,肾上腺素静脉注射

20. 经紧急救治,患儿目前心率20～30次/分,仍无自主呼吸,下一步最适宜的处理措施是

　　A. 继续人工呼吸,心外按压

　　B. 继续人工呼吸,应用肾上腺素

  C. 继续心外按压,人工呼吸,做好气管插管准备,应用肾上腺素

  D. 停止心外按压,立即气管插管

  E. 人工呼吸,应用肾上腺素和碳酸氢钠

(21～22题共用题干)

  患儿女,4个月,主因"发热、咳嗽3天,面部青紫半天"急诊入院。查体见T 38.9℃,P 192次/分,R 68次/分,精神反应差,烦躁不安,颜面部及口唇明显青紫,可见鼻翼扇动及三凹征,双肺可闻及密集的中细湿啰音,心率192次/分,律齐,心音低钝,胸骨左缘3、4肋间可闻及响亮、粗糙的全收缩期杂音,肝脏右肋下3.5cm。入院诊断为"支气管肺炎;室间隔缺损;急性心力衰竭"。

21. 入院后应首先解决的护理问题是

  A. 体温过高   B. 心排血量减少   C. 活动无耐力

  D. 生长发展迟缓   E. 营养失调:低于机体需要量

22. 入院后医嘱要求即刻应用毛花苷丙,以下描述**错误**的是

  A. 准确抽取及核对药物剂量   B. 密切观察药物疗效及毒性反应

  C. 严格按时按量给药   D. 可与氯化钾、氯化钙同时应用

  E. 心率＜100次/分应暂时停药并报告医生

(23～25题共用题干)

  患儿男,11月,因发热、咳嗽、气促3天,加重1天入院。查体:T39.2℃,嗜睡状态,反应差,呼吸62次/分,双肺密集中细湿啰音,心率168次/分,肝脏肋下2.5cm,血气分析示 pH 7.15,PaO_2 45mmHg,$PaCO_2$ 68mmHg。

23. 患儿目前最可能的诊断是

  A. 支气管肺炎伴心力衰竭   B. 支气管肺炎伴呼吸性酸中毒

  C. 支气管肺炎伴呼吸衰竭   D. 支气管肺炎伴中毒性脑病

  E. 支气管肺炎伴败血症

24. 首先应采取的治疗和护理措施是

  A. 静脉应用洋地黄   B. 气管插管人工通气   C. 20%甘露醇静脉点滴

  D. 持续气道正压给氧   E. 面罩给氧

25. 该患儿的护理诊断**不包括**

  A. 气体交换障碍   B. 自主呼吸障碍   C. 恐惧(家长)

  D. 有受伤的危险   E. 体温过高

二、思考题

1. 患儿,男,1岁2个月,主因"发热半天、抽搐1次"急诊入院。诊断为"上呼吸道感染伴热性惊厥"。入院后给予"退热、镇静、抗感染"处理,住院治疗3天,好转出院,家长十分担心患儿今后再次发热时会再次出现惊厥发作,并反复咨询惊厥是否会影响到患儿将来的智力发育。

  请问:

  (1)诊断为"上呼吸道感染伴热性惊厥"的主要依据是什么?

  (2)患儿入院时存在哪些护理问题?应采取哪些主要护理措施?

  (3)出院时应如何做好家长的健康指导工作?

2. 患儿女,8个月,以支气管肺炎收住院。次日患儿突然烦躁不安,呼吸急促,面部发绀。查体:T 38.2℃,P 180次/分,R 62次/分,双肺满布细湿啰音,心率180次/分,心音低钝,肝脏右肋下3.5cm。诊断为支气管肺炎合并急性充血性心力衰竭。

  请问:

  (1)急性充血性心力衰竭的临床诊断指征有哪些?

  (2)应对该患儿采取哪些急救措施?

(3)应用洋地黄类药物时应如何护理?

3. 患儿男,4 岁,发热 3 天、意识障碍 1 天。入院时评估:T 40.2℃,呼吸节律不规整,双吸气,颈抵抗(+),双肺呼吸音粗,心率 140 次/分,克氏征、布氏征、巴氏征均阳性。入院诊断为"颅内感染、急性呼吸衰竭"。

请问:

(1)呼吸衰竭时氧疗的方法及适应证?

(2)应用呼吸机时应如何护理?

(3)引起呼吸衰竭的原因有哪些?

实践指导

实践一　生长发育评估

【目的及内容】

1. 掌握小儿生长发育的评估方法,指导家长进行生长发育的干预。

2. 在社区实践中表现出认真、负责的态度,对小儿爱护和关心,礼貌待人,取得家长的合作。

【实践前准备】

1. 联系实践的社区家庭,与社区及家长沟通并做好准备。

2. 小儿生长发育、营养与喂养的多媒体资料(录像、VCD 或课件)。

3. 学生应准备护士服、帽子、口罩、身高测量仪、体重测量仪、皮尺等。

【方法及要求】

（一）社区实践（托儿所）

1. 集中由带教老师讲述后分组,每 6~8 人为一组,在组长的带领下对社区家庭(托儿所) 1~2 名 3~5 岁小儿进行生长发育测量与评估。

2. 各小组将收集到的资料整理后讨论,做出 ppt,进行展示(要求要有数据支撑、内容丰富、有指导建议),以小组为单位评分。

3. 每位学生写出实践报告,交老师批阅。

【课后评价与反思】

通过对小儿生长发育的护理评估,制订干预措施,并谈谈参加本次实践的体会。

实践二　婴儿口服给药

【目的及内容】

1. 掌握婴幼儿口服给药方法。

2. 熟悉口服给药的注意事项。

3. 在口服给药过程中关心和爱护小儿,动作轻柔、熟练、准确。

【实践前准备】

1. 患儿准备

(1)按医嘱查对患儿床号、姓名、药名、剂量、浓度、用法、时间。

(2)了解患儿病情及治疗情况、口腔状况及吞咽能力、用药史及药物过敏史、心理状态及配合程度等。

(3) 向患儿及家长解释药物应用目的、作用及操作过程中可能出现的不适。

2. 护士准备

(1) 洗手、戴口罩;研碎药片,可放少许温水调匀(也可视情况加糖水调匀)。

(2) 用消毒液擦盘、台、车,按医嘱备齐药品及用物。

3. 用物准备　治疗车,药杯(或药匙),药品,药盘,治疗巾,医嘱卡片,研钵,搅棒(放于清洁冷开水杯中),小毛巾,小水壶内盛温开水,糖浆等摆放整齐合理。

4. 环境准备　室内清洁、光线充足、温湿度适宜。

【方法及要求】

1. 洗手、戴口罩。

2. 将药车推入病房,床边核对床号、姓名、药名、剂量、浓度、用法、时间。

3. 取合适体位,将患儿头部抬高,头侧位,围上小毛巾。

4. 左手固定患儿前额,并轻捏其双颊,右手拿药杯或药匙,从口角顺口颊方向慢慢倒入药液,药杯(或药匙)在口角旁停留片刻,直至慢慢倒入药液。小婴儿可用滴管法或去掉针头的注射器给药。

5. 服药后喂服少许温开水或糖浆水,仍使患儿头侧位,待咽下后恢复正常体位。

6. 再次核对,观察服药后反应。

7. 整理用物,记录用药情况。

【课后评价与反思】

通过对婴儿口服用药,掌握操作基本方法,并谈谈参加本次实践的体会。

实践三　新生儿寒冷损伤综合征患儿的护理

【目的及内容】

1. 通过为新生儿寒冷损伤综合征患儿进行护理评估,找出患儿目前存在的主要护理问题并列出护理措施。

2. 掌握暖箱使用时的护理要点。

3. 在临床见习中同情、爱护和关心患儿,表现出认真、负责的态度。

【实践前准备】

1. 联系见习医院,与患儿及家长沟通并做好准备。

2. 新生儿寒冷损伤综合征的多媒体资料(录像、VCD 或课件)、临床病例。

3. 学生应准备护士服、帽子、口罩等。

【方法及要求】

(一) 临床见习(医院儿科病房)

1. 先集中由带教老师讲述后分组,每 6 ~ 8 人为一组,在学校老师和医院带教老师指导下对新生儿寒冷损伤综合征患儿进行护理评估。

2. 各小组将收集到新生儿寒冷损伤患儿的资料整理后讨论,并列出护理诊断,制订护理计划。

3. 带教老师示范暖箱的使用方法。

4. 每位学生须完成实践报告,交老师批阅。

（二）观看录像或临床病例分析（儿科护理实训室）

若无条件去医院病房见习,可组织学生在儿科护理模拟示教室观看"新生儿寒冷损伤综合征"的录像或讨论病例。

病例:女婴,日龄 3 天,出生前有宫内窘迫,出生后第 2 天哭声低沉,吸吮差,全身皮肤发凉,继而不哭、拒乳,皮肤水肿。该患儿系 36 周早产,第一胎,自然分娩,出生时轻度窒息。护理体检:体温不升,呼吸 35 次/分,心率 101 次/分,心音低钝,肝右肋下 1cm,脾左肋下 0.5cm,双下肢外侧、臀部、胸背部、面颊部皮肤发硬,呈紫红色,按之如橡皮样。诊断为新生儿寒冷损伤综合征(重度)。

(1)该患儿目前主要存在哪些护理问题?

(2)请针对护理问题制订相应的护理措施。

【课后评价与反思】

请谈谈对于新生儿寒冷损伤综合征临床实践课认识,通过对患儿实施护理评估,列出护理问题并制订护理措施。

实践四　新生儿颅内出血患儿的护理

【目的及内容】

1. 掌握新生儿颅内出血患儿的护理评估及护理措施。

2. 在临床见习中表现出认真、负责的态度,对患儿同情、爱护和关心。

【实践前准备】

1. 联系见习医院,与患儿及家长沟通并做好准备。

2. 新生儿颅内出血的多媒体资料(录像、VCD 或课件)、临床病例。

3. 学生应准备白大衣、帽子、口罩、听诊器等。

【方法及要求】

（一）临床见习（医院儿科病房）

1. 集中由带教老师讲述后分组,每 6～8 人为一组,在学校老师和医院带教老师指导下对新生儿颅内出血患儿进行护理评估。

2. 各小组将收集到新生儿颅内出血患儿的资料整理后讨论,并做出护理诊断,制订护理计划。

3. 每位学生写出实践报告,交老师批阅。

（二）观看录像或临床实例分析（儿科护理模拟示教室）

若无条件去医院病房见习,可组织学生在儿科护理模拟示教室观看"新生儿颅内出血"的录像或讨论病例。

病例:早产儿,日龄 3 天,出生时有窒息,烦躁不安,溢乳,哭声高尖,肢体痉挛,嗜睡,肌肉松弛,体温正常。

体格检查:体温 37℃,脉搏 135 次/分,呼吸 40 次/分。心肺听诊无异常发现,肝脾未触及。

辅助检查:脑脊液:呈均匀血性。

(1)根据临床资料提出护理问题。

(2)制订相应的护理措施。

【课后评价与反思】

通过对新生儿颅内出血患儿的护理评估,制订护理措施,请谈谈参加本次实训的体会。

实践五 维生素 D 缺乏性佝偻病患儿的护理

【目的及内容】

1. 掌握维生素 D 缺乏性佝偻病患儿的护理评估及护理措施。

2. 在临床见习中表现出关心爱护患儿,态度严肃认真,动作轻柔。

【实践前准备】

1. 联系见习医院,与患儿及家长沟通并做好准备。

2. 维生素 D 缺乏性佝偻病的多媒体资料(录像、VCD 或课件)、临床病例。

3. 学生应准备工作服、帽子、口罩、听诊器。

【方法及要求】

(一)临床见习(医院儿科病房)

1. 由带教老师集中讲述后分组,每 6 ～ 8 人为一组,在学校老师和医院带教老师指导下对维生素 D 缺乏性佝偻病患儿进行护理评估。

2. 各小组将收集到维生素 D 缺乏性佝偻病资料整理后讨论,并做出护理诊断,制订护理计划。

3. 每位学生写出实践报告,交老师批阅。

(二)观看录像或临床实例分析(护理模拟示教室)

若无条件去医院病房见习,可组织学生在护理模拟示教室观看"维生素 D 缺乏性佝偻病"的录像或讨论病例。

患儿 8 个月,因睡眠不安,多汗、易惊 2 个月来院就诊。患儿系早产儿,人工喂养,未添加辅食。2 个月前开始出现烦躁,夜间惊醒,常摇头擦枕。现不能独坐,尚未出牙。

护理体检:T37℃,R34 次 / 分,P110 次 / 分,体重 5.8kg,身长 65cm。神清,面色苍白,消瘦,枕秃,轻度方颅,心肺无异常,腹软,肝肋下 1cm,质软,肌张力低,双侧腕部可见明显手镯,余未见异常。

辅助检查:血生化:血钙 2.0mmol/L,血磷 0.9mmol/L,碱性磷酸酶增高。骨 X 线:干骺端增宽,临时钙化带消失,骨质疏松。

(1)根据护理评估结果,找出患儿 3 ～ 4 个护理诊断,列出诊断依据并提出相应的护理措施。

(2)模拟操练:患儿出院时对患儿家长进行健康教育,主题为如何预防小儿佝偻病。

【课后评价与反思】

通过对维生素 D 缺乏性佝偻病患儿的护理评估,制订护理措施,完成实训报告。并在实训报告中谈谈参加本次实训的体会。

实践六 腹泻病患儿的护理

【目的及内容】

1. 掌握腹泻病患儿的护理评估及护理措施。

2. 在临床见习中表现出认真、负责的态度,对患儿同情、爱护和关心。

【实践前准备】

1. 联系见习医院,与患儿或家长沟通并做好准备。

2. 腹泻病的多媒体资料(录像、VCD 或课件)、临床病例。

3. 学生应准备白大衣、帽子、口罩、听诊器。

【方法及要求】

(一)临床见习(医院儿科病房)

1. 集中由带教老师讲述后分组,每 6～8 名学生为一组,在学校老师和医院带教老师指导下对腹泻病患儿进行护理评估。

2. 各小组将收集的腹泻病患儿资料进行整理、讨论,并做出护理诊断,制订护理计划。

3. 每位学生写出实践报告,上交老师批阅。

(二)观看录像或临床实例分析(护理模拟示教室)

若无条件去医院病房见习,可组织学生在护理模拟示教室观看"腹泻病"相关录像或进行病例讨论。

病例:患儿,女,9 个月,因"呕吐、腹泻 3 天,加重伴少尿 1 天"入院。

患儿于入院 3 天前开始流涕、发热,T37.5℃,继之呕吐,量少,呕吐物为胃内容物;大便10 余次 / 日,为黄色蛋花汤样,有少许黏液,无脓血。一天前吐泻加重,出现尿少,急诊入院。

体格检查:T 39.2℃,P 140 次 / 分,R 46 次 / 分,W 7.5kg,精神萎靡;皮肤黏膜极干;前囟、眼窝深陷,哭时无泪;口唇樱桃红、咽不红、颈软;双肺呼吸音清,心率 135 次 / 分、律齐、心音低钝;腹胀、肝脾未触及,肠鸣音减弱;四肢凉;臀部皮肤潮红,少许皮疹;肌张力下降,膝腱反射未引出。

1. 结合案例中表现判断患儿体液紊乱类型?

2. 提出患儿主要护理诊断。

3. 制订相应的护理措施。

【课后评价与反思】

通过对腹泻病患儿的护理评估,制订护理措施,谈谈参加本次实训的体会。

实践七　支气管肺炎患儿的护理

【目的及内容】

1. 掌握支气管肺炎患儿的护理评估及护理措施。

2. 在临床见习中表现出认真、负责的态度,对患儿同情、爱护和关心。

【实践前准备】

1. 联系见习医院,与患儿及家长沟通并做好准备。

2. 支气管肺炎的多媒体资料(录像、VCD 或课件)、临床病例。

3. 学生应准备白大衣、帽子、口罩、听诊器等。

【方法及要求】

(一)临床见习(医院儿科病房)

1. 集中由带教老师讲述后分组,每 6～8 人为一组,在学校老师和医院带教老师指导下对支气管肺炎患儿进行护理评估。

2. 各小组将收集到支气管肺炎患儿的资料整理后讨论,并做出护理诊断,制订护理计划。

3. 每位学生写出实践报告,交老师批阅。

(二) 观看录像或临床实例分析(护理模拟示教室)

若无条件去医院病房见习,可组织学生在护理模拟示教室观看"支气管肺炎"的录像或讨论病例。

病例:患儿,女,14 个月。因发热,咳嗽 5 天,诊断"急性支气管肺炎"入院。患儿于 5 天前出现发热,体温 38 ~ 39℃,伴有单声咳嗽,逐渐咳嗽加剧,喉有痰声,气急,哭闹。发病以来吃奶少,大便稀黄,每天 3 ~ 4 次。入院体检:体重 10.5kg,体温 39℃,呼吸 54 次 / 分,脉搏 140 次 / 分。阵发性烦躁,口周略有发绀,有轻度鼻翼扇动。心率 140 次 / 分,心律齐。两肺可闻及固定的中、细湿啰音。腹软,肝肋下 1.5cm、质软。神经系统无异常。辅助检查:血常规示白细胞 15×10^9/L,中性粒细胞 0.76,淋巴细胞 0.24。X 线胸片显示:双肺下野中内侧见点片状阴影。

(1) 根据临床资料提出护理问题。

(2) 制订相应的护理措施。

【课后评价与反思】

通过对支气管肺炎患儿的护理评估,制订护理措施,请谈谈参加本次实训的体会。

实践八 先天性心脏病患儿的护理

【目的及内容】

1. 掌握先天性心脏病患儿的护理评估及护理措施。

2. 在临床见习中表现出认真、负责的态度,对患儿同情、爱护和关心。

【实践前准备】

1. 联系见习医院,与患儿及家长沟通并做好准备。

2. 先天性心脏病的多媒体资料(录像、VCD 或课件)、临床病例。

3. 学生应准备白大衣、帽子、口罩、听诊器等。

【方法及要求】

(一) 临床见习(医院儿科病房)

1. 集中由带教老师讲述后分组,每 6 ~ 8 人为一组,在学校老师和医院带教老师指导下对先天性心脏病患儿进行护理评估。

2. 各小组将收集到先天性心脏病患儿的资料整理后讨论,并做出护理诊断,制订护理计划。

3. 每位学生写出实践报告,交老师批阅。

(二) 观看录像或临床实例分析(护理模拟示教室)

若无条件去医院病房见习,可组织学生在护理模拟示教室观看"先天性心脏病患儿"的录像或讨论病例。

病例:王 × ×,女,2 岁半。自幼口唇发绀,易感冒,生长发育落后于同龄儿,活动后喜蹲踞。因腹痛、腹泻半天入院。体检:T38.8℃,R40 次 / 分,P120 次 / 分,体重 10kg,身高 85cm。心前区隆起,胸骨左缘第 2 ~ 4 肋间闻及Ⅲ级收缩期杂音,杵状指。初步诊断为:①先天性心脏病(法洛四联症);②小儿肠炎。

(1) 写出一份针对患儿患有法洛四联症的护理计划。

（2）患儿入院后 2 小时，哭闹后突然出现呼吸困难，继而出现抽搐、昏厥，此时对患儿应如何护理？

【课后评价与反思】

通过对先天性心脏病患儿的护理评估，制订护理措施，请谈谈参加本次实训的体会。

实践九　急性肾小球肾炎患儿的护理

【目的及内容】

1. 掌握急性肾小球肾炎患儿的护理评估及护理措施。

2. 在临床见习中表现出认真、负责的态度，对患儿同情、爱护和关心。

【实践前准备】

1. 联系见习医院，与患儿及家长沟通并做好准备。

2. 急性肾小球肾炎的多媒体资料（录像、VCD 或课件）、临床病例。

3. 学生应准备白大衣、帽子、口罩、听诊器等。

【方法及要求】

（一）临床见习（医院儿科病房）

1. 集中由带教老师讲述后分组，每 6～8 人为一组，在学校老师和医院带教老师指导下对急性肾小球肾炎患儿进行护理评估。

2. 各小组将收集到急性肾小球肾炎患儿的资料整理后讨论，并做出护理诊断，制订护理计划。

3. 每位学生写出实践报告，交老师批阅。

（二）观看录像或临床实例分析（护理模拟示教室）

若无条件去医院病房见习，可组织学生在护理模拟示教室观看"急性肾小球肾炎"的录像或讨论病例。

病例：患儿 8 岁，因"眼睑水肿、尿少呈浓茶色 3 天"拟为"急性肾小球肾炎"入院。3 周前患儿曾患脓疱疮。无发热、咳嗽、吐泻等症状。

体格检查：体温 36℃，脉搏 105 次/分，呼吸 25 次/分，血压 150/110mmHg。眼睑水肿，咽部不充血，心肺无异常发现，肝脾未触及，双下肢水肿，按压无凹陷。

辅助检查：尿红细胞 ++、蛋白 +；血清补体 C_3 降低、抗链球菌溶血毒素 O 增高。

（1）根据临床资料提出护理问题。

（2）制订相应的护理措施。

【课后评价与反思】

通过对急性肾小球肾炎患儿的护理评估，制订护理措施，请谈谈参加本次实训的体会。

实践十　营养性贫血患儿的护理

【目的及内容】

1. 掌握营养性缺铁性贫血及巨幼细胞贫血患儿的护理评估及护理措施。

2. 在临床见习中表现出认真、负责的态度，对患儿同情、爱护和关心。

【实践前准备】

1. 联系见习医院，与患儿及家长沟通并做好准备。

2. 营养性缺铁性贫血、巨幼细胞贫血的多媒体资料（录像、VCD 或课件）、临床病例。

3. 学生应准备护士服、帽子、口罩、听诊器。

【方法及要求】

（一）临床见习（医院儿科病房）

1. 集中由带教老师讲述后分组，每 6～8 人为一组，在学校老师和医院带教老师指导下对营养性缺铁性贫血、巨幼细胞贫血患儿进行护理评估。

2. 各小组将收集到的营养性缺铁性贫血、巨幼细胞贫血患儿的资料整理后讨论，并做出护理诊断，制订护理计划。

3. 每位学生写出实践报告，交老师批阅。

（二）观看录像或临床实例分析（护理模拟示教室）

若无条件去医院病房见习，可组织学生在护理模拟示教室观看"营养性缺铁性贫血、巨幼细胞贫血"的录像或讨论病例。

病例：患儿 9 个月，因"面色苍白、反复感冒 2 月余"收入院。患儿系孕 35 周早产，出生体重 2.3kg，人工喂养，以牛乳为主，未正规添加其他辅食。入院检查：体重 6.8kg，全身皮肤苍白，双颌下可触及黄豆大淋巴结，活动、无压痛。两肺呼吸音稍粗，心音稍钝，肝肋下 2.5cm，脾肋下 1cm。血常规检查：红细胞 2.5×10^{12}/L，血红蛋白 60g/L，涂片红细胞大小不等，以小细胞为多见，中央淡染区扩大。

(1) 如何通过评估，提出该患儿的护理诊断？

(2) 如何根据患儿的护理诊断实施护理措施？

(3) 该患儿即将出院，请你为患儿及其家长进行健康教育。

【课后评价与反思】

通过对营养性缺铁性贫血患儿的护理评估，制订护理措施；在实训报告中请谈谈参加本次实训的体会。

实践十一　化脓性脑膜炎患儿的护理

【目的及内容】

1. 掌握化脓性脑膜炎患儿的护理评估、护理诊断及护理措施。

2. 在临床见习中表现出科学、严谨、负责的态度，对患儿表现出同情、爱护和关心。

【实践前准备】

1. 联系见习医院，与患儿的主治医师、责任护士及家长沟通并做好准备。

2. 教师利用多媒体课件讲解化脓性脑膜炎的发病病因、临床表现、治疗和护理要点，并组织讨论。

3. 学生准备护士服、帽子、口罩、听诊器、见习实践报告等。

【方法及要求】

（一）临床见习（医院儿科病房）

1. 学生集中由带教老师讲述病例的基本情况后分组，每 5～7 人为一组，在学校老师和医院带教老师指导下对化脓性脑膜炎患儿进行护理评估。

2. 各小组将收集到的化脓性脑膜炎患儿的临床资料整理后组内讨论，并做出护理诊断，制订护理计划、护理措施和护理评价。

3. 每位学生写出见习实践报告，分组集中上交。

（二）观看录像或临床实例分析（护理模拟示教室）

若无条件去医院病房见习，可组织学生在护理模拟示教室观看"化脓性脑膜炎"的录像或讨论病例。

病例：患儿，男，3个月，因"发热3天、抽搐2次"入院。

体格检查：体温39.5℃，脉搏139次/分，呼吸41次/分，前囟门饱满，出现了四肢抽动和喷射状的呕吐，双侧瞳孔反射不对称，脑膜刺激征（+）。

辅助检查：血常规检查白细胞计数 2000×10^6/L，以中性粒细胞为主。

（1）该患儿最可能护理诊断是什么？

（2）目前该患儿主要的护理问题有哪些？

（3）请根据提出的护理问题制订出相应的护理措施。

【课后评价与反思】

通过化脓性脑膜炎临床病例，做对患儿的护理评估，制订护理措施，请谈谈参加本次临床护理病例实践的心得感受。

实践十二　心跳呼吸骤停急救

【目的及内容】

1. 通过实施基础生命支持技术，尽快促进患儿循环、呼吸功能的恢复。

2. 培养急救意识及基本急救能力。

【实践前准备】

1. 个人用物准备　白大衣、帽子、听诊器、笔、记录纸。

2. 实训用物准备　婴儿心肺复苏模拟人、复苏气囊（简易呼吸器）、秒表、纱布块、手电筒、心电监护仪（有条件者可准备）。

【方法及要求】

（一）方法

1. 评估

（1）判断意识：轻拍患儿双肩，大声呼唤患儿（知道名字者可大声唤其名字）："喂！你怎么了？"同时检查患儿是否有肢体活动或语言；婴儿可轻拍足底并检查其是否有反应。

（2）检查呼吸：在保持气道开放的状态下判断呼吸，如患儿的口鼻均无气体逸出，无呼吸动作，可判定为呼吸停止。

（3）评估脉搏：婴儿触摸肱动脉，小儿触摸颈动脉或股动脉，时间不超过10秒。

如患儿无反应，没有肢体活动或语言活动，无呼吸或仅有叹息样呼吸，则应立即呼救（求助他人帮助拨打急救电话或协助救助），同时开始心肺复苏。

2. 胸外按压

（1）体位：仰卧于地上或硬板床上，去枕，头后仰，解开衣扣、腰带等，充分暴露胸腹部。

（2）按压方法：8岁以上年长儿采用双掌按压法，幼儿采用单掌按压法，婴儿采用双指按压法，新生儿和小婴儿可采用双手环抱按压法。

3. 开放气道　首先清除患儿口咽分泌物、呕吐物及异物；保持头轻度后仰，使气道平直，防止舌后坠堵塞气道；使用"仰头 - 提颏"法或"推举下颌"法打开气道，亦可放置口咽通气道。

4. 人工呼吸　采用口对口、口对口鼻法人工呼吸,亦可用复苏气囊进行人工辅助呼吸。

5. 循环进行　按压通气比单人复苏为 30 ：2,双人复苏为 15 ：2,每 5 个循环为一个周期。

(二) 要求

1. 着装整洁,穿白大衣,戴帽子。

2. 按压定位及动作准确,按压频率及深度适宜。

3. 在实训中培养急救能力及急救意识,争分夺秒,充分尊重危重患儿。

4. 完成实训报告。

【课后评价与反思】

熟练掌握心肺复苏的基本步骤及复苏方法;能够判断复苏是否有效;思考:如何对社区居民普及心肺复苏的基本知识?

考核评分标准

一、婴儿体重测量方法考核评分标准

考核方法：操作、口述

项目	评分标准	分值	扣分标准	得分
准备质量标准（15）	护士：着装整洁，洗手，环境适宜，核对床号、姓名、手腕带信息，解释目的，了解家长配合程度	5	缺一项扣1分	
	患儿：身体许可，尿布、被褥、衣服齐全，空腹、大小便后	5	缺一项扣1分	
	用物：婴儿（小儿）体重仪	5	不能确定测量仪正常工作扣5分	
操作质量标准（75）	婴儿体重测量方法： 1. 把清洁尿布铺在秤盘上调节指针到零点 2. 称出干净衣服、被褥的重量 3. 婴儿更换已称过的干净衣服、尿布和毛毯后再称重量，后者重量减去前者重量为婴儿体重		全缺项扣15分 不准确扣10分 操作生疏扣5分	
	小儿体重测量法： 1. 脱去过多的衣服、鞋子和袜子，仅穿内衣裤 2. 年龄较大的小儿可坐于小儿磅秤（图3-2），或站立在成人磅秤踏板中央，两手下垂，测量者可先用脚尖固定秤盘，待小儿站稳后，再松开脚尖，测量体重并记录 3. 不配合的小儿可穿已知重量的衣服、或包上已知重量的毛毯，由测量者（或家属）抱起小儿一起称重，称后减去衣服、毛毯重量及成人体重即得小儿体重		全缺项扣20分 数据有误扣5分 其他全缺项扣20分 数据有误扣10分 其他操作有误酌情扣分操作有误酌情扣分	
	4. 穿好衣服、鞋子和袜子		缺一项扣	
	5. 洗手，记录测量结果			
评价质量标准（10）	操作规范、熟练	3	生疏扣2分，有停顿扣1分	
	语言流利，指导正确	2	交代不清扣1分	
	工作态度认真	2	不认真扣1分	
	所需时间5分钟	3	超过1分钟扣1分	

二、婴儿身高(长)测量方法考核评分标准

考核方法:操作、口述

项目	评分标准	分值	扣分标准	得分
准备质量标准(15)	护士:衣帽整齐,洗手,环境适宜,核对小儿姓名、床号或手腕带信息,解释目的、方法,以取得家长的配合	5	缺一项扣1分	
	患儿:身体许可,尿布、被褥、衣服齐全	5	缺一项扣1分	
	用物:婴儿(小儿)身高仪	5	不能确定测量仪工作正常扣2分	
操作质量标准(75)	1. 根据年龄不同选择正确测量方法	15	选错仪器扣15分 选择仪器有问题酌情扣分	
	3岁以下婴幼儿身长测量方法: 2. 将清洁布铺在测量板上,脱去帽子和鞋袜,仰卧于测量板中线上 3. 将头扶正,保持两耳在同一水平上,两耳上缘与眼眶下缘连线与底板垂直,小儿头顶轻贴测量板顶端,测量者左手按住小儿双膝使两腿伸直,脚跟贴住测量板 3岁以上小儿身高测量方法: 2. 小儿脱去鞋、帽,直立,背靠身高测量仪的立柱或墙壁,两眼平视前方,挺胸抬头,腹微收,两臂自然下垂,手指并拢,脚跟靠拢,两脚尖分开约60°,两足后跟、臀部、肩胛间和枕部同时接触立柱或墙壁 3. 测量者移动身高测量仪头顶板与小儿头顶接触,头顶板呈水平位时读数	50	一项不符合要求酌情扣分	
	4. 穿好衣服、鞋、袜、帽子	5	全缺项扣5分 缺一项扣1分	
	5. 整理用物、洗手、记录	5	全缺项扣5分 缺一项扣1分	
评价质量标准(10)	操作规范、熟练	3	生疏扣2分 有停顿扣1分	
	语言流利,指导正确	2	交代不清扣1分	
	工作态度认真	2	不认真扣1分	
	所需时间5分钟	3	超过1分钟扣1分	

三、婴儿头围测量方法考核评分标准

考核方法：操作、口述

项目	评分标准	分值	扣分标准	得分
准备质量标准（15）	护士：举止端庄，着装整洁，动作敏捷，操作前洗手，核对小儿姓名、床号或手腕带信息，解释目的，了解家长配合程度	8	缺一项扣1分	
	患儿：评估小儿年龄和发育状况	4	缺一项扣2分	
	用物及环境准备：①软尺；②关闭门窗，调节室温25～30℃	3	缺一项各扣1分	
操作质量标准（70）	1. 核对婴儿床号、姓名或手腕带信息	10	未核对扣10分 缺一项扣3分	
	2. 婴幼儿取立位或坐位	5	体位不正确扣5分	
	3. 用左手拇指将软尺0点固定于婴幼儿头部右侧眉弓上缘，左手中指固定软尺于枕骨粗隆，手掌稳定婴幼儿头部	30	缺一项扣5分	
	4. 整理用物	15	未整理用物扣10分	
	5. 洗手，记录测量结果，读数至小数点后一位数	10	全缺扣10分 缺一项扣5分	
评价质量标准（10）	操作规范、熟练	4	不熟练、规范酌情扣分	
	沟通有效	2	沟通效果欠佳酌情扣分	
	耐心、细心	2	不耐心、细心酌情扣分	
	所需时间5分钟	2	超过1分钟扣1分	

四、更换尿布法考核评分标准

考核方法：操作、口述

项目	评分标准	分值	扣分标准	得分
准备质量标准（15）	护士：举止端庄、着装整洁、动作敏捷，操作前剪指甲、洗手，解释目的，了解家长的配合程度	7	缺一项扣1分	
	患儿：评估患儿精神状况，观察臀部皮肤情况	2	缺一项扣1分	
	用物及环境准备：①尿布、尿布桶、护臀霜或鞣酸软膏、平整的操作台，小毛巾、温水或湿纸巾。②关闭门窗，调节室温26～28℃	6	缺一项扣1分	
操作质量标准（75）	1. 核对患儿床号、姓名或腕带信息	5	未核对扣5分 缺一项扣1分	
	2. 将患儿抱至操作台或床上，解开包被，将患儿的上衣往上拉	5	缺一项扣1分 不符合要求酌情扣分	

项目	评分标准	分值	扣分标准	得分
	3. 解开尿布,一只手抓住患儿双侧踝关节处,另一只手将较洁净的前半部分尿布由前向后擦拭患儿的会阴部和臀部,然后将此部分遮盖尿布的污湿部分,并垫于患儿臀下	15	缺一项扣2分 不符合要求酌情扣分	
	4. 用湿纸巾或蘸温水的小毛巾由前向后擦净会阴部及臀部皮肤,注意擦净皮肤的褶皱部分,如果臀部皮肤发红,用小毛巾和温水清洁	15	缺一项扣2分 不符合要求酌情扣分	
	5. 涂抹护臀霜或鞣酸软膏于臀部	3	全缺扣3分	
	6. 提起患儿双腿,抽出脏尿布	4	全缺扣4分 缺一项扣2分	
	7. 将清洁的尿布垫于腰下,放下患儿双腿,系好尿布,大小松紧适宜。新生儿脐带未脱落时,可将尿片前部的上端向下折,以暴露脐带残端	15	全缺扣12分 不符合要求酌情扣分	
	8. 拉平衣服,包好包被	4	全缺扣4分 缺一项扣2分	
	9. 观察排泄物的性状、颜色	4	全缺扣4分 缺一项扣2分	
	10. 整理物品,洗手,记录观察内容	5	全缺扣5分 缺一项扣1分	
评价质量标准(10)	操作规范、熟练、轻柔,患儿安全	4	不熟练、规范扣2～5分	
	沟通有效	2	沟通效果欠佳扣1～2分	
	耐心、细心	2	不耐心、细心扣1～2分	
	时间8分钟	2	超过1分钟扣1分	

五、约束保护法考核评分标准

考核方法:操作、口述

项目	评分标准	分值	扣分标准	得分
准备质量标准(15)	护士:举止端庄、着装整洁、动作敏捷,操作前洗手,解释目的、方法,可能出现的问题,了解家长的配合程度	6	缺一项扣1分	
	患儿:患儿病情、约束的目的,全身状况及皮肤完整性	4	全缺扣4分 缺一项扣1分	
	用物及环境准备:①全身约束:毯子、大毛巾、包被等,必要时备绷带。②手足约束:棉垫、绷带或手足约束带。③室内安静	5	缺一项扣1分	

项目	评分标准	分值	扣分标准	得分
操作质量标准（75）	1. 核对婴儿床号、姓名或腕带信息	10	全缺扣 10 分 缺一项扣 4 分	
	2. 操作方法 （1）全身约束法：将毯子折叠，宽度相当于患儿肩至踝，长度可以稍长，能包裹患儿两圈半左右；将患儿平卧于毯子上，用一侧的大毛巾从肩部绕过前胸紧紧包裹患儿身体，至于对侧腋窝处掖于身下；再用另一侧毯子绕过前胸包裹身体，将毯子剩余部分塞于身下，患儿躁动明显，可用绷带系于毯子外 （2）手足约束法：绷带及棉垫法：用棉垫包裹手足，将绷带打成双套结，套在棉垫外拉紧，松紧以能伸入一手指即可，使肢体不能脱出，但不影响血液循环，将绷带系于床沿。手足约束带法：将手足置于约束带甲端，位于乙端和丙端之间，然后将乙丙两端绕手腕或踝部系好，使肢体不能脱出，但不影响血液循环，将顶端系于床沿	50	缺一项扣 8 分 不符合要求酌情扣分	
	3. 整理床单位，洗手，记录约束部位、时间	15	全缺扣 15 分 缺一项扣 3 分	
评价质量标准（10）	操作规范、熟练、轻柔，患儿安全	4	一项不符合要求扣 1 分	
	沟通有效	2	沟通效果欠佳扣 1～2 分	
	耐心、细心	2	不耐心、细心扣 1～2 分	
	时间 6 分钟	2	超过 1 分钟扣 1 分	

六、婴儿抚触法考核评分标准

考核方法：操作、口述

项目	评分标准	分值	扣分标准	得分
准备质量标准（15）	护士：举止端庄、着装整洁、动作敏捷，操作前剪指甲、洗手，解释抚触目的、方法、可能出现的问题，了解家长的配合程度	7	全缺扣 7 分 缺一项扣 1 分	
	患儿：评估婴儿精神状态和皮肤完整性	4	缺一项扣 2 分	
	用物及环境准备：①操作台、温度计、润肤油、婴儿尿布、衣服及包被。②调节室温 28℃	4	缺一项扣 1 分	
	1. 核对婴儿床号、姓名或腕带信息	10	全缺未扣 10 分 缺一项扣 4 分	

项目	评分标准	分值	扣分标准	得分
操作质量标准(75)	2.(1)调节室温到28℃。(2)解开婴儿包被和衣服。(3)润滑双手并揉搓。(4)抚触力度由轻到重,逐渐增加,每个动作重复3~6次。(5)头部抚触:用两拇指指腹从眉间滑向两侧至发际,再从下颌部中央向两侧向上滑动,呈微笑状,一手轻托婴儿头部,另一只手指指腹从婴儿一侧前额发际抚向枕后,避开囟门,中指停在耳后乳突部轻压一下;同法抚触另一侧。(6)胸部抚触:两手掌分别从胸部的外下方,靠近两侧肋下缘处向对侧外上方滑动至婴儿肩部,避开乳头,两侧交替进行。(7)腹部抚触:双手指分别按顺时针方向按摩婴儿腹部,避开脐部和膀胱。(8)四肢抚触:①双手呈半圆形交替握住婴儿的上臂向腕部滑行,在滑行过程中,从近端向远端分段挤捏上肢;②两拇指置于婴儿手掌心,其他手指轻扶手背,两拇指从手掌心按摩到手指;③一手握住婴儿的手,另一手的拇指、示指和中指轻轻提拉每个手指,同法依次抚触婴儿的对侧上、下肢。(9)背部抚触:婴儿取俯卧位,以脊柱为中线,两手掌分别于脊柱两侧由中央向两侧滑行,从背部上端开始逐渐下移到臀部,最后由头顶沿脊柱抚触至臀部	55	缺一项扣2分 不符合要求酌情扣分	
	3. 包好尿布、穿衣	5	全缺扣5分 缺一项扣2分	
	4. 整理床单位,洗手	5	全缺扣5分 缺一项扣2分	
评价质量标准(10)	操作规范、熟练、轻柔,患儿安全	4	不熟练、规范扣2~5分	
	沟通、交流有效	2	沟通效果欠佳扣1~2分	
	耐心、细心	2	不耐心、细心扣1~2分	
	时间15分钟	2	每超过30秒扣1分	

七、婴儿沐浴法考核评分标准

考核方法:操作、口述

项目	评分标准	分值	扣分标准	得分
准备质量标准(15)	护士:①解释沐浴的目的。②语言流畅、态度温和、举止端庄、动作敏捷。③衣帽整齐,着装符合要求,头发前不过眉,后不过肩。④操作前洗手(六步洗手法)、戴口罩		缺第一项扣2分 其他缺一项扣1分 不符部分酌情扣分	
	患儿:①评估婴儿的全身皮肤情况、脐部、臀部、四肢活动情况等。②了解婴儿病情。③了解婴儿饮食情况及精神状态		缺第一项扣2分 缺第二项扣2分 缺第三项扣1分 项目不符酌情扣分	

续表、

项目	评分标准	分值	扣分标准	得分
	用物及环境准备:①浴盆、温热水、水温计;婴儿服、尿布、包被、大小毛巾;婴儿洗发水、沐浴露、弯盘、棉签、婴儿润肤油、爽身粉、75%酒精等。②关闭门窗,调节室温。③铺好浴台	5	缺第一项扣2分 缺第二项扣2分 缺第三项扣1分 不符部分酌情扣分	
操作质量标准(75)	1. 核对婴儿姓名、床号或手腕带信息	10	全缺项扣10分 不符部分酌情扣分	
	2. 把婴儿抱至浴台,脱去婴儿衣服,检查全身情况并记录,用大毛巾包裹婴儿全身(保留尿布)	10	全缺项扣10分 不符部分酌情扣分	
	3. 开始沐浴,沐浴的顺序为:①洗头:抱起婴儿,用左手掌托住婴儿的头颈部,拇指和中指分别将婴儿的双耳反折轻按,防止水进入耳道;左臂及腋下夹住婴儿的臀部及下肢;以右手用清水洗湿婴儿的头发,挤少许洗发露轻轻揉洗婴儿的头部,然后用清水洗净,擦干头发。②洗脸:依次为眼睛、清洗鼻部、耳廓和脸部。③将婴儿放入水中:解开大毛巾,取下尿布,以左手掌、指握住婴儿的左肩及腋窝处,使其头颈部靠于操作者的前手臂上;以右手握住婴儿的左大腿,使其臀部位于操作者右手掌上,将婴儿轻放入水中。④洗前面身体:松开右手,取浴巾洗湿婴儿身体,抹沐浴露,依次清洗颈部、腋下、上肢、手、前胸、腹部、会阴及下肢,边洗边冲净。⑤洗后背:换右手从前面握住婴儿的左肩腋窝处,使其头颈部俯于操作者的前臂上,以左手抹沐浴露清洗婴儿的后颈、背部、臀部,边洗边冲净	30	全缺项扣30分 不符部分酌情扣分	
	4. 洗完后将婴儿抱起放于干净的大毛巾上,迅速吸干其身体水分。根据婴儿的情况进行必要的脐部、臀部及皮肤护理	10	全缺项扣10分 不符部分酌情扣分	
	5. 给婴儿穿好衣服,包好尿布;核对胸卡、腕带;包好包被;安置婴儿	10	全缺项扣10分 不符部分酌情扣分	
	6. 清理用物,洗手,记录或报告异常情况	5	全缺项扣5分 不符部分酌情扣分	
评价质量标准(10)	操作规范、熟练	3	生疏扣2分 有停顿扣1分	
	语言流利,指导正确	2	交代不清扣1分	
	关心患儿,工作态度认真	2	不认真扣1分	
	所需时间5分钟	3	每超过1分钟	

八、温箱使用法考核评分标准

考核方法：操作、口述

项目	评分标准	分值	扣分标准	得分
准备质量标准（15）	护士：①解释使用温箱的目的。②语言流畅、态度温和、举止端庄、动作敏捷。③衣帽整齐、着装符合要求，头发前不过眉，后不过肩。④戴口罩，佩戴手表。⑤应修剪指甲、洗手（六步洗手法）	5	缺一项扣1分 不符部分酌情扣分	
	患儿：①评估患儿胎龄、日龄、出生体重、生命体征，了解患儿的身体状况。②换好尿布、穿好单衣，用被子包好待入温箱	5	缺第一项扣3分 缺第二项扣2分 项目不符酌情扣分	
	用物：①检查温箱、接通电源。②调节箱温、室温。③保持安静，避免阳光直射温箱，避开热源及冷空气对流处。④加蒸馏水、快速手消毒液。⑤衣被清洁、用物摆放合理	5	缺一项扣1分 不符部分酌情扣分	
操作质量标准（75）	1. 床边核对患儿信息及医嘱。根据体重及日龄调节适中温度	15	全缺项扣15分 不符部分酌情扣分	
	2. 铺好箱内婴儿床，去除患儿包被，将穿单衣、裹尿布的患儿放置温箱内，记录入箱时间	15	全缺项扣15分 不符部分酌情扣分	
	3. 观察患儿面色、呼吸、心率及病情变化，并做好记录	15	全缺项扣15分 不符部分酌情扣分	
	4. 监测体温，调节温箱温度，做好温箱使用情况的交接班	15	全缺项扣15分 不符部分酌情扣分	
	5. 患儿符合出温箱标准，遵医嘱出温箱，穿好衣物，切断电源，温箱终末消毒	15	全缺项扣15分 不符部分酌情扣分	
评价质量标准（10）	操作规范、熟练	3	生疏扣2分 有停顿扣1分	
	语言流利，指导正确	2	交代不清扣1分	
	关心患儿，工作态度认真	2	不认真扣1分	
	所需时间5分钟	3	超1分钟扣1分	

九、光照疗法考核评分标准

考核方法：操作、口述

项目	评分标准	分值	扣分标准	得分
准备质量标准（15）	护士：①解释使用光照疗法的目的。②语言流畅、态度温和、举止端庄、动作敏捷。③衣帽整齐，着装符合要求，头发前不过眉，后不过肩。④操作前洗手(六步洗手法)，戴墨镜	5	缺第一项扣2分 其他缺一项扣1分 不符部分酌情扣分	
	患儿：①评估患儿胎龄、日龄、出生体重、生命体征。②测量体温，评估皮肤黄染范围和程度。③清洁患儿皮肤，剪短指甲	5	缺第一项扣2分 缺第二项扣2分 缺第三项扣1分 不符部分酌情扣分	
	用物：①检查光疗箱、接通电源。②调节箱温、室温湿度，避免阳光直射光疗箱。③水箱内加蒸馏水、快速手消毒液。④遮光眼罩、尿布、工作人员用的墨镜等摆放整齐	5	缺一项扣1分 不符部分酌情扣分	
操作质量标准（75）	1. 床边核对患儿信息及医嘱	10	全缺项扣10分 不符部分酌情扣分	
	2. 将患儿全身裸露，用尿布遮盖会阴部，男婴注意保护阴囊，佩戴遮光眼罩。抱入已预热好的光疗箱中，记录入箱时间	15	全缺项扣15分 不符部分酌情扣分	
	3. 尽量使患儿皮肤均匀受光、广泛照射，单面光疗箱可仰卧、侧卧、俯卧交替更换体位	15	全缺项扣15分 不符部分酌情扣分	
	4. 监测体温和箱温，严密观察病情变化及光照副作用，做好交接班	15	全缺项扣15分 不符部分酌情扣分	
	5. 遵医嘱出光疗箱，切断电源。除去患儿遮光眼罩，给患儿穿好衣服，抱回病床	10	全缺项扣10分 不符部分酌情扣分	
	6. 做好各项记录，整理用物，进行整机的清洗消毒	10	全缺项扣10分 不符部分酌情扣分	
评价质量标准（10）	操作规范、熟练	3	生疏扣2分 有停顿扣1分	
	语言流利，指导正确	2	交代不清扣1分	
	关心患儿，工作态度认真	2	不认真扣1分	
	所需时间5分钟	3	每超过1分钟	

十、婴儿口服喂药法考核评分标准

考核方法:操作、口述

项目	评分标准	分值	扣分标准	得分
准备质量标准(15)	护士:①衣帽整洁、举止端庄,语言柔和恰当,态度和蔼可亲。②洗手、戴口罩;研碎药片,可放少许温水调匀(也可视情况加糖水调匀)。③用消毒液擦盘、台、车	5	缺第一项扣2分 缺第二项扣2分 缺第三项扣1分 不符部分酌情扣分	
	患儿:①按医嘱查对患儿床号、姓名、药名、剂量、浓度、用法、时间。②了解患儿病情、治疗情况、用药史、药物过敏史、心理状态、配合程度等。③向患儿及家长解释药物应用目的、作用及操作过程中可能出现的不适	5	缺第一项扣2分 缺第二项扣2分 缺第三项扣1分 不符部分酌情扣分	
	用物:治疗车,药杯(或药匙),药品,药盘,治疗巾,医嘱用药卡片,研钵,搅棒(放于清洁冷开水杯中),小毛巾,小水壶内盛温开水,糖浆等摆放整齐合理	5	缺一项扣1分 不符部分酌情扣分	
操作质量标准(75)	1. 将药车推入病房,核对床号、姓名、药名、剂量、浓度、用法、时间	10	缺一项扣1分 不符部分酌情扣分	
	2. 取合适体位,将患儿头部抬高,头侧位,围上小毛巾	15	缺一项扣5分 不符部分酌情扣分	
	3. 左手固定患儿前额并轻捏其双颊,右手拿药杯(或药匙)从口角顺口颊方向慢慢倒入药液,药杯在口角旁停留片刻,待药液咽下后,才将药杯(或药匙)拿开	30	缺一项扣5分 不符部分酌情扣分	
	4. 喂服少许温开水或糖浆水,仍使患儿头侧位	10	缺一项扣5分 不符部分酌情扣分	
	5. 再次核对上述床边核对的七项,观察服药后反应;整理用物	10	缺一项扣5分 不符部分酌情扣分	
评价质量标准(10)	操作规范、熟练	3	生疏扣2分 有停顿扣1分	
	语言流利,指导正确	2	交代不清扣1分	
	关心患儿,工作态度认真	2	不认真扣1分	
	所需时间5分钟	3	超过1分钟扣1分	

附录二
思与练选择题参考答案

第一章 绪论

| 1. E | 2. B | 3. B | 4. B | 5. B | 6. C | 7. E | 8. D | 9. E | 10. C |
| 11. E | 12. D | 13. D |

第二章 儿科基础

1. A	2. B	3. A	4. D	5. C	6. E	7. D	8. A	9. D	10. E
11. B	12. A	13. D	14. E	15. D	16. C	17. D	18. E	19. E	20. E
21. A	22. A	23. A	24. B	25. A	26. D	27. E	28. E	29. D	30. B
31. A	32. A	33. C	34. B	35. D

第三章 儿科护理技术

| 1. E | 2. E | 3. C | 4. D | 5. D | 6. E | 7. B | 8. A | 9. A | 10. D |
| 11. E | 12. D | 13. C | 14. E | 15. A | 16. E |

第四章 新生儿与新生儿疾病患儿的护理

1. D	2. C	3. B	4. D	5. D	6. A	7. C	8. B	9. D	10. E
11. D	12. E	13. E	14. C	15. B	16. B	17. D	18. E	19. D	20. A
21. B	22. C	23. D	24. B	25. C	26. E	27. E	28.C

第五章 营养障碍性疾病患儿的护理

1. A	2. C	3. E	4. E	5. D	6. E	7. C	8. E	9. C	10. B
11. B	12. E	13. D	14. C	15. D	16. A	17. B	18. A	19. C	20. E
21. B	22. E	23. E	24. A	25. E	26. E

第六章 消化系统疾病患儿的护理

1. D	2. A	3. C	4. D	5. E	6. E	7. D	8. D	9. A	10. B
11. E	12. D	13. D	14. C	15. E	16. A	17. A	18. C	19. B	20. D
21. C	22. C	23. B	24. A	25. B

第七章 呼吸系统疾病患儿的护理

1. B	2. B	3. D	4. C	5. E	6. A	7. A	8. D	9. A	10. C
11. C	12. E	13. C	14. C	15. D	16. D	17. C	18. B	19. D	20. A
21. E	22. A	23. C	24. D	25. D	26. B

第八章 循环系统疾病患儿的护理

| 1. B | 2. A | 3. B | 4. C | 5. A | 6. A | 7. D | 8. C | 9. C | 10. A |
| 11. B | 12. D | 13. C | 14. A | 15. D | 16. B | 17. B | 18. B | 19. C | 20. C |

271

21. C   22. B   23. D   24. C   25. D   26. C

第九章　泌尿系统疾病患儿的护理

1. B   2. E   3. C   4. E   5. B   6. D   7. E   8. B   9. C   10. A

11. B   12. B   13. E   14. A   15. A   16. C   17. D   18. C   19.E   20. B

21. A   22. E   23. A   24. A   25. A   26. A

第十章　血液系统疾病患儿的护理

1. D   2. E   3. C   4. A   5. C   6. E   7. E   8. D   9. D   10. D

11. C   12. C   13. E   14. C   15. C   16. A   17. D   18. A

第十一章　神经系统疾病患儿的护理

1. C   2. B   3. D   4. C   5. D   6. B   7. A   8. E   9. C   10. D

11. D   12. A   13. C   14. D   15. E   16. C   17. D   18. A   19. E   20. B

第十二章　内分泌及遗传性疾病患儿的护理

1. B   2. A   3. C   4. B   5. D   6. E   7. C   8. E   9. C   10. E

11. A   12.E

第十三章　急症患儿的护理

1. B   2. C   3. D   4. E   5. E   6. B   7. B   8. A   9. A   10. B

11. C   12. B   13. E   14. E   15. C   16. B   17. A   18. D   19. D   20. C

21. B   22. D   23. C   24. B   25. D

中英文名词对照索引

参考文献

1. 诸福棠. 实用儿科学. 第 8 版. 北京:人民卫生出版社,2012.

2. 崔焱. 儿科护理学. 第 2 版. 北京:人民卫生出版社,2012.

3. 周春美,张连辉. 基础护理学. 第 3 版. 北京:人民卫生出版社,2014.

4. 王卫平. 儿科学. 第 8 版. 北京:人民卫生出版社,2013.

5. 李锋. 儿科护理学. 第 2 版. 江苏:江苏凤凰科学技术出版社,2014.

6. 董文斌. 何方. 儿科护理学. 第 3 版. 西安:第四军医大学出版社,2014.

7. 周莉莉. 儿科护理学. 第 2 版. 北京:高等教育出版社,2010.

8. 孟晓红,施 慧. 儿科护理学. 北京:化学工业出版社,2014.

9. 郭春红. 儿科护理学. 南京:江苏科学技术出版社,2013.

10. 范玲. 儿童护理学. 第 2 版. 北京:人民卫生出版社,2012.

11. 黄力毅,张玉兰. 儿科护理学. 第 2 版. 北京:人民卫生出版社,2011.

12. 臧伟红. 儿童护理. 第 3 版. 北京:科学出版社,2013.

13. 薛辛东. 儿科学. 第 2 版. 北京:人民卫生出版社,2010.

14. 王雁,谢玲莉. 第 2 版. 北京:中国医药科技出版社,2012

15. 楼建华. 儿科护理. 北京:人民卫生出版社,2012.

16. 马沛然. 儿科治疗学. 北京:人民卫生出版社,2010.

17. 沈晓明,王卫平. 儿科学. 第 7 版. 北京:人民卫生出版社,2011.

18. 申坤玲. 儿科学新进展. 北京:人民卫生出版社,2010.

19. 袁爱梅. 儿科护理. 北京:高等教育出版社,2011.

20. 周更苏. 儿科护理学. 北京:人民卫生出版社,2011.

21. 臧伟红. 儿童护理学. 人民卫生出版社,2014.

22. 孙锟. 儿科学. 人民卫生出版社,2012.

23. 周乐山,张瑛. 儿科护理学. 人民卫生出版社,2014.

24. 薛辛东. 儿科学. 第 2 版. 北京:人民卫生出版社,2010.

25. 梁栋,刘洁琼. 游泳与抚触对新生儿体重、黄疸及神经发育的影响. 中国妇幼保健,2015,30(18):2984-2986.

26. 黄晓睿. 抚触对婴儿早期发育和早期教育影响及意义的临床观察. 中国妇幼保健,2011,26(17):2629-2630.

27. 王勤,李丹丹,周静. 抚触对早产儿食欲、体重及并发症影响的研究. 护理研究,2011,25(1B):130-131.

28. 苏成安,孙殿凤. 儿科护理. 北京:高等教育出版社出版,2013.

29. 刘奉,刘靖,于雁. 儿童护理学. 第 2 版. 武汉:华中科技大学出版社,2015.